口腔衛生学の歩みと共に

―エナメル・バイオプシーからサルトジェネシスへ―

中垣　晴男

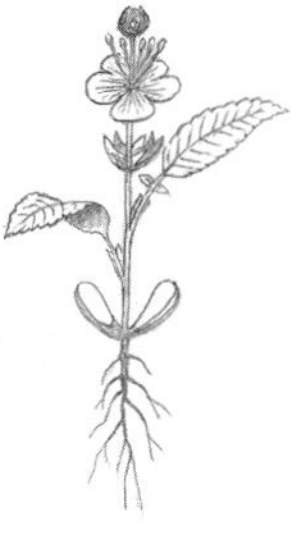

一般財団法人　口腔保健協会

扉のイラストは、ゲーテの「植物の原型と変態」の概念に基づいて描かれたA. K. von Marilaunによる『ゲーテの原植物』（一八八八）の図一部改変

はじめに

本書は、一九七〇年に愛知学院大学歯学部を卒業、口腔衛生学講座に入室し、榊原悠紀田郎教授の指導のもと、退職するまでの42年間、口腔衛生学を学び、歩んだ道について述べながら口腔衛生学について解説した物語です。

第一章は、口腔衛生学との出会いと学び編

第二章は、エナメル・バイオプシー、歯・骨硬組織・バイオフィルム中のフッ化物イオン濃度分布、三重県朝日町飲料水中フッ化物添加（フロリデーション）、唾液やグルコース・クリアランスなどの「歯は生きている」を学ぶ研究編

第三章は、8020運動の疫学研究調査、住民、児童生徒、産業従業員の歯の健康づくりと地域活動編

第四章は、8020を軸にして、歯科の社会的イメージ、サルトジェネシス、ライフコース、ソーシャル・キャピタルなどの歯の健康づくりと社会編

第五章は、歯科衛生士、歯科衛生教育を含む歯科の専門家の役割編

からなっています。またテーマに関連するコラムを設けてあります。

私が口腔衛生学を学んでいた経済成長期（物が中心の時期）から、生活の質（ＱＯＬ）を大切にする時代へ移りました。一九七〇年は、12歳児の一人平均う蝕経験歯数（ＤＭＦＴ）が5歯で、一九八〇年前後をピークに、一九八四年は4・75歯、4・09歯（'93）、2・09歯（'03）、1・05歯（'13）、と減少していき二〇一七年は0・82歯までになりました。特に、一九八九年の8020運動、二〇〇〇年の健康日本21のスタートなど、歯科界、国・行政そして人々の努力の賜物と思います。8020運動をはじめとする歯・口腔の健康づくりはサルトジェネシス（健康創造、健康生成）の活動です。歯科の動向は、栄養学の動きとも一致していて、一九四五年から一九七九年までは、子どもの身長は毎年増加していましたが、一九七〇年を過ぎるとそれが横ばい傾向に移行しました。栄養指導も栄養不足をなくすという指導からバランスをとるという指導に変わりました。

この時期にサルトジェネシス学、口腔衛生学を学び・活動できたことは、私にとって〝やりがい〟がありましたが、個人としては反省することも多いです。ノーベル賞受賞者野依良治先生のお言葉「専門家の責任」を聞くと耳が痛いです。

本書はその専門家の責任について反省する物語でもあります。読者の方に一つの口腔衛生学の歩みを知っていただき、今後の活動において何かのヒントやお役に立てれば本望です。

目次

第一章　口腔衛生学を学ぶ

一　口腔衛生学への道

一九七〇年三月に愛知学院大学歯学部を卒業後、国家試験に合格、口腔衛生学講座に入室し、榊原悠紀田郎教授（**図1−1**、259頁）の下、口腔衛生学を学ぶことになりました。一九八八年榊原教授の退職後、講座主任も拝命し合せて42年間、私が学んだ道について述べてみます。

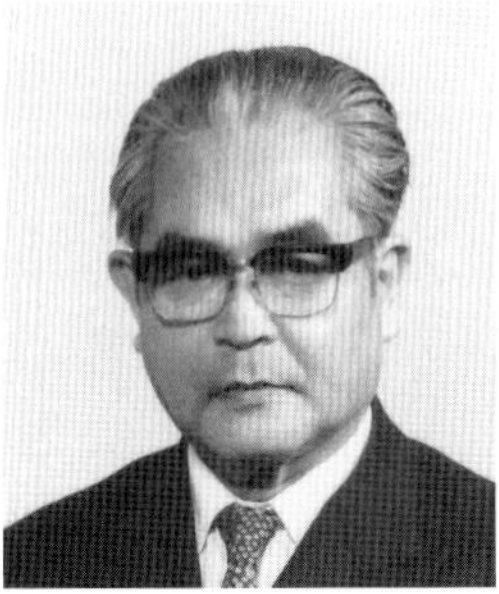
図1-1　榊原悠紀田郎教授（1915〜2008）

岐阜県の山村、恵那郡串原村（現恵那市串原）で生まれ小・中学校を地元で過ごし、高校はどこにするか考えていたところ、名古屋の愛知学院大学に歯学部が出来るという情報が山の中まで届きました。人口は当時約3,000人という岐阜県でも屈指の山村で、いわゆる「無歯科医地区」でしたが、高度成長時代でう蝕が増加していました。村民は歯の治療に隣町まで行くため、受診の順番取りで苦労していました。母は「村民のために歯科医師になったらどうか」と勧めてくれました。母は大正の終わりに歯科技工士になろうと内緒で東京の学校から入学許可を得たのですが、頑固な父親の猛反対にあい、涙ながらに私の父に嫁いだという過去があったのです。

私は、母の勧めと、附属の高等学校があり、そこに入っていれば、エスカレータ式に大学に入学できるかもしれないという受験者心理も働き、愛知高等学校から愛知学院大学歯学部に入学することになり、大都会の名古屋へ出て来ました。一九四五年生まれは、子どもの数が最も少ない学年だったことが幸いしてか歯学部に入学できました。このとき、丙種合格で召集されなかった父に感謝しました。父が甲種合格で出征していたら私は生れていないかもしれなかったからです。

卒業後は小児歯科で5年、口腔衛生でう蝕予防法を5年勉強し、地元の村へ帰って歯科医院を開業するのを目標にしていました。

卒業目前となったころ、図書館で〝こわくないとはいえない〟お顔の榊原悠紀田郎教授と偶然目があってしまいました。とっさに、「将来故郷の村で歯科医師になるのに口腔衛生が必要で、その基礎として必要な小児歯科を勉強してから先生の講座（当時教室）で勉強させてもらえますか」と相談してしまいました。「それはいいが、直接、口腔衛生学講座に来ないか。小児歯科へは勉強に出してあげるから」と言われました。と同時に「口腔衛生は補綴が大切だよ」とも言われました。補綴は口腔衛生ともっとも遠いと思っていましたので驚きました。

相談した以上断れず、口腔衛生学講座に入室することになりました（後に、補綴は〝咀嚼〟という意味であることが判りましたが、当時はそれを理解するメモリ容量がありませんでした）。4回生ということが幸いし、どこの講座でもスタッフ不足で、とくに口腔衛生学は〝マイナー〟な講座なので、いきなり助手に採用されました。当時、口腔衛生学講座に〝残る〟というと、臨床家の大家や先輩から「むし歯は増えるだけで、絶対減ることがない病気だよ」、あるいは「正気か」など、親切な言葉を沢山賜りました。

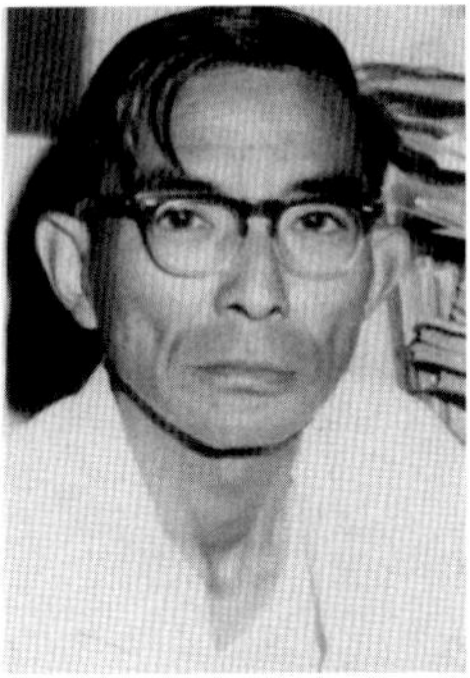

図1-2　故桑原幸夫助教授（1922～1978）

入ってわかったことですが、その年の一九七〇年の秋に榊原教授は第19回口腔衛生学会（当時「日本」はつかなかった）を引き受けておられ、講座は榊原教授と桑原幸夫助教授（**図1-2**）のお二人だけで忙しく、来る人は入室試験もなく、質は問わず、〝猫の手〟も借りたいが本音でした。したがって、私は入室と同時になんと準備委員長を拝命いたしました。勿論、講座に残ってからも故郷の田舎で開業する夢を持ち続けておりました。その意味では、退職した今となっても私は自分の人生の夢をまだかなえておりません。

二　口腔衛生学講座入室からの10年

初出勤し、榊原教授のもとに挨拶に伺うと、「今度歯学部に原子吸光分光光度計が入ったから、それを使って、エナメル質生検法（Enamel biopsy）の開発をやれ」とさっそくテーマをいただきました。

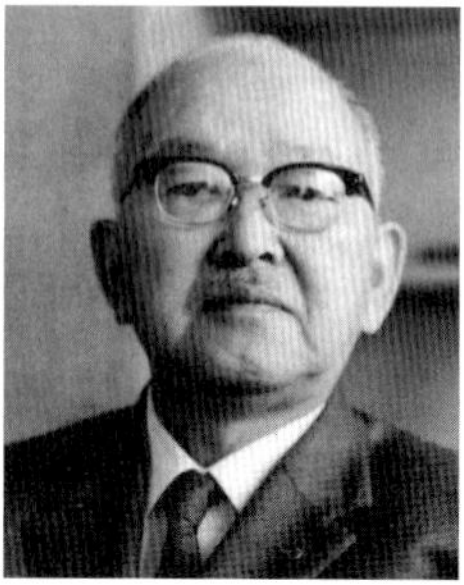

図 1-3　故岡本清纓教授（1894〜1982）

日本の口腔衛生学講座は、一九五三年、東京医科歯科大学歯学部に岡本清纓教授（愛知学院大学歯学部初代歯学部長、**図1-3**）が主任となって開設されたのが最初です（257頁）。その助教授を榊原先生が務められていて、唾液を試料にしたSnyder testなど、う蝕活動性試験を広く研究応用されていました。今度は宿主側、すなわち、歯質の強さを知る方法として、エナメル質生検法の研究を本学でと考えられてのことでした。それから10年、昼間は講義と臨床に、夜は午前までその開発に携わりました。そして、酢酸緩衝液を用いた「生検法としてのエナメル質溶解性測定法」開発に到達しました（94頁）。研究中に協力いただいた小学校で開始したフッ化物洗口が、愛知県の嚆矢となり、現在愛知県の14万人を超す子どもがフッ化物洗口を行っているのはうれしい限りです。

口腔衛生学講座に残ってから、第19回口腔衛生学会の準備委員長として、演題募集や4会場同時進行の会場準備など大忙しで、毎日がすぐに過ぎて行きました。幸い、歯科衛生専門学校がその2年前に開設されていて、主任歯科衛生士の高山陽子氏が講座員と同等に頑張ってくれたので助かりました。彼女には歯学部学生の臨床予備実習での相互実習も行っていただきました。

そんな中、名古屋市のある小学校で初期の小窩裂溝塡塞材シアノクリレート塡塞の効果分析を行い、年一回のチェック群では効果なく、半年に一回チェック群の塡塞は、予防効果があるという研究を初めて学会で発表しました。学会の開催準備にかかわれる講座員は3名しかいないので、榊原教授が東京医科歯科大学時代の教え子達や、学生のクラブである公衆歯科衛生研究会のメンバーと協力して行いました。私の役割は当日までの計画立案と準備手配が主で、当日は実行部隊が頑張ればれば実施できるということを経験しました。「公衆歯科衛生活動における計画立案（planning）と現場活動（field work）を学習させる」という、恩師の深い配慮であったと性善説の私、今は勝手に思っています。懇親会は大学の近くの結婚式場の東山会館で開かれました。懇親会中、榊原大会長は食事をできませんでした。それ以来立食パーティでは食べられないという習慣がつき、パーティの後はいつもレストランに付き合うことが続きました。やはり、榊原教授も人の子、〝こわくないとはいえない〟お顔にもかかわらず学会は重大事であったことが判りました。なお、懇親会参加者への記念品は、本格的な牛皮の四角いミカン箱大の「ゴミ箱」でした。皆さん抱きかかえながら、帰っていきました。どのように自宅まで持ち帰ったか疑問で、はたして記念品としてふさわしかったかといまだに気になっています。

榊原教授には、公衆歯科衛生学を、桑原幸夫助教授からは薬品の調整法、ガラス管の作成、試薬の精製法まで化学の基本を学びました。〝水と油〟のような両極端の研究分野（失礼！）の先生から、大谷翔平選手の二刀流のように多様性を学べたのは幸せで、その後の私の研究・教育・臨床に役立ち、両先生に感謝しています。

講座に入ってから数年後の一九七三年に、愛知県のある小学校児童の半数の歯が白くなっているという犬山斑状歯事件（近くの砕石会社の公害である）が新聞で報道され、愛知県から依頼され榊原先生を団長として調査研究を行うことになりました。その結果、ある地区の簡易水道を引いた井戸の底が熱田層との境に偶然位置し、フッ化物が混入したことが判り、新聞の論調は否定されました。理由は第一大臼歯のいわゆる斑状歯（歯のフッ素症）発生がその工場が設立した年より前に発生していて、地区で簡易水道を引いた時期と一致していたためです。専門家としての責任の重さというものを学びました。

一九七二年ころ名古屋市港保健所から、三歳児健康診査を担当する歯科医師を口腔衛生学講座から出してほしいと榊原教授へ依頼があり、私と石井拓男先生が交代で担当することになりました。当時港区には開業歯科医師は9名（現在50余名）のみで、保健所へは派遣できないと大学に依頼があったのです。将来学生の見学実習をお願いしてもよいという条件で引き受けました。一九七八年（13回生）から保健所実習を開始し今日に至っています。以前は多くの大学で実施していましたが、今日実施しているのは愛知学院大学のみになっています。その後、口腔衛生科の臨床予備実習も一九七三年（9回生）から開始しました。当時一〇〇名の三歳児の健康診査では、う蝕のない子は5名くらいでした。現在では90名くらいですので、本当にうれしい限りです。一九七五年頃から、う蝕のない子が増えていると感じてはいましたが、それが統計に表れるのは一九七八年頃からです。論文や教科書では、依然として「最近う蝕は増加している」から始まるのが常で、その後10年くらい続いていました。ここで私は、学問はいつも現場を見ていることが大切であること（まさに行学一体）を学びました。

また、歯学部附属病院の口腔衛生科では、歯石除去とブラッシング指導を中心とした患者定期管理（口腔衛生科プロトコール）システムがスタートし、年2回のリコールが定着しました。常勤歯科衛生士3名と歯科衛生専門学校臨床実習生で1日10～20名の患者を診療していました。歯学部の学生には、歯科医師と歯科衛生士の連携する姿を臨床実習や臨床見学で見せて来ました。

この時代、石井拓男先生（元厚労省歯科保健課課長、現東京歯科大学短期大学学長）、歯科理工学講座助手である故高橋好文先生、微生物学大学院生であった小佐野悦雄先生とはほとんど毎日午前零時ごろまで、冷麦を作り食べながら研究したことも楽しい思い出です。

三　リーズ大学での Abrasive micro-sampling 法開発

エナメル質生検法の開発をしている時、エナメル質表層のフッ化物イオン濃度と開発した生検法の値と負の関係を見る必要がありました。そこで、過塩素酸でエナメル質表層を酸蝕

（エッチング）し、その試料中のカルシウムとフッ化物イオンを測定開始しました。ところが困ったことに、エナメル質表層のフッ化物イオン濃度は表層に多く、内部にかけて急速に減少する濃度勾配（F-gradient）があるため、厳密には同じ深さにならないエッチング法でフッ化物イオン濃度が比較できないという難問に直面することになりました。毎日その解決法を考えて過ごしていました。ある朝、布団の中で、エッチングを連続で数回繰り返し、濃度勾配曲線 $y = ax^{-b}$（x：深さ μm, y：Fppm）という回帰式で表し、深さを代入すれば、サンプリング深さが違っても一定の深さのフッ化物イオン濃度が算出できるのではないかとアイデアが浮かびました。食事もしないで大学へ飛んで行き、実験しコンピュータで計算したところ比較ができ、エナメル質溶解性（生検法）とフッ化物イオン濃度の負の関係も証明できました。その時は本当にうれしかったのを覚えています。それ以後、多くの人がこの方法を利用し論文を書きました。オリジナルな方法の開発はいかに大切であるか身をもって知りました。

当時、イギリスのリーズ大学で口腔生物学（Oral Biology）講座のウエザレル（Weatherell, JA）教授のグループが、エナメル質表層の F-gradient は年齢と共に切端や咬合面では減少し、歯頸部では増加していく、いわゆる〝すりへり（wear）〟論文を発表していました。のちにそのグループと一緒に研究することになるのです。

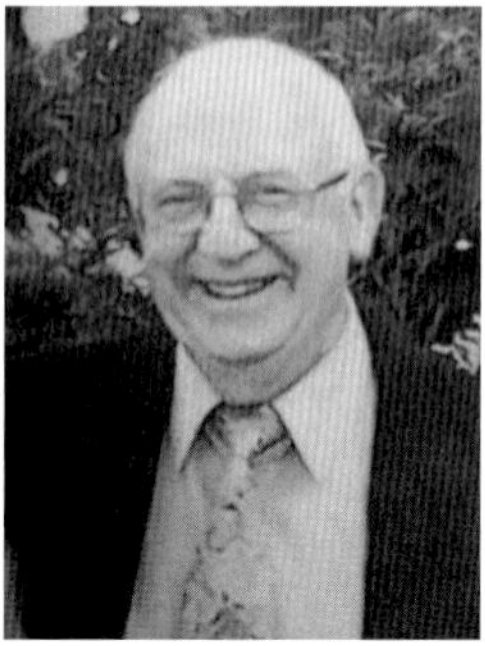

図 1-4　ウエザレル教授（1930〜）

一九八〇年に大阪で第58回国際歯科学会（ＩＡＤＲ総会）が河村洋二郎大会長で開かれました。その際、須賀昭一（日本歯科大学）教授座長のシンポジウムで〝Fluoride uptake and distribution in sound and carious teeth〟と題した講師がおられました。それが、その後恩師となったウエザレル教授（**図1-4**）でした（260頁）。エナメル質のフッ化物研究の先輩髙江洲義矩教授（東京歯科大学）からウエザレル教授を紹介していただきました。また夜にご一緒することになり、ウエザレル教授とフッ化物濃度分布についてビールを飲みながら、〝いい加減〟な英語でdiscussionをしました。その後、須賀先生を通じて、榊原教授のところに「Dr. Nakagaki はリーズ大学に来ないかと言ってきた」と連絡があり、一九八二年四月〜一九八三年四月までの一年とちょっと、大学の在外研究でリーズ大学に行くことになりました。ウエザレル教授に七月七日の七夕にお会いできたのがよかったのでしょうか。なぜなら、口腔衛生学講座は慢性的人手不足で私が抜けるとご迷惑がかかると心配だったからです。講座員で初めて運転免許を所有し、エナメル質生検法を小学校で研究したいという助手が現れました。加藤一夫准教授でした。おかげで私は一年間在外研究ができることになり、今でも加藤先生に感謝しています。

リーズ大学での前半は、エッチング面積の違いでCa/P比が変化するかというテーマで研究し、一カ月後の九月に開かれるＩＡＤＲヨーロッパ部会とイギリス部会のジョイント学会（ドイツ西部ミュンスター）に演題を出すことになりました。また、10月からは、エッチングでは、多孔質な歯質ではサンプリングが出来ないので、アブレッシブ・マイクロサンプリング（Abrasive micro-sampling）という新しいサンプリング法を開発することになりました。それを使って、エナメル質、セメント質、象牙質、骨、さらに、一部歯垢中のフッ化物イオン濃度分布を測定しました。方法はウエザレル教授がCaries Res、セメント質は私が、それぞれシニアオーサー（筆頭著者）で、あこがれであったArchs oral Biolに掲載することができました。このアブレッシブ・マイクロサンプリング法は、その後多くの先生方により多様な研究へと発展しました。また、オリジナル方法開発の大切さとチームワークの大切さを感じることになりました。

エッチングサンプリング法の限界を何とか解決しようとするのは、どこでも同じでした。我々とは別に、フランスのパリ大学ゴールドベルグ（Goldberg. M）教授と大学院生であったアパップ（Apap. M）が同様にアブレッシブ・マイクロサンプリング法を開発中で、ORCA、ヨーロッパの学会でお互いに競い合っていました。サンプリングの厚さを測る装置（Micro-kator、スウェーデン製）を使用するのも、ラッピングフィルムを用いるのも同じでした。ただ、少し専門的になるかもしれませんが、濃度（ppm）を測定するのには試料の体積が必要です。彼らは、理論的に、試料の体積（縦×横×高さ）を決め、その試料から削り取り回収したフッ化物などを測定して濃度（ppm）を算出する方法を試みていました。我々リーズグループは試料の体積を知る方法も検討しましたが、厳密に測定するのは難しいことが判り、重量を測定して体積を比重から計算する方法をとりました。そこで、削り取ったサンプルのCaかP量で歯など試料の質量を推定して、比重から体積を求めました。結果的に、両方の方法は一九八五年に、フランスグループはJ Dent Res（J Dent Res（64）：1293–1295, 1985）、我々はCaries Res（Caries Res 19：97–102, 1985）にほぼ同時に論文で発表されました。フランスのグループからはそれ以降発表もなく研究が止まりました。我々はそれから、多くの人々が使用したため、エナメル質、象牙質、セメント質、歯石・骨、そして軟組織の歯垢中のフッ化物はじめ微量元素を測定できました。その時、「フランス人は理論的、哲学的に、イギリス人は実用的に考えるなあ」と、納得したことを覚えています。たった一例では統計的には証明

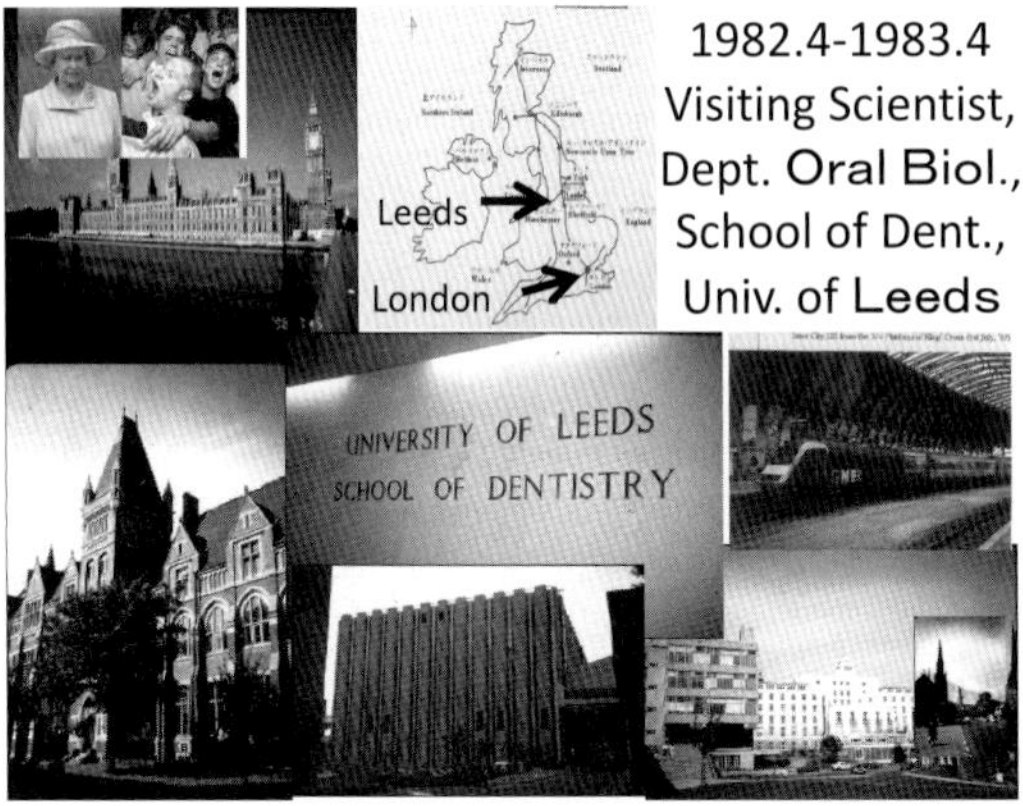

図 1-5　リーズ（Leeds）大学歯学部（1982）

できないと学生に講義をしてきましたが……。

リーズ大学（**図1-5**）はロンドンの¾プラットホームで有名になったキングス・クロス駅から、イギリス高速鉄道Intercity 125という時速200㎞で走るディーゼル列車（当時。今は日立の電車）で二時間かかる、ヨークシャーの中心にあります（**図1-6**）。リバプール、マンチェスターからリーズまでが、イギリス紳士服地の産地で有名でした。一〇〇年前までは工場からのばい煙で空は太陽の光が地上に到達せず、ビタミンD欠乏症（リーズ病ともいった）が多いところです。東30㎞には、中世の城壁に囲まれたヨーク、西に30㎞はエミリー・ブロンテの「嵐が丘」で有名なハワースがあり、多くの観光客が押し寄せます。土日が休みであったので、ヨークシャーの各地にウォーキン

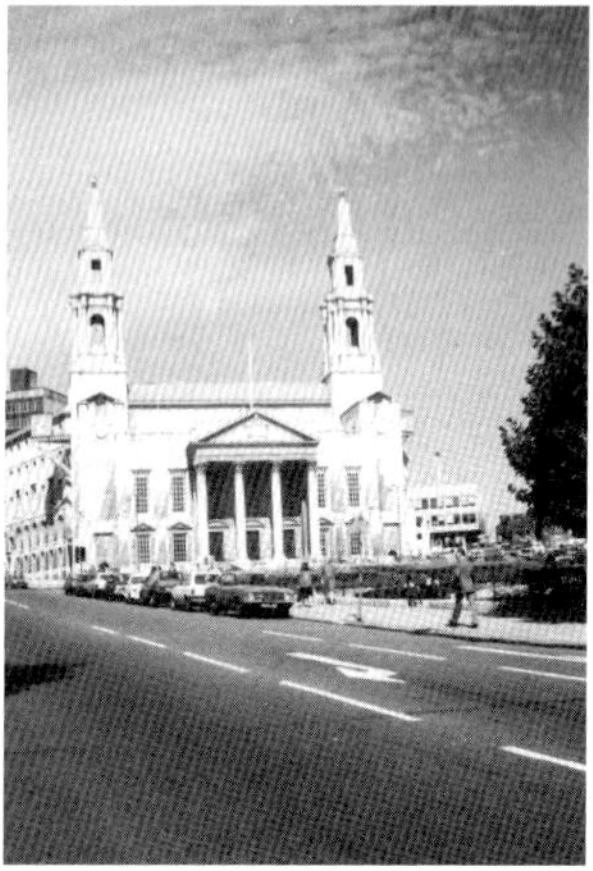

図 1-6　リーズ市街（シビック・ホール）
（リーズ市はウエスト・ヨークショー州都、人口 76 万、イギリス第 4 都市。17〜18 世紀は羊毛産業の中心地、現在は航空機部品工業も盛ん。2017 年、リーズ大学には秋篠宮佳子様が留学、2018 年、サッカー井手口陽介選手がリーズ・ユナッテドに移籍）

グに出かけました。滞在の終わりのころは、リーズ大学の講座のスタッフからヨークシャーについて聞かれるようになり、メンバーの「灯台下暗し」に驚きました。ジョージ・オーウェルの「動物農場」や現在話題の「1984」、またブロンテの「嵐が丘」、「ジェーン・エア」など読み、ペーパーバックのファンになりました。なお、二〇一七年にノーベル文学賞を受賞した日本生まれのイギリス人カズオ・イシグロの小説、「遠い山なみの光」、「日の名残り」、「忘れられた巨人」などもペーパーバックで読めました。

四　Abrasive micro-sampling 法の研究と臨床・教育

(一)　イギリスから帰国後の10年

帰国後は、アブレッシブ・マイクロサンプリング法を用いた研究や臨床を続けました。論文の方も徐々に、国際誌に載せることができるようになりました。我々のデータがいくつかの外国の成書や教科書に載り、天にも昇る気持ちを味わえたのは幸せでした。セメント質や骨についてはスタッフ、大学院生や研究生、北海道医療大学の廣瀬弥奈先生、中国の李建学、黄安斌、姫海翔の各先生、ベトナムホーチミン健康科学大学のハー、ツイ両先生、韓国プサン大学の金鐘範教授が研究されました。一方、歯垢の軟組織の方は加藤准教授がマイクロスライミング（Micro-slicing）法として完成し、その手法を一九九三年より大学の在外研究出張で、リーズ大学口腔生物学講座主任ロビンソン（Robinson, C）教授（**図1-7**）の所で発展させました（262頁）。それがもとで、リーズ大学のオーラル・バイオフィルム（Oral bio-film）研究も始まり、現在のようなオーラル・バイオ

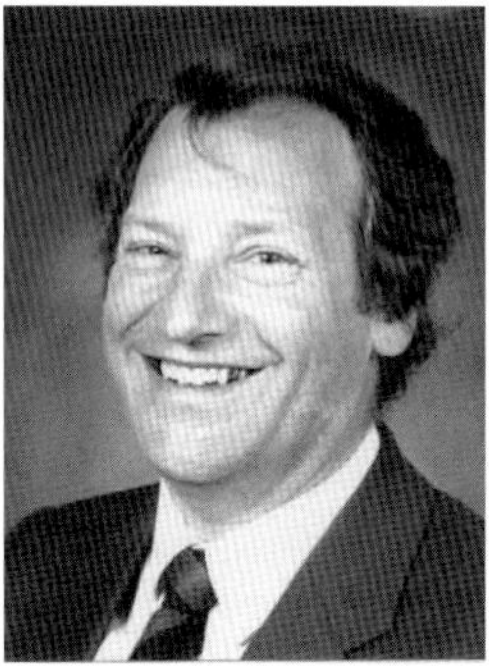

図1-7　ロビンソン教授（1943〜）リーズ大学

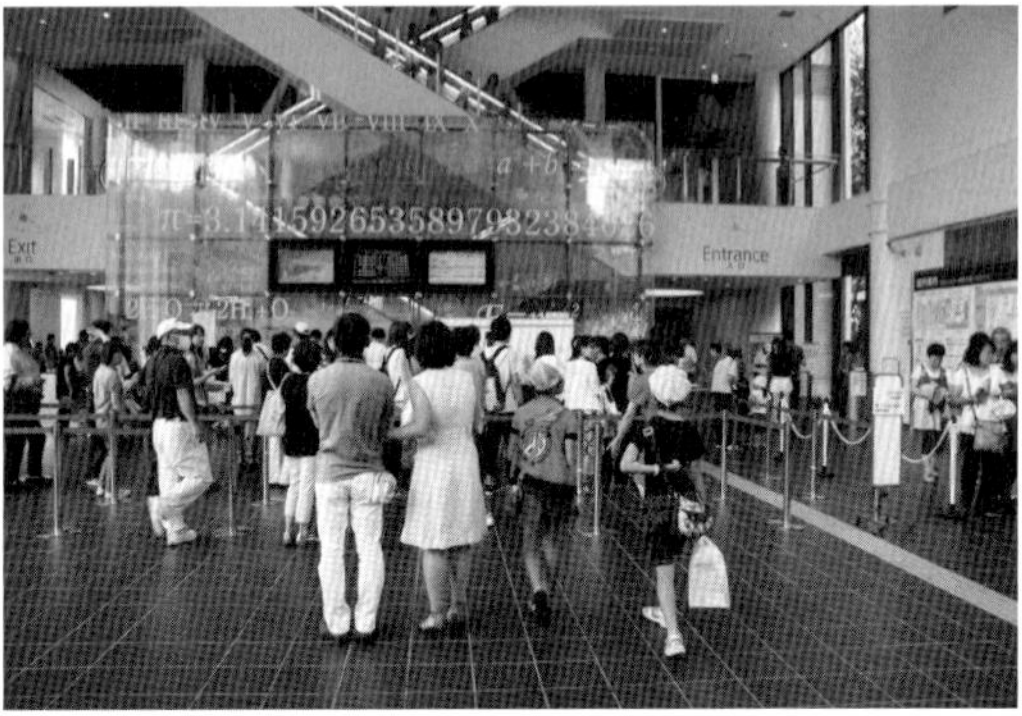

図 1-8　名古屋市科学館

フィルム研究の発展に寄与しました。

教育では、愛知学院大学の学生に使用していた口腔衛生学と社会歯科学のプリントを、「臨床家のための口腔衛生学」(一九九六)を、また二年後には「臨床家のための社会歯科学」(一九九八)を永末書店から出版することができ、教育がやりやすくなりましたが、学生たちはどう思っていたでしょうか。

イギリスから帰国しますと、酒井歯学部長から名古屋市科学館に生命に関する西館を新たに創る計画があり、歯科から展示委員として参加するよう指示がありました。世界中の歯科の博物館の例を調べ、博物館学を学び、一九八九年に従来の天文館、理工館、に加えて「生命館」がスタートしました(図1-8)。歯科では「六歳臼歯をしっていますか」という16ミリ映画を小渡小学校のご協力で製作する機会を得ました。たった2分30秒の作品でしたが最初で最後の映画監督を経験しました。

その後、「生きている」こと（活動）が大切という考えで、翌一九九〇年から児童生徒対象に歯や口腔を教材に、楽しく科学好きな子が育つようにという、「歯のびっくりサイエンス」を開始しました。ボランティア（びっくりボランティーズと呼ばれた）の歯科医師、歯科衛生士、養護教諭あるいは、その学生たちで年一回実施し、二〇一三年は24回を行うことが出来ました。歯や口腔を教材として田中耕一氏、益川敏英先生、野依良治先生、山中伸弥先生のようなノーベル賞受賞者までもいかなくても、科学好きな子が育つことを願っています。

(二)　中国の李健学先生、特別外国人研究員に

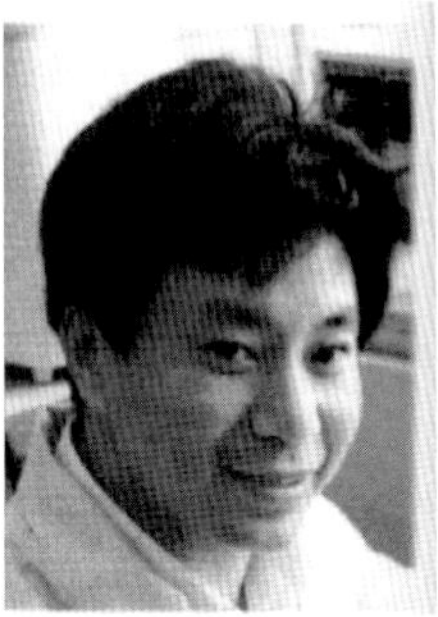

図 1-9　李健学博士

一九九二年、中国の武漢市にある同済医科大学産業衛生学講座の、慢性フッ化物中毒治療の研究者である、李健学（図1-9）先生から、本学でフッ化物イオンの測定法を学びたいと申し出がありました。そこで、日本学術振興会（ＪＳＰＳ）特別外国人研究員に申請したところ、見事採用され一年間フッ化物中毒症のフッ化物を骨からどのように除去できるか研究されました。本学での一年

間でBone, Calcif Tissue Int, Archs Oral Biolという国際誌に三つ論文が掲載されました。帰国後、北京国立衛生研究所に助教授で勤務されたのち、米国のMITに留学され、現在はハーバード大学の脳研究所で幹細胞を使った研究をされています。このような秀才を受け入れたのです。当時JSPS特別外国人研究員に申し込みたいと大学にお願いしたら、「これは〝絶対〟通りませんよ。それでも書類を提出されますか?」と言われましたが、知らないことの強み、それでもあきらめず、書類を提出し（本学初めて?）採択されました。それ以来、〝絶対〟と言われても、試みてみるという姿勢が身につき、8020調査のときなど、救われたことがありました。書類の書き方が良かったのではなく、李先生が優秀であったためですが、〝粘り〟を教えていただいた大学にも感謝しています。

五　8020調査と学会活動

(一)　健康づくり得点開発とその応用

一九九〇年に本講座の石井拓男助教授が、厚生省保健局医療課へ転出することになりました。一九九五年には本学出身で初めて歯科衛生課長に昇進され、「歯科衛生課」が「歯科保健課」に変更され、8020運動の施策の立案や実施に務められました。先生は東京歯科大学教授、副学長を経て、東京歯科大学短期大学学長を務められている、本学のエリートです。

石井拓男先生は豊田市の歯科医師会と本学口腔衛生学講座の共同研究として、豊田市における義歯と食品の研究から、80歳で喪失歯を10歯以内にしようという運動を地域歯科保健研究会（保健所歯科の会）で一九八七年ごろから開始していました。一九八九年に愛知県の衛生対策歯科専門部会で8010を歯の健康目標にという案が検討されました。喪失した歯の数を数えるより、残った歯を数える方がよいと、28－10＝18≒20という式で、8020（80歳で自分の歯を20歯以上保つ）運動を展開することになりました。同年一二月に厚生省の成人歯科保健対策検討会中間報告（砂田今男会長）で「8020運動」が国のレベルで採用され、厚生省の「8020（ハチマルニイマル）運動」の政策が全国に広がり、歯科界にとっても、健康づくり政策においても有用なことでした。

愛知県歯科医師会では、全国に先駆け「8020表彰」を開始し、愛知県、愛知学院大学歯学部とで、「8020運動」の理論づくりとその展開することになりました。80歳で20歯以上保有する人（8020者）、および8020者と同じ80歳、同じ性別で、一番近くに住んでいる人を対照者とし、質問表による訪問聞き取り調査（8020者を対照者をコントロールとしたケース・コントロールスタディ）を、愛知県全域、次いで常滑市で開始しました。最初、「歯のない人をなぜ調べるのか、それは費用の無駄、20歯以上の人のみ調べればよい、〝コントラル〟とか言って、歯のない人まで調べると費用が倍かかるのではないか、大学の先生は経済感覚がゼロだから付き合えない」という意見に頓挫しそうになりましたが、そこは、〝絶対〟だめと言われても試みてみるという経験や、常滑市で〝公衆衛生バカ〟と自称されている故井上好平先生や、アルコールが大好きな愛知県歯科医師会の先生方の献身的なご協力のお蔭で実施することができました。調査が終わり学会発表では、他県の8020表彰者だけの調査で「8020の人はこのようだ」という発表があったとき、「コントロールがないのにどうしてそのように言えるのか」と質問されているのを見たときは妥協、忖度しなくてよかったと思いました。現在でも8020調査でコントロールがある調査はあまりないように思います。そして、対照者と比較した8020者の生活習慣の論文が名古屋大学医学部予防医学教室疫学研究の権威、大野良之教授との共同論文として、日本公衆衛生雑誌に掲載され、8020と生活習慣の研究がスタートしました。

(二)　第50回日本口腔衛生学会総会

二〇〇〇年秋の第49回日本口腔衛生学会総会において、二〇〇一年開催の第50回大会を愛知学院大学が担当することに決まりました。本来は二〇〇二年第51回大会の予定でしたが、学会の事情で一年前倒しすることになり、予約していた名古屋国際会議場をキャンセルすることになりました。名古屋市中どこも会場の空きがなく、しかたなく大学の楠元キャンパスで行うことになりました。理事会からは「どんな形でもよいからお任せする、引き受けていただければ何も言わない」ということで助かりました。というのは、大学のキャンパスで行えればかなり節約できたからです。

一九七〇年の第19回大会の準備委員長の経験を生かし、参加者は椅子に着席し、マイクを使用して質疑応答をするという、ヨーロッパ齲蝕研究学会（ＯＲＣＡ）の形式（235頁参照）で行いました。講堂、講義室、体育館と、キャンパスのほぼ全部を使用しての学会でした。

特別講演は、リーズ大学のロビンソン教授の「The Architecture and Chemistry of Plaque Biofilm *in vivo*」でした。シンポジウムは二つで、「二一世紀における口腔保健とフッ化物応用」のテーマで、ジョーンズ（Jones, SC）先生（リバプール大）、リーブス（Reeves, TG）先生（アメリカ疾病予防センター）、ムーン（Moon, HS）教授（ソウル大）、小林清吾教授（日大松戸歯学部）にお願いし、もう一つは「アジアの口腔衛生：韓国、台湾、フィリピン、ベトナムの現状と課題」で、キム（Kim, JB）教授（韓国）、張（Chang, CS）先生（台湾）、ナバレス（Navales, MU）先生（フィリピン）、トラン（Tran, T. Thuy）先生（ベトナム）の豪華メンバーによるものでした。なお、特別講演を予定していたスツーキー（Stookey, GK）教授は、9.11事件の影響で来日できませんでした。

(三) Leeds–Nagoya Friendship, the 20th Anniversary 2002とORCA Symposium Japan

二〇〇二年には恩師ウエザレル夫妻が来日され、大学での特別講演（退職後は絶対に講演しないが、〝Haruoがどうしてもと言うなら〟と約束して頂き、恩師を持つ身の幸せを感じました）をお願いし、それに合わせて記念誌「Leeds–Nagoya Friendship, the 20th Anniversary 2002」作成しました（**図1-10**）。41のジョイントペーパーと、20年間のスナップをカラーで載せた、我々としては豪華なものでした。こんなに沢山joint paperがあったのかとウエザレル教授が涙していたと奥様のドロシーさんから伺いました。レギュラー、大学院生、研究生、非常勤の先生方に感謝しました。講座のメンバーもＯＲＣＡの出席時に、リーズを訪問し、ウエザレル教授の自宅まで訪ねた者も多く、久しぶりの再会とサインを求められたことに教授は感激していました。

二〇〇六年一一月には三年前から準備して念願であったORCA Symposium Japan（大会長はラッシィ教授と筆者）を名古屋で開催することができました。さらにその直前には本学学生のための講演会も開催できました（**図1-11**）。シンポジウムの講師はロビンソン教授

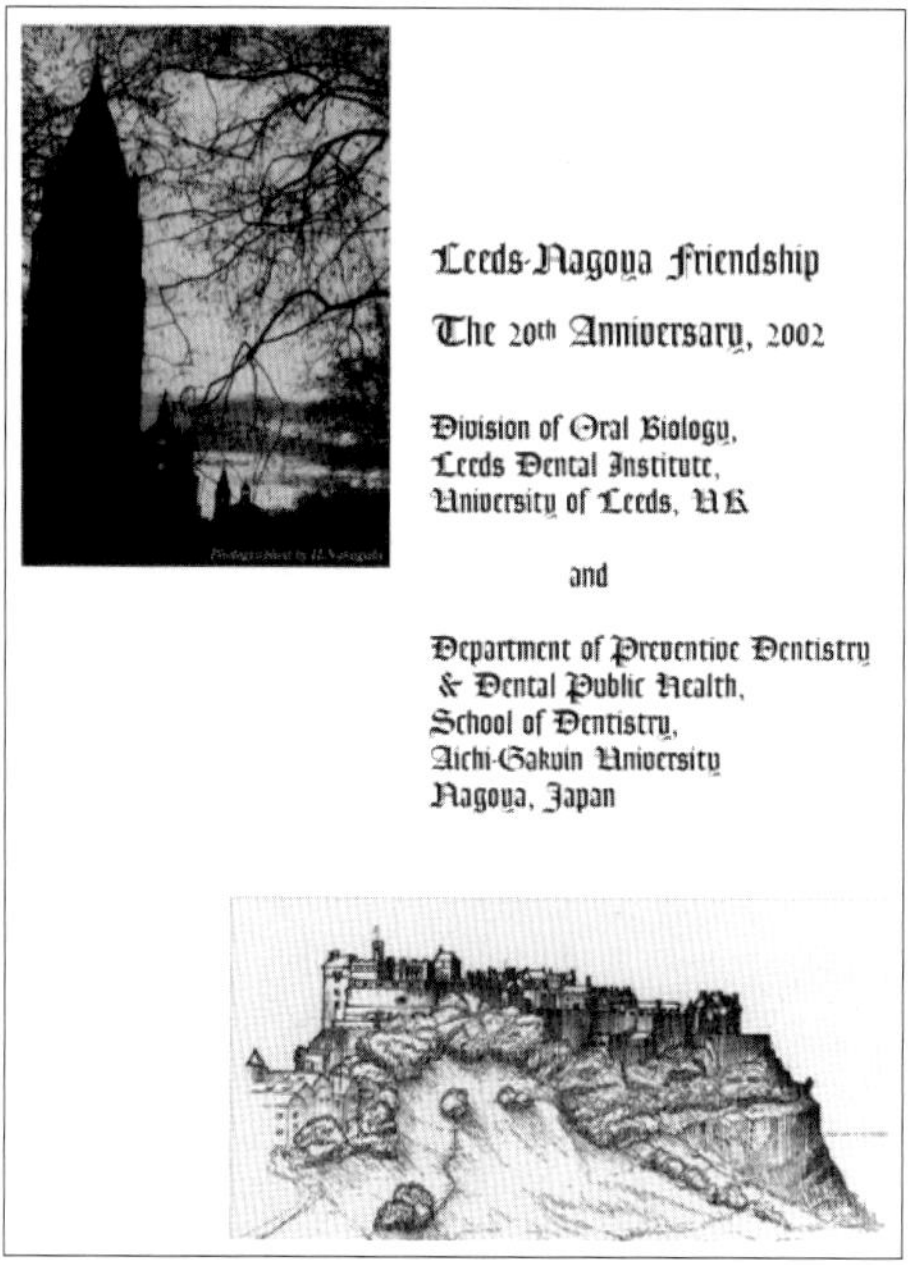

図 1-10　Leeds-Nagoya Friendship
the 20th Anniversary 2002

（イギリス）、ナビッド（Nyvad, B）教授（デンマーク）、ルッシー（Lussi, A）教授（スイス）、高橋信博教授（東北大）、飯島洋一准教授（長崎大学）らで、80名参加し成功裏に終了し、その模様はCaries Research 誌に報告されました。本学の学生が有名な講師の先生と茶話会で積極的に話をしに行った時の、目の輝きは忘れません。学生達の将来が楽しみです。

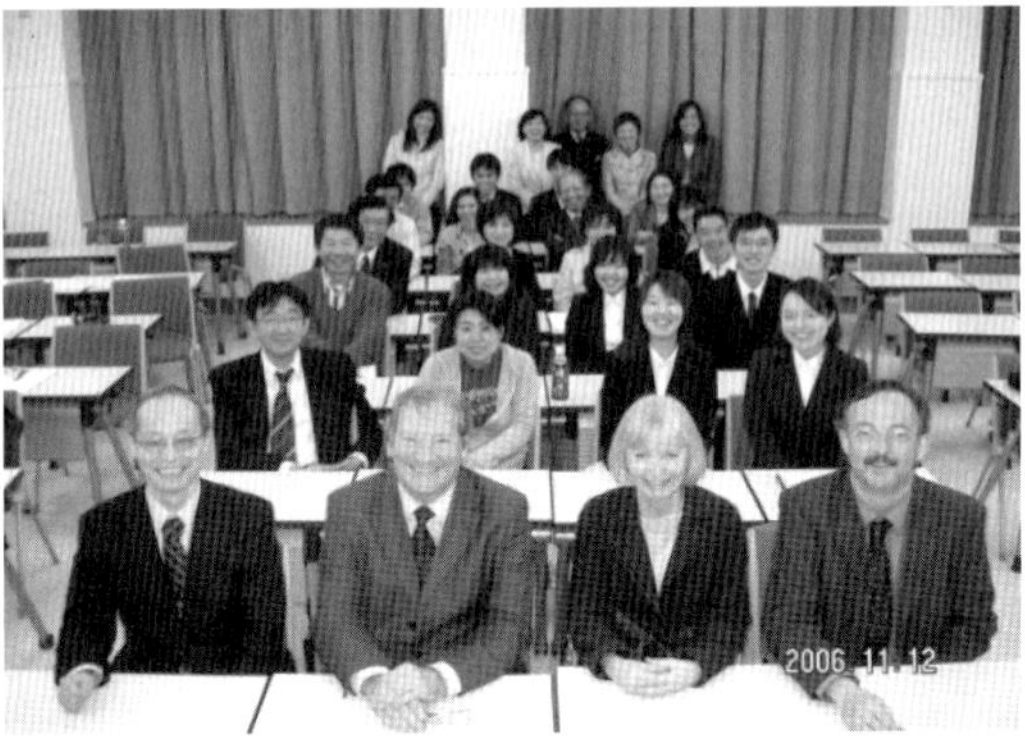

図 1-11　ORCA Symposium Japan 2006 の講師による学生のための講演会（2006.11.12）
輝いた学生の目は“Learning to be”
（講師前列左から筆者に、ロビンソン、ナビッド、ルッシー各教授）

㈣　ＪＡＤＲ日本部会開催

二〇〇八年一一月に第56回ＪＡＤＲ日本部会総会を私が大会長で、小出忠孝学長名誉顧問、野口俊英顧問、歯学部の教授全員が組織委員として初めて開催するという光栄に恵まれました。

シンポジウム1は「Oral Biofilm Today」をテーマに、座長はテン・ケイト（Ten Cate, B）教授と中垣で、ロビンソン教授、ミン（Min, BM）教授（韓国）、サマナラヤケ（Samaranayake, L）教授（香港）、ステッサー（Stösser, L）教授（ドイツ）、高橋信博教授、花田信弘教授を講師に迎え、シンポジウム2は「神経活動による骨代謝制御」をテーマに座長は戸苅彰史教授、大谷啓一教授にお願いし、講師は戸苅彰史教授と4名の講師で行いました。その他に特別講演を3つ行いました。

学会の後、約30年来の共同研究者で親友のロビンソン教授とステッサー教授のたってのご希望で広島平和記念資料館を訪ねました。イギリス人とドイツ人で戦いが起きないか心配しておりましたが平和でした。とくに、ステッサー教授（**図1-12**）は丁寧に時間をかけて資料に見入っておられたのが印象的でした。ステッサー教授はがんを患われていて、翌年65歳で逝去されました。先生のご病気のことは数年前からうかがっており、日本の学会へ講師としてお招きするのを躊躇しておりました。今回は「永年の約束だから必ず行く」と来日してくださいました。以前にも学会の直前、その後お母様の急病で実現できなかったこともあり、お気を遣われてとのことだったと思います。その後奥様から〝his last great journey〟で幸せであった〟と感謝の手紙をいただきました。人生のはかなさ、無常さを知らされました。教授のご冥福をお祈りします。

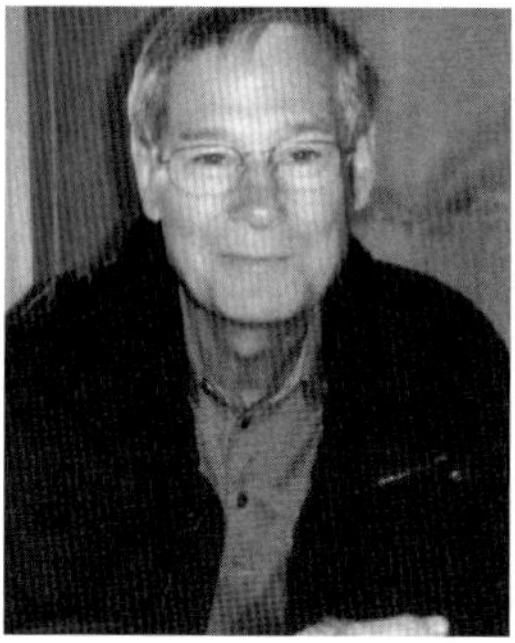

図1-12　ステッサー教授（1943〜2009）

六　サルトジェネシスとの出会い

二〇〇六年に森田一三講師（現日本赤十字豊田看護大学教授）がロンドンUCL（University College London）へ、歯科の疫学の権威であるシャイハム（Sheiham, A）教授（**図1-13**）の下に在外研究出張し、8020の疫学調査の研究論文を作成していました。8020のための要因は何かを調べ、ケース（症例）は8020者、コントロール（対照）は近くに住んでいる平均的な人とするのがよいとのことで常滑市の8020調査の分析を行っていました。我々は、歯肉の腫れがないと5・63倍8020になるというデータを得ました。このデータをみたシャイハム教授は、「これはサルトジェネシス（Salutogenisis）の考えや手法を使っている」と述べられました。それにより、アントノフスキー（Anthonovsky）に出会うことになりました。これまでの医学は、なぜ人は病気になるかという、病気になる原因を調べる病理志向（Pathological orientation）でした。しかし、彼は、人はなぜ健康でいられるかを調べる健康創造志向（Salutogenic orientation）を提唱しました。シャイハム先生のお墨

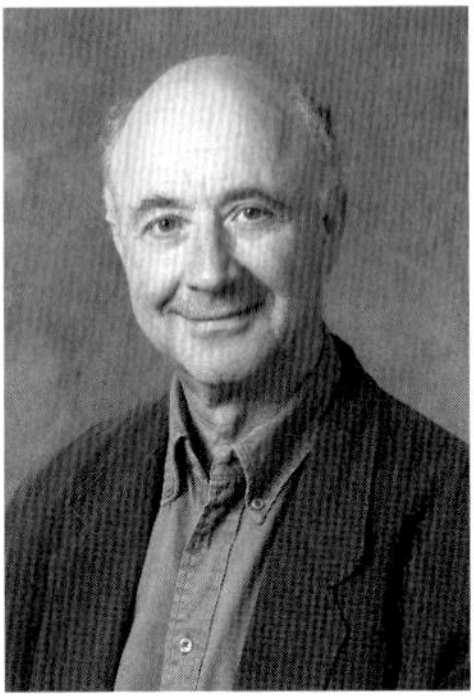

図1-13　シャイハム教授（1931～2015）

付きをいただいた〝8020運動〟は健康創造（健康生成）、サルトジェネシスの研究です。8020運動で歯科は健気創造の健康づくりに方向が転換しました。

二〇〇一年に飛島村の歯の健康手帳（歯の8020さわやか手帳）がスタートして、約20年がたち、住民健康診査でも半数以上の方が持参してくるようになっています。8年間の追跡調査で〝歯の健康手帳〟が有効であることが明らかになっています。また、歯の健康づくり得点が高い方は、健康についても前向きであるという結果も出始めています。これからも展開をみていきたいです。

七　愛知県における歯の健康づくり

健康日本21の地方計画ですが、愛知県では「健康日本21あいち計画」、三重県では「ヘルシーピープル21・みえ」で、両者とも「歯の健康づくり得点の一六点以上のものの増加」が指標に入れられています。愛知県の保健所の支援で、市町村でも成人歯科保健活動に使用され、行政、歯科医師会、大学の連携の大切さを感じます。ここでも、オリジナルな方法の開発とチームワークの大切さを感じました。そして、現在愛知県では、糖尿病、がんについて、歯科と医科、薬局との連携機能も始まり今後が楽しみとなってきました。

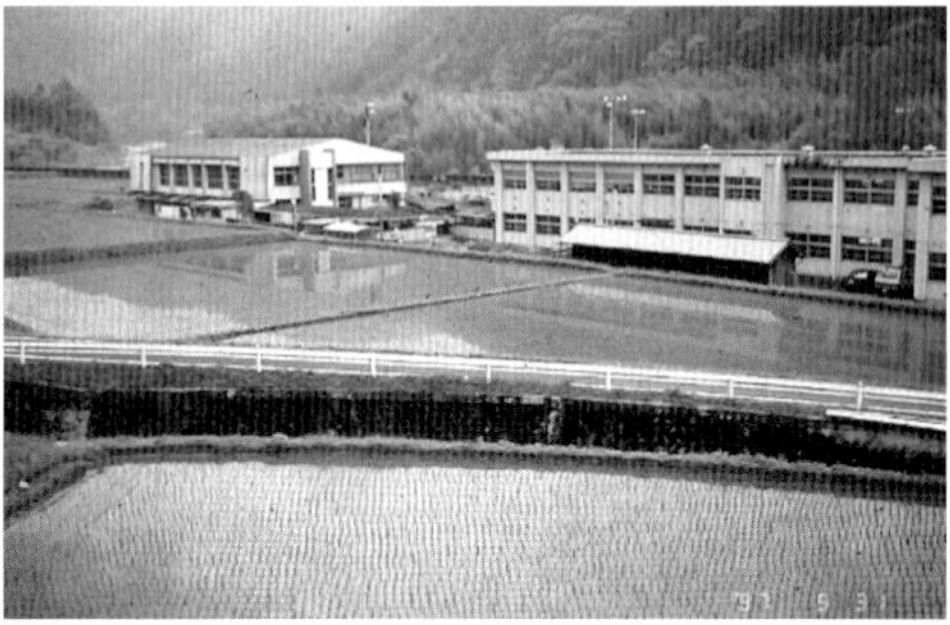

図 1-14　1988 年 5 月にフッ化物洗口を開始した旭町立小渡小学校（現豊田市立）

一方、う蝕は小学生のときから予防する様になり、愛知県の健康日本21「あいち計画」でたてた二〇一〇年にフッ化物洗口実施小学校を二〇〇校にするという目標は、二〇〇六年に達成し、二〇一六年の最終評価では三五八校に達し、幼稚園・保育園を含めると14万人を超え、日本一の多さになっていること、12歳児の一人平均う歯数も0.6歯で新潟県0.4歯に次ぐレベルになっているのもうれしい限りです。これも、県民の努力に加え、行政、歯科医師会、大学の連携の良さも関係していると思います。**図1-14**は愛知県で一九八八年五月にフッ化物洗口を開始した旭町立（現豊田市立）小渡小学校です。

二〇〇三年には、「歯のびっくりサイエンス」が中日新聞社の「中日社会功労賞」を受賞するという光栄に恵まれました。〝がんばりましょう〟という賞は沢山いただきましたが、本物の賞は初めてでした。折しも、「これ以上大きいものがあるかという活字」（小出学院長の表現）で、愛知学院大学法科大学院が認可にならなかったというニュースが中日新聞紙第一面で報道された直後で、愛知学院関係者がショックに沈んでいるとき、同じくらいの大きさで報道されました。〝元気づけられた〟と内外の関係者から感謝の電話や手紙をいただきました。お世話になっている大学関係者の皆様の精神的な健康増進に多少寄与したのではないかと思っております。なお、大学院は後年認可になりました。

八　歯科衛生士および保健師、養護教諭の博士（歯学）の誕生

二〇〇七年には、恩師榊原悠紀田郎教授の夢であった愛知学院大学大学院で歯科衛生士の博士（歯学）受領が実現しました。鶴見大学短期大学部の松田裕子教授（現鶴見大学名誉教授）が授与されたのです。博士を持っている歯科衛生士は、二〇一一年、高阪利美（本学短期大学部准教授、現教授）、合場千佳子（日本歯科大学東京短期大学准教授、現教授）のお二人で、計3名となりました。二〇〇三年に保健師である忠津佐和代（四国大学教授）が、二〇〇七年には養護教諭の外山恵子先生（現愛知県立豊田高等学校教頭）が口腔病理学、亀山洋一郎教授の指導で博士（歯学）を授与されました。いろいろな職種にも門戸を広げ、学校

保健や医療連携へのチームワークを支援する大学院歯学研究科の奥の深さを表すものとして誇りに思います。まさに、〝深山鳥住み、深川魚棲む〟だと思います。

九　「専門家」としての責任

3.11の津波に対して「想定外の大津波であった」という原子力関係の専門家のコメントに対して、ノーベル賞受賞者の野依良治先生は、「原子力の火は、付けたいときには付けられるけれども、消したいときには消せるという点では零です。完成された技術でもないし、人間の頼るべき技術でもない」また、「専門家は想定外という言葉は使ってはいけない」と述べたのが印象に残っています。専門家としての責任です。

42年間口腔衛生学を学んできて、歯科医師法の「歯科医療および保健指導を掌ることによって、公衆衛生の向上及び増進に寄与し、もって国民の健康な生活を確保するもの」を考えると、国民に対して歯科保健の向上について十分情報を伝えることができたのかと自問しています。A県の成人約四、〇〇〇名の調査結果から、今日でも歯科医師による定期チェックの受診は3割で、5割の人は痛い時に歯科医院へ行くと回答しています。また歯周病の始まり、すなわち歯間部歯肉炎の予防のために必要なデンタルフロスの使用率が5％という日本の現

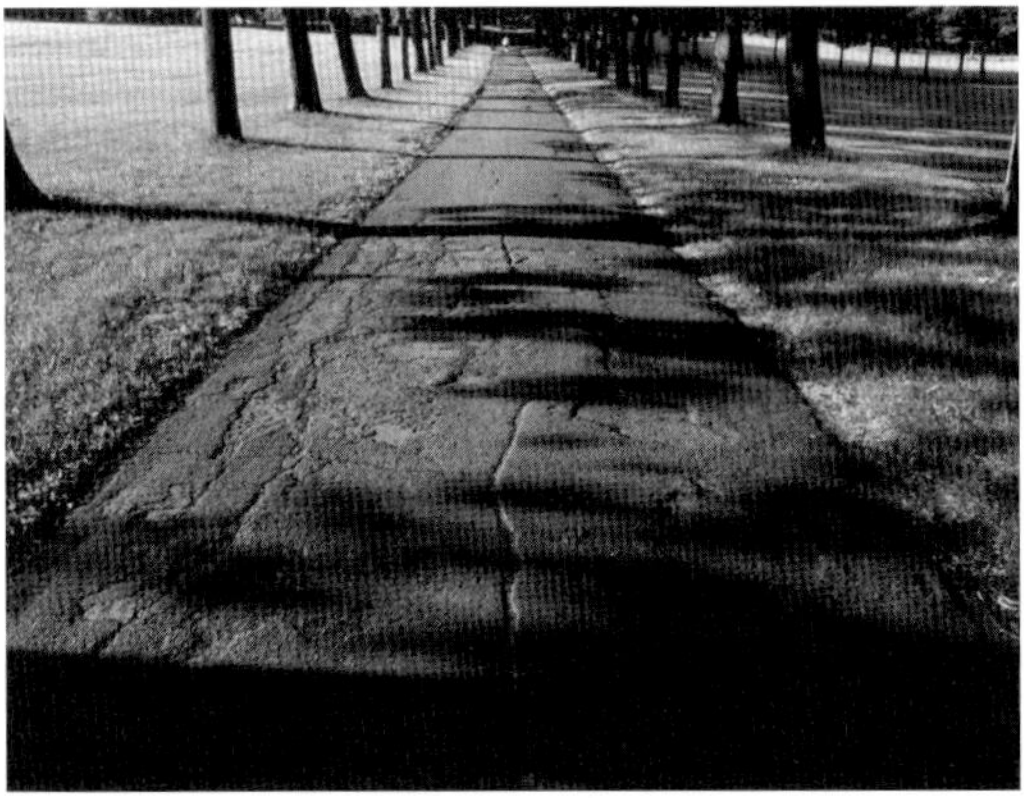

図 1-15　口腔衛生学へと歩んだ道の一つ
（リーズ大学へ通じるハイドパークの小径）

実をよくあらわしています。

8020 運動がスタートして20年たちましたが、キャンペーン運動だけで終らないようにしなくてはなりません。さらに、学問的に立証する介入研究まで実施する努力が必要です。愛知県の「健康日本21あいち計画」の結果では、20歯以上の方が増加したり、歯石除去を受診する人が増加傾向にはありますが、まだまだ国民や県民の健康増進に寄与したとはいえません。42年間口腔衛生学を学んで（**図 1-15**）、本当に専門家としての責任を果たしていません。その意味では現役を引退するのは、後ろ髪をひかれる思いでした（形態的に今は後ろ髪がありませんが）。学会、臨床歯科医師・学生達は優秀で熱心ですので今後の活動を期待しています。

第二章　「歯は生きている」を学ぶ研究

一　エナメル質表層のフッ化物イオン濃度曲線の比較

エナメル質の強さ弱さを知る方法（エナメル質生検法）の開発をしている時、エナメル質表層のフッ化物イオン濃度の比較が必要となりました。エナメル質表層のフッ化物イオン濃度を測定するには、マイクロサンプリング（Micro-sampling）という、少し専門的になりますが、過塩素酸という酸で歯の表層を深さ数ミクロン（μm）を溶かし、採取した試料中のカルシウム量とフッ化物量を測定し、カルシウム量とエナメル質量から、フッ化物イオン濃度を算出する方法です。この方法は簡単ですが次に述べます二つの大きな問題点があります。一つめは、エナメル質表層のフッ化物イオン濃度は表層が高く、内部へ行くに従って急に減少する濃度曲線（勾配）があります。このことをフッ化物グラジエンド（F-gradient）といい、異なる濃度曲線をどのように比較するかが問題です。二つめは、濃度曲線は酸でサンプルを採取して得るため、厳密には採れてくる深さはその歯の状態により同じ深さになりませ

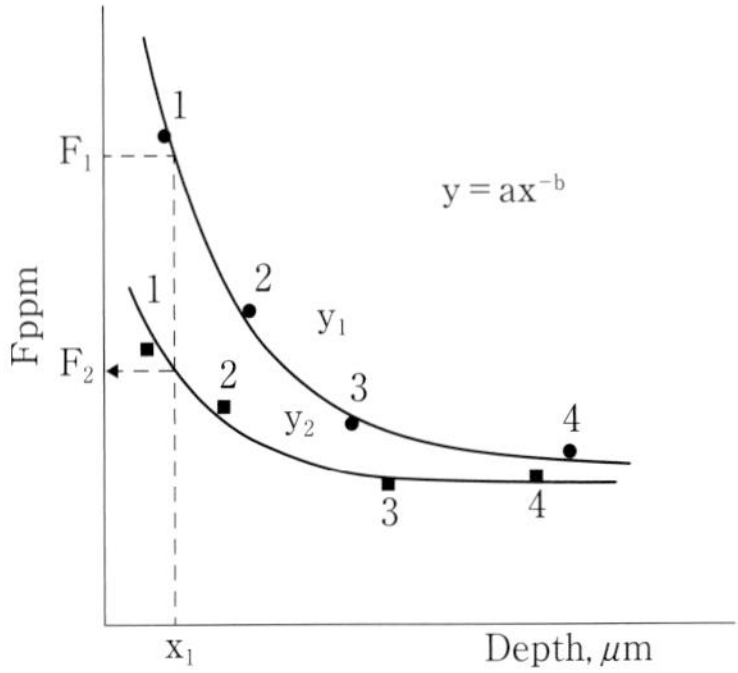

（中垣晴男 1979）(1)

図 2-1　エナメル質表層のフッ化物イオン濃度曲線を比較する放物線回帰式の模式図（横軸：表面からの深さ μm、縦軸：フッ化物イオンの濃度（Fppm））

ん。特に急に減少する濃度曲線（勾配）を示すわけですから、少しサンプルの深さが異なると大きな濃度の違いになってしまいます。そこで、二つの歯の異なるフッ化物イオン濃度を比較する方法はどうすればよいか悩むことになりました。寝ても覚めても毎日その解決法を考えて過ごしておりました。あるとき、布団の中で、酸で溶かすサンプリングを連続で数回繰り返し、その歯に特有なフッ化物イオン濃度曲線を $y = ax^{-b}$（X：深さ μm、Y：Fppm）という回帰式で表し、比較したい深さXをその式に代入すればサンプリング深さが違ってもフッ化物イオン濃度が算出できるというアイデアが浮かびました。急ぎ大学へ飛んで

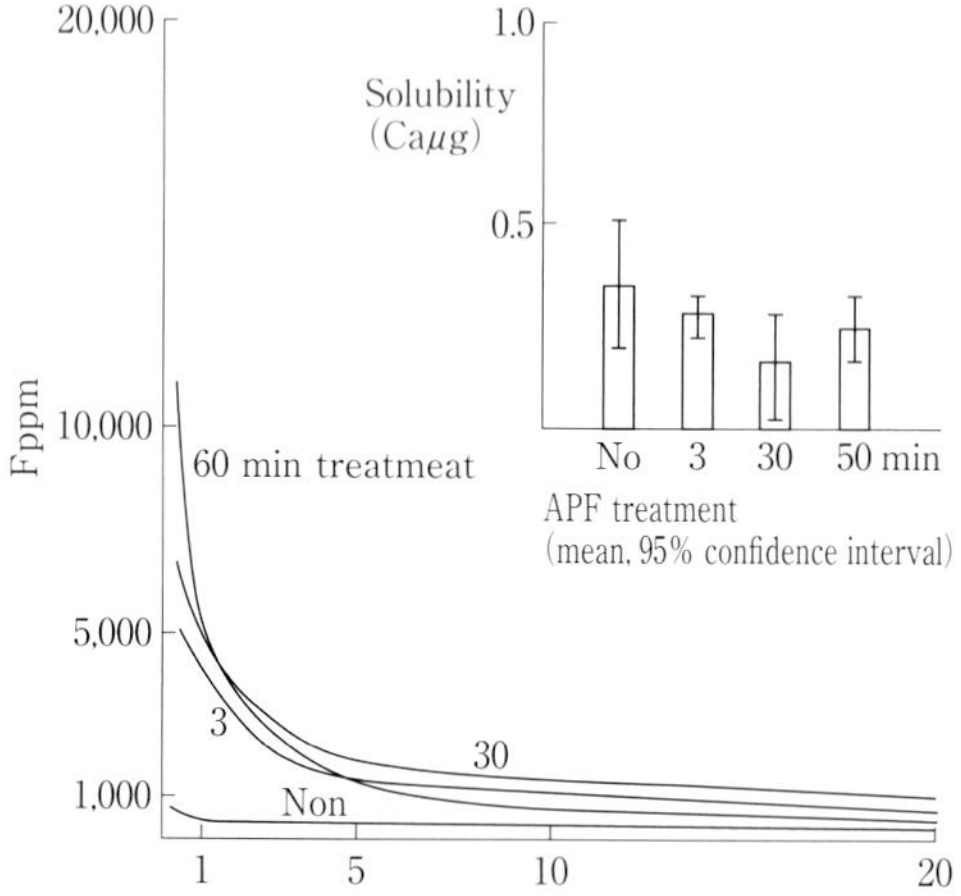

図 2-2　歯（抜去歯）にフッ化物を塗布（浸漬）したときのエナメル質表層のフッ化物濃度曲線[1]
（横軸：表面からの深さ μm、縦軸：フッ化物イオンの濃度 Fppm、右上の小図は酸に対する弱さ度）
（フッ化物の塗布前（Non）、3 分塗布（3）、30 分塗布（30）、60 分塗布（60）の比較：塗布前に比べ、塗布によりフッ化物が取り込まれ、濃度曲線が急になることが判ります）

行き、実験をし、コンピュータで回帰式で計算したところ、比較ができることが判りました（**図2-1**）[1]。そして、課題のエナメル質溶解性（生検法）とフッ化物イオン濃度の負の関係も証明できました。その時は本当にうれしかったのを覚えています。

図2-2は、歯周病のために抜去された上の切歯（上顎中切歯）の表面に、歯科医院でう蝕予防

のために塗布し用いられているフッ化物（リン酸酸性フッ化ナトリウム溶液）に、漬けない（0分）、3分（歯科臨床で普通行われる時間）、30分（臨床ではありえない）、60分（臨床ではありえない）に漬けておいたときの、エナメル質表層でのフッ化物のとりこみをみたものです。グラフは、一定の深さに回帰式で算出したものを図に表わしています。3分で、漬けないものと比べ、表層の立ち上がりが高くなっていることが判ります。1μm の深さでもう4,000 ppm、30分では6,000 ppm、60分では8,000 ppm 位になっています。右上の図は、フッ化物を塗布したときの歯の酸に対する強さ弱さ（耐酸性）を知るために、ある緩衝液（酢酸緩衝液）にその歯をつけ、わずかにとけてきたカルシウム量を測定し、その平均値を棒グラフで並べたものです。つけないときより、フッ化物を塗布したときの方が出てくるカルシウムが少なくなって、歯が強くなっていることが判ります。

熱心な同僚の先生方に、この方法を活用してエナメル質の表層のフッ化物イオン濃度を比較してもらい、歯科界に情報発信していただきました。先生方に感謝するとともに、方法の開発はいかに大切であるか身をもって知りました。

二　女性のう蝕経験

う歯（う蝕：以降はう蝕）の経験は女性の方が男性より高い傾向にあります。例えば、文部科学省の学校保健統計調査の12歳児や、厚生労働省の二〇一一年調査から一人平均う蝕の経験歯数をみてみますと、明らかに女性の方が男性より多く、その差は15～19歳で0.3歯、20～24歳で0.1歯、30～34歳で2.0歯、40～44歳1.5歯、50～54歳0.4歯、60～64歳で3.0歯、70～74歳1.5歯、80～84歳0.8歯となっています。(2) この傾向は多くの研究で示されていますし、世界のどの国でも共通にみられます。

このう蝕経験の性差がどのように生じるのかを明らかにすることが、う蝕の予防対策を進める上で大切であることは、いうまでもありません。性差が生じる理由として、男女の食習慣や生活習慣の違い、口腔内の微生物や唾液の性質、さらには歯の質などの違いが関係しているかもしれません。そこで、この男女の差で一つだけ説明できる理由がありますので述べたいと思います。それは歯のエナメル質表層のフッ化物イオン濃度の違いによるものです。

エナメル質のフッ化物イオン濃度における性差については、今から40年ほど前に、米国ボストンのアアセンデンという女性の研究者が、〝エナメル質生検法〟ですが表面を研磨採取する私のものとは少し違う方法で、口腔内にある上顎の中切歯についてフッ化物イオン濃度を

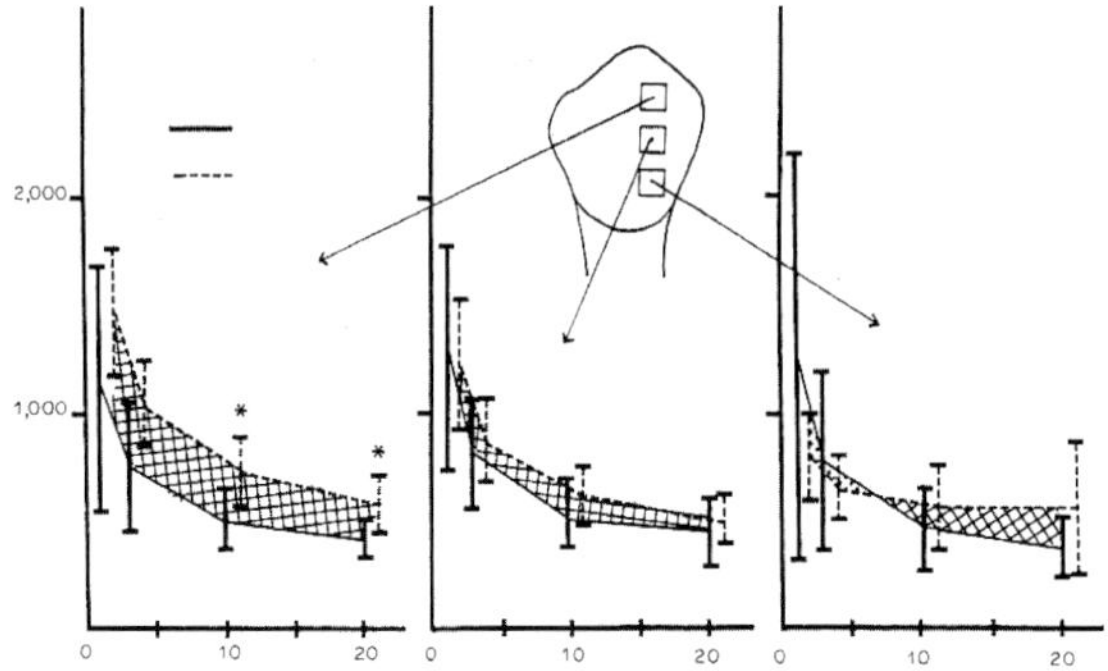

図 2-3　下顎の第一小臼歯のエナメル質表層のフッ化物イオン濃度の男女差（Mizuno T, 1989）[4,5]
（実線：男子、点線：女子、網掛け部は男子の方が女子より濃度が低いことを示す）

測定しました。その結果、女性は男性より10％フッ化物イオン濃度が少ないことを示しました[3]が、深さが正確でないなど問題点がありました。私は、表層から内層にかけて急激に変化するフッ化物イオン濃度曲線で比較する方法について前に述べました。その方法を用いて、抜去下顎第一小臼歯の表層のフッ化物イオン濃度の男女差について測定してみたところ、未萌出の歯は差がないが、萌出した歯は、アアセンデンの米国の結果と反対に、女子の方が男子よりフッ化物イオン濃度が高いという結果がでました[4、5]（**図 2-3**）。どういうことでしょうか。

歯は、歯の根っこが完成しても生えてこなく、歯冠という頭が形成されれば口腔内に生えて（萌出）きます。顎の中で、歯が形成され始める

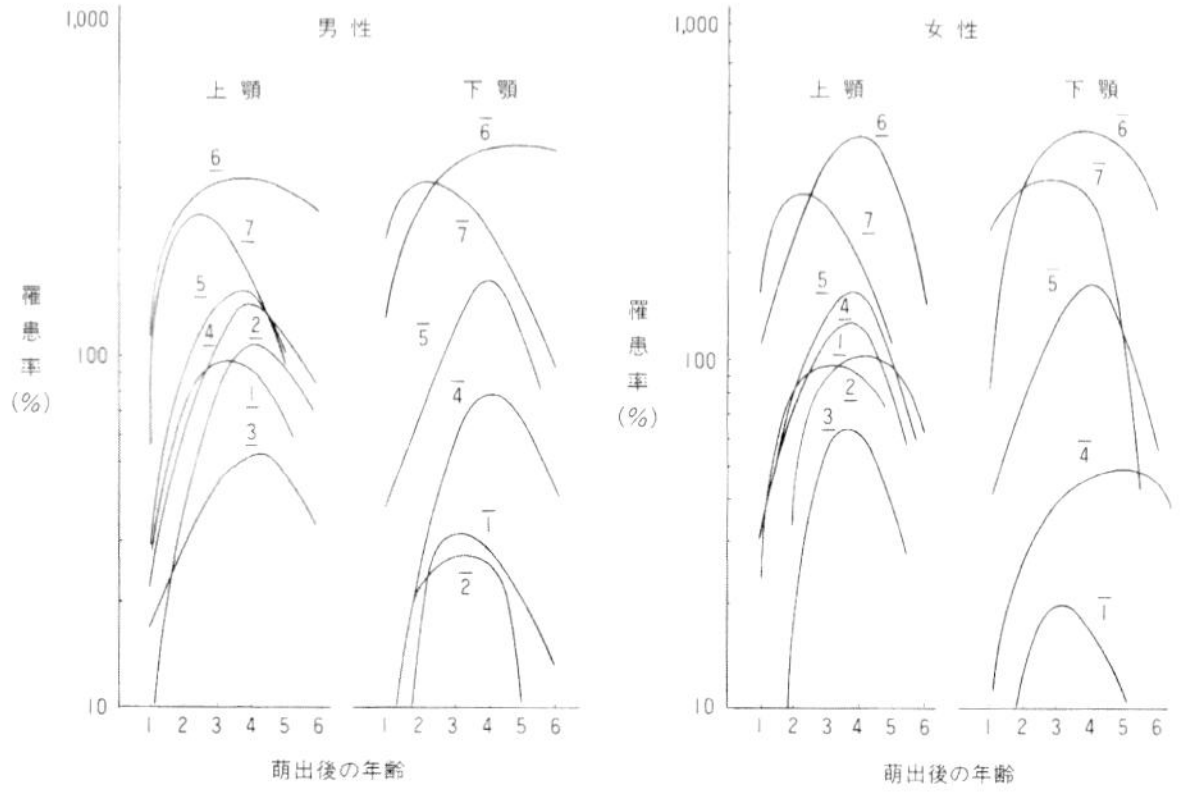

図2-4　1年間のう蝕罹患率（発生率）（米国、キングストン）(Carlos, et al., 1965)[6]

のに余り男女差はないですが、顎の中にいる間、すなわち、「萌出前の成熟」により、血液からフッ化物を取り込みます。女性の歯は男性よりフッ化物の取りこみに関しては、より「未成熟」な段階で生えて来ます。それにより、米国の結果は説明できます。しかし、我々の結果でみると、下顎の第一小臼歯は男子の方がよりフッ化物が少なく、萌出前の成熟期間が短いということになります。この説明は根拠があるでしょうか。

そうして悩んでいた時、古いデータですが、米国のカルロス（Carlos, JP）という研究者の研究に年間にむし歯になりやすい率（年間でう蝕になる発生率）のグラフで、男女別に示されたものがありました[6]（**図2-4**）。それでは、ほとんどの歯（歯種）は、女性が男性より、う蝕の発生率が高い値となっています。ただし、一歯例外があります。下顎の第一大臼歯だけは、男性の方が女性よりう蝕が発生しやすい（発生率が高い）ことを示していました。これは我々の結果と矛盾しません。

以上から、女性がう蝕になりやすい生物学的な理由として、エナメル質表層のフッ化物イオン濃度の差で説明できます。しかし男性の下顎第一小臼歯だけは例外で、萌出前の成熟期間が短く、フッ化物の取り込みが十分でなく生えてくるため、う蝕になりやすいと説明できます。乳歯がむし歯になって早く抜けると、次の永久歯は早く生えてきます。早く生えてくる永久歯はむし歯になりやすいことと一致します。

三　エナメル質表層のフッ化物イオン濃度は年齢によって変化するか

エナメル質表層のフッ化物イオン濃度は、表層に高く、内部にかけて急激に（指数関数的に）減少し、横ばいになる分布形（F-グラジエント）があることはすでに述べたとおりです。生涯という視点からエナメル質表層のフッ化物イオン濃度をみると、その急激に減少するフッ化物イオン濃度分布形は、バラエティに富んだ変化をします。

一九七〇年以前では、米国、ボストンのフォーサイス研究所のブルデボルト（Brudevold,

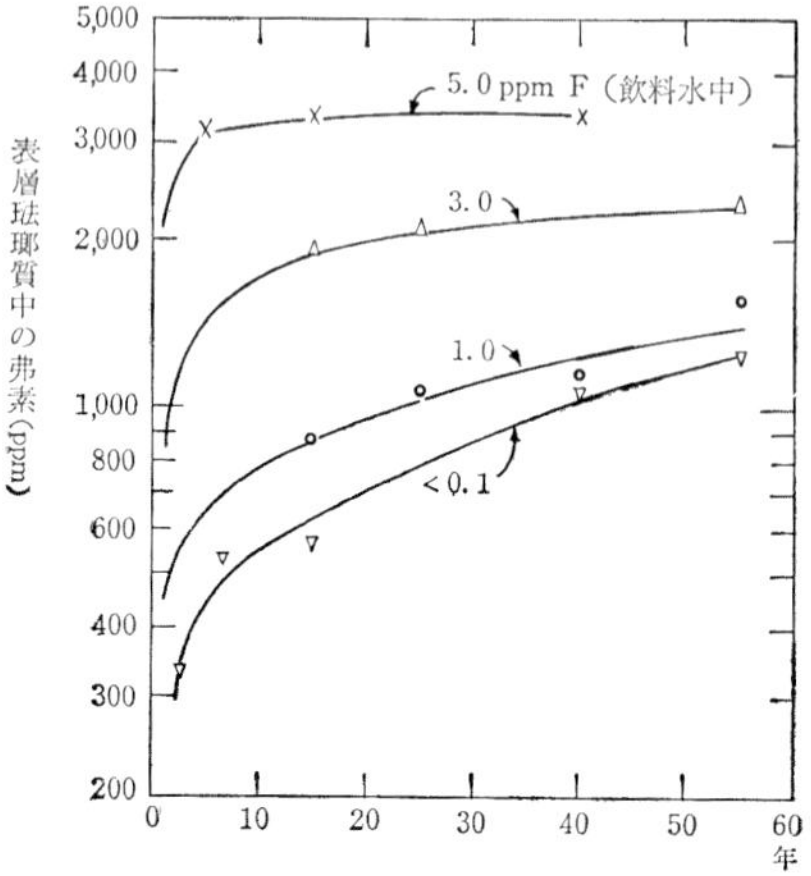

図 2-5 エナメル質のフッ化物イオン濃度と年齢（Bludevold, 1962）[7]

F）によって示されていた、表層も含むエナメル質のフッ化物イオン濃度は年齢によって増加し、高齢では横ばいになるという説が広く定着していました。その例として**図2-5**があります。飲料水の異なるフッ化物イオン濃度環境下で、エナメル質中のフッ化物イオン濃度が年齢に伴って蓄積していき、高齢でそれが横ばい傾向になっていきます[7]。ちなみに、ブルデボルトは、むし歯予防のために塗布されるフッ化物ゲル（溶液）を開発したことで世界的に有名な研究者です。

その後、イギリスのリーズ大学のウエザレル教授は、酸をエナメル質表層に滴下して試料（サンプル）を採取して回収すると

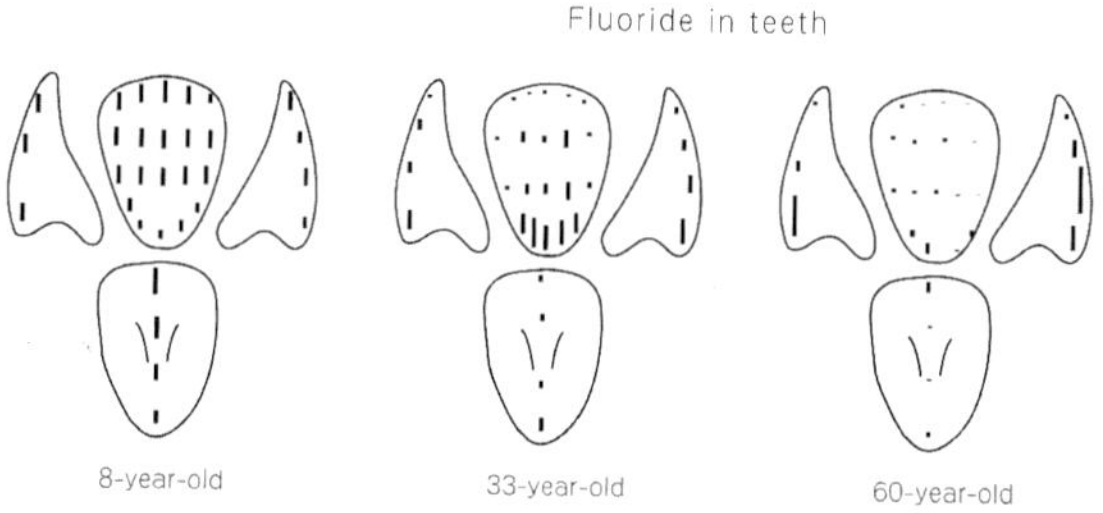

図 2-6　エナメル質表層フッ化物イオン濃度と年齢
(Weatherell, et al. 1983)[8]

いう「マイクロサンプリング」という方法で、エナメル質の表層のフッ化物イオン濃度を層別分布を測定したところ、年齢が高くなるにつれて歯頸部は増していくが、歯の切縁や咬頭側は、逆に減少していくことを発見しました[8]（**図2-6**）。その理由を、フッ化物イオン濃度は高い表層が、食べ物の咀嚼や噛みあわせにより、微細な摩耗（〃すりへり〃をウエザレル教授は〃ウエア（wear）〃と表現しています）によって減るためとしました。一方、歯肉に近い歯の部（歯頸部）側では、反対に、フッ化物イオン濃度が増加することも、う蝕部は高くなることも述べています。

ウエザレル教授は、エナメル質の生涯からみたエナメル質表層のフッ化物イオン濃度をまとめています[9]（**図2-7**）。歯の萌出直前にフッ化物イオン濃度の高まり（萌出前の成熟）があり、萌出後は増加し（萌出後の成熟）、また、フッ化物塗布・洗口などフッ化物によって、歯肉に近い部では

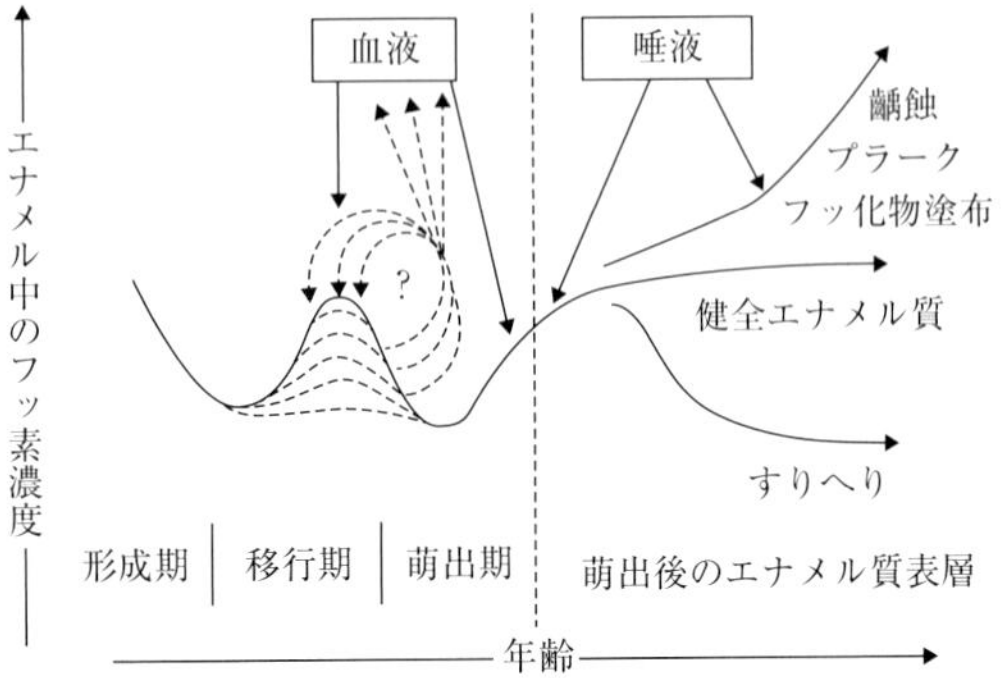

図 2-7　エナメル質表層の生涯からみたフッ化物イオン濃度の変化（Weatherell, et al. 1977）[9]

歯垢沈着で、さらに、う蝕の発生によりフッ化物イオン濃度は高まります。一方、年齢増加に伴って、歯の摩耗・咬耗により、歯の切縁側や咬頭側は〝すりへり〟が生じ低くなります。歯の中央部では横ばいとなります。

ウエザレル教授の〝すりへり〟説の論文は、最初一九六八年に雑誌に投稿されましたが、ブルデボルトが述べている年齢によって増加し、高齢では横ばいになるという定説のため、受理されませんでした。何回も雑誌を変え投稿し、やっと一九七二年にある雑誌に受理され発表されました。こうして、〝すりへり〟による歯の表層のフッ化物イオン濃度の減少現象が、世界的に知られることになりました。典型的なイギリス人で、ヨークシャー育ちのウエザレル教授の粘りと熱意によりこの新知見が世にみとめられることになりました。〝いづこも同じ秋の夕暮れ〟、定説に新説を唱えることは大変なことがわかります。

四　歯のフッ化物の取り込みは一生続くか

人の生涯という視点で、歯のエナメル質、歯冠部・歯根部の象牙質、およびセメント質のフッ化物イオン濃度と年齢との関係をみたものが**図2-8**です。エナメル質では、20歳以降は特に年齢との間に一定の関係はありません。しかし、歯の頭の部分である歯冠部の象牙質は、50歳ごろまで増加して、その後は横ばいになります。一方、歯周組織で覆われる歯の根っこの歯根部の象牙質とセメント質は、生涯を通じてフッ化物が取り込まれ増加していくのが明かにされています。(10～13)

エナメル質は、20歳以降は取り込みが歯頸部を除いてないこととともに、切縁や咬頭側では、食べ物を咀嚼することや、上下の歯が噛み合うことによる咬耗や摩耗など〝すりへり〟により減少するからと考えられます。歯冠部の象牙質は50歳ごろから、その内部の象牙細管という内部組織の石灰化が生じるようになり、フッ化物の取り込が横ばいとなると考えられます。一方、歯根部の象牙質は歯髄や歯根膜の支持組織から生涯にわたってフッ化物の供給

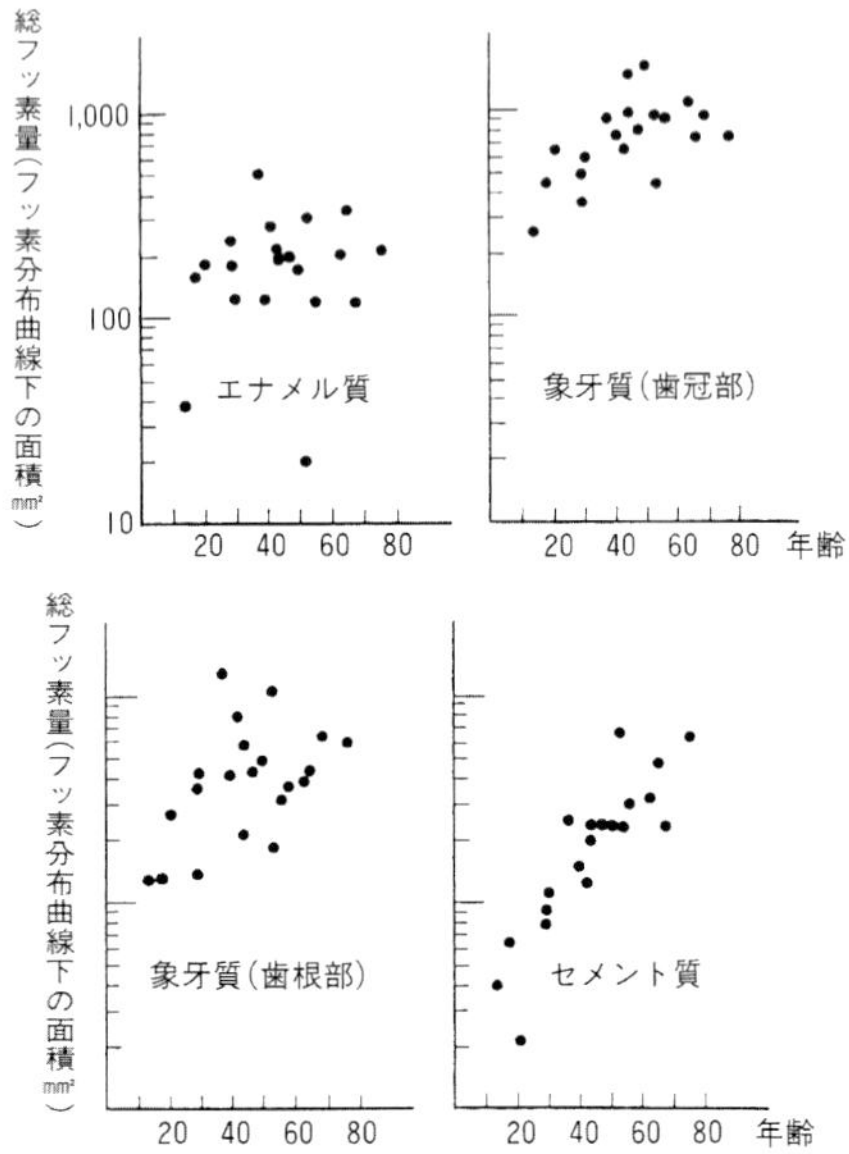

図 2-8　歯（エナメル質、歯冠部象牙質、歯根部象牙質、セメント質）のフッ化物量と年齢　(Nakagaki, et al. 1987)[10,11,13]

が継続して増加していくと考えられます。

セメント質では、セメント質中のフッ化物イオン濃度レベルが年齢とともに上昇していきます。60歳で表層下が3,000ppmを超え、0.2mm（200μm）を超えるようになります。[12] エナメル質では、表層のフッ化物イオン濃度が一番高く内部に行くに従って急減に減少しますが、セメント質は、最表層部は少なく表層下にかけて少し増加し、表層下で

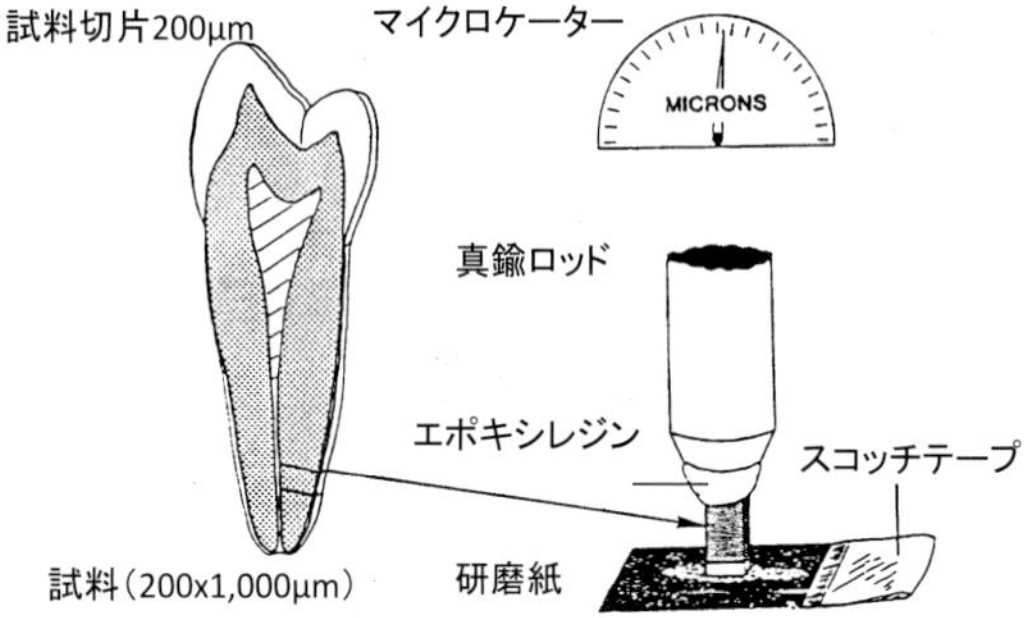

図 2-9　アブレッシブ・マイクロサンプリング法
(Weatherell, et al. 1985)[14]

最高になり、減少していく分布でエナメル質とは少し違っています。

セメント質をはじめ、歯や骨の全層をサンプリングするには、エナメル質表層フッ化物イオン濃度を測定するために酸を用いるマイクロサンプリング法では分析できません。そこで、我々は、アブレッシブ・マイクロサンプリング法[14]（**図 2-9**）を開発して行いました。歯の切片（厚さ 200 μm）を作成し、実体顕微鏡下で、外科用メスで試料片（厚さ 200 × 幅 1,000 μm）を二つ作成し、二つの試料片をたがい違いに別々の真鍮棒にエポキシレジンで固定します。一日おいて硬化した後、小片に切ってつまみをスコッチテープでとめたラッピングフィルム（研磨紙）を使って、マイクロケーターと呼ぶ厚さを測る器械のステージ上で、10～20 μm の厚さになるまで試料片を研磨採取します。ラッピングフィルム上の粉末試料を、過塩素酸で溶解回収し、その中のリン量とフッ化物イオン量を測定するものです。リンからセメント質など組織の重さとそれに対するフッ化物イオンの濃度（ppm）を算出する方法[14]です。なお、この方法開発のことはすでに「口腔衛生学への道（11頁）」でお話しました。

歯は歯の支持組織（セメント質、歯髄、歯根膜、歯周組織、顎骨）に覆われています。歯周組織や歯髄が健康である限り、歯根部の象牙質は歯髄から、また、セメント質は歯根膜からフッ化物が供給され、取り込まれます。歯のフッ化物の取り込みという視点からでは、8020運動は、〝80歳で20歯以上をもとう〟という運動ですが、〝生きた歯を20歯以上残そう〟という運動でもあります。なお、生きた歯の意義や大切さについては、本章の七（58頁）で改めて述べます。

五　セメント質フッ化物イオン濃度分布に個人パターンがあるか

歯はエナメル質、象牙質、歯周組織や歯根を取り巻いているセメント質の硬組織と歯髄の軟組織からなっています。その人の生涯をずっと記録していくのはセメント質です。

セメント質など歯や骨のフッ化物イオン濃度分布を測定するには、その組織の表面から内部まで調べるサンプリング法が必要です。そのため、我々は開発したアブレッシブ・マイクロサンプリング法で、フッ化物イオン濃度分布を測定してきました。その結果、セメント質は、エナメル質や象牙質と違って、興味深い性質があることが判ってきました。

エナメル質や象牙質のフッ化物イオンの分布は、表層が高く、内部に行くに従って急に減少し横ばいになる、すなわち、フッ化物イオン濃度勾配（曲線）を示します。一方、セメント質のフッ化物イオン分布は少し違っていて、多くは、最表層から内層へかけてフッ化物イオン濃度がいったん増加し、表層下（セメント質の厚さによりますが30〜100μm位）で最高になり、その後、内部に行くに従って上下をしながら減少し横ばいになっていきます。そして、セメント質の内側で象牙質に近くなるとまた増加して、セメント質と象牙質が接するセメント象牙境（ＣＤＪ）に至ります。**図2-10**は一つの歯のセメント質のフッ化物イオンの濃度分布を、歯の周りの四部位と上下の三部位について測定した結果です。表層から少し増加し、急激に減少し、また象牙質に近くなると増加する形は、セメント質の厚さにより圧縮された形となっていますが、同じ分布形となっています[15]。我々のデータでは、同じ人の上下、左右、前臼歯では、同じ分布形となります。セメント質のフッ化物イオン濃度分布はその人に特有な分布形があります[16]。

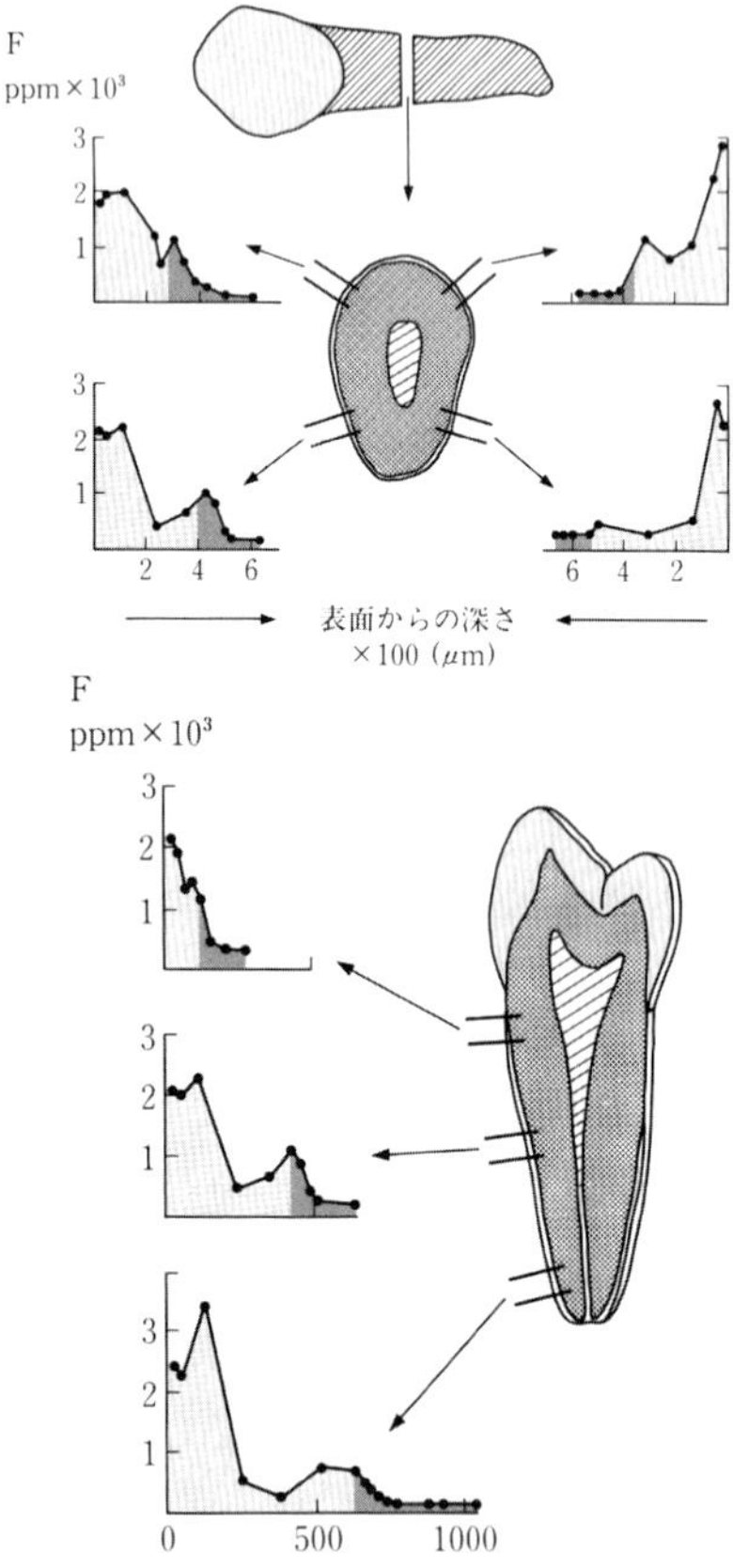

図 2-10　ヒトセメント質の部位別フッ化物イオン濃度分布パターン（Nakagaki, 1985）(15)
（厚さによって変わるがその歯ではセメント質に一定分布パターンがある）

図2-11は同じ人の上下左右の四犬歯のセメント質を分析した2例[17、18]です。55歳の女性では、表層近くが高く、急に減少していき横ばい傾向になる分布形です。63歳の男性の場合は、表層からゆっくり内部に高くなっていき、ピークを過ぎると急減に減少する、槍ヶ岳の様な分布です。お二人とも、分布形（パターン）は個体内では同じといえます。歯のセメント質の分布形は同じでも[16]、その人の歯か、違う人の歯か、個人鑑別ができるということが判りました。

　ではなぜ、セメント質のフッ化物イオン濃度分布には個人の形があるのか？　もう一度、**図2-11**の写真を見てください。セメント質は生涯、厚くなっていきます。フッ化物イオンの濃度が高いところは、黒い点（細胞）が少なく、低いところは細胞が多いところです。細胞が多いところは盛んにセメント質の厚さが増しています。白い細胞がないところは、無機質が多く、ゆっくり形成されています。さしずめ細胞の多いところは、その人が活動中、細胞のない、あるいは少ないところは、スランプか守りの生活しているといったところでしょうか。

　では、何故分布形が生じるのでしょうか？　セメント質のフッ化物イオンは血液から流れてきて取り込まれます。血液中のフッ化物イオンの流れが一定としますと、セメント質の形

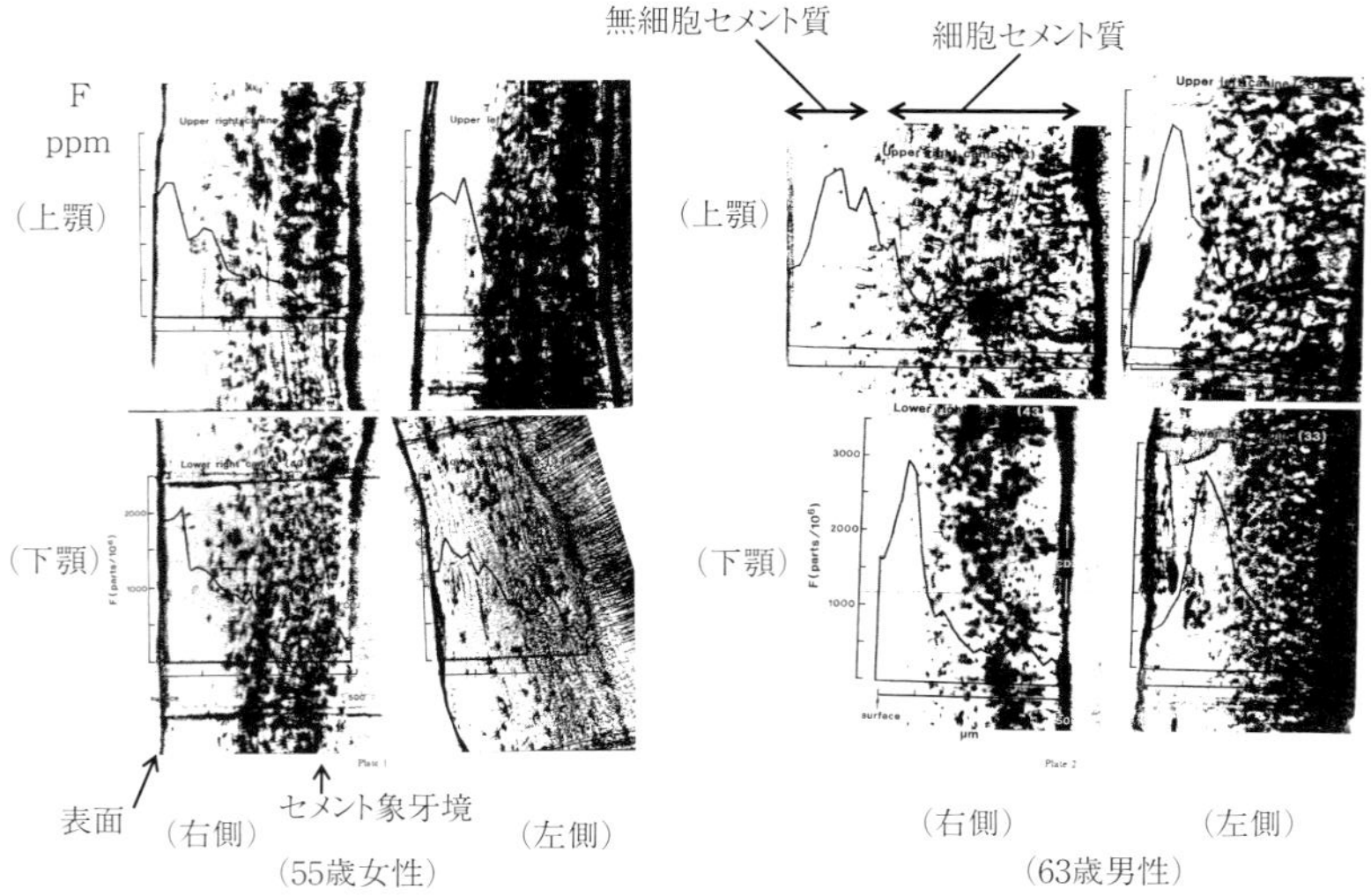

図 2-11　ヒトのセメント質フッ化物イオン濃度分布と個人パターン（河合圭子、Nakagaki）[17,18]
（線グラフはフッ化物イオン濃度分布、黒い部：細胞セメント質、白い部：無細胞セメント質）

成がゆっくりだと、無機質が多くなり、それと親和性があるフッ化物は取り込まれ濃度が高くなります。反対に、形成が盛んなときは、血液からのフッ化物の取り込みに対して、形成する厚さが大となり、相対的にその部はフッ化物イオン濃度が低くなり、セメント質の分布形が生じると考えられます。[15〜18] その「人生」のリズムはその人の歯では、皆同じになります。丁度木の年輪のように、冬は薄い層しか形成されないが硬い、夏は厚くなりますが、軟らかいことを考えると判りやすいかと思います。鹿の歯でも、年に一本できる年輪（成長線）から、年齢を推定すると聞いたことがあります。我々も、ヒトのセメント質で、フッ化物の濃度の高低と年齢を調べたことがあります。[19] ところが、木や鹿のようにうまくいきません。ヒトも冬は活動が落ちてうすく、夏は活発で厚くなるとして、フッ化物イオン濃度の高まりの数は、年齢数より多くなる傾向にあります。夏冬かかわらず、スランプに陥ることが多いのが人生、それをフッ化物が表しているようで、セメント質が急に〝かわいい〟、〝けなげ〟に思えてきませんか？

六　歯石と顎のフッ化物イオン濃度分布をみる

歯のエナメル質、象牙質およびセメント質において、それぞれ特有のフッ化物の濃度分布を示すことについて述べてきました。歯の表面に付着する歯石や、顎骨についてはどのようなフッ化物イオンの濃度やその分布があるでしょうか？

歯石は、歯肉（縁）より上に付着するもの（縁上歯石）と、歯肉中で歯周炎でできる歯周ポケットの中で歯に沈着するもの（縁下歯石）があります。前者は、歯垢が微生物の作用で石灰化したもので、白くて軟らかく、量も多いです。後者はポケットの中で、血液から滲出してきた成分が歯の表面で石灰化・沈着して形成される歯石で、暗褐色で硬く、量は少ないです。

我々が開発したアブレッシブ・マイクロサンプリング法を用い、歯に沈着した歯石と一緒に切片にして試料を採取し、試料粉末中に含まれるフッ化物の濃度分布を測定しました。サンプル全層を分析するには、サンプル試料を隣り合わせ二つ作製し、片方は歯石の表層から印をつけた試料の中央点まで、他の一片は歯側から歯石の表面に向けて試料中央点までを研磨削除して試料採取し、試料中のフッ化物イオン量とリン（あるいはカルシウム）量から濃度（Fppm）を算出し、二つの濃度分布曲線を結ぶと、全層の濃度分布曲線が得られます。

図2-12は、縁下と縁上が一つとなっているヒトの歯石を分析した例です。左側は、縁下（黒グラフ）9部位、それに続いて、縁上（網目グラフ）4部位について、歯石の表面から歯（エ

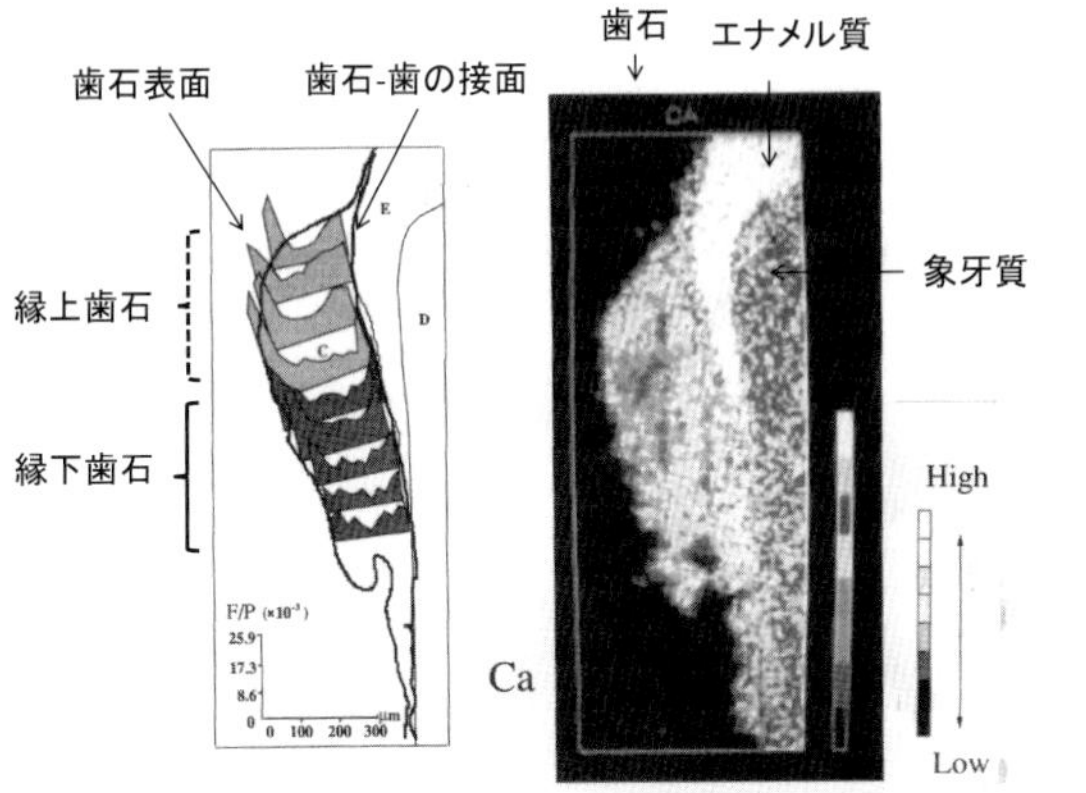

図 2-12　歯石のフッ化物濃度分布と XMA（EDS）によるカルシウム濃度分布（Huang, et al. 1996）[20]

ナメル質とセメント質の表面）までのフッ化物イオン濃度分布を示したものです[20]。縁上も縁下も、歯石表層下が一番高く、急激に減少し、横ばいとなり、歯側に向けてまた、高くなっていく分布を示しています。歯石のフッ化物イオン濃度は、エナメル質とセメント質の接する部分が一番高く、歯冠側、あるいは、歯根側へかけて、そのピーク値が低くなるのが判ります[20]。右の写真はX線マイクロアナライザー（XMA：EDS）法という分析法で、同じ歯石のカルシウムの濃度分布を地図状にみたものです。カルシウム濃度の高いところがフッ化物の濃度が高いという傾向にあります。一般に縁上歯石は比較的スムースに、縁下歯石は上下

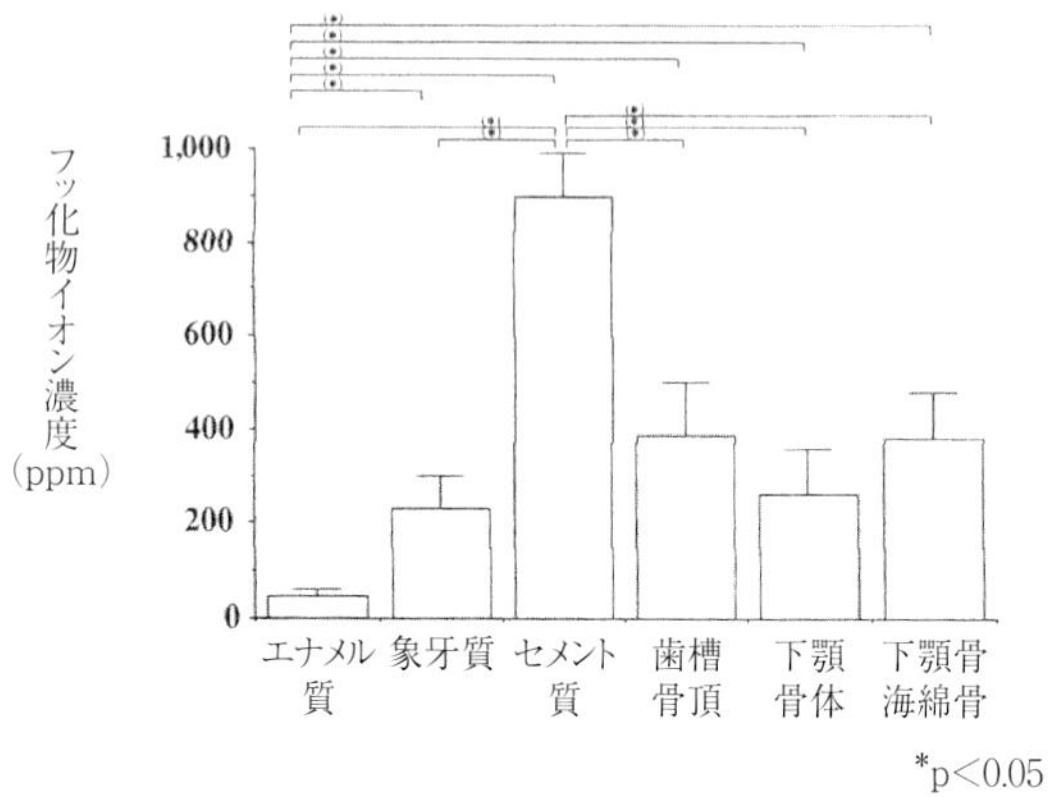

図 2-13　ヒトの歯とその下顎骨の平均フッ化物イオン濃度の比較（55，68，75 歳女性）(Ishiguro, et al. 1993)[22]

を繰り返す鋸状が分布を示します[21]。

図2-13は、歯とそれを支持する下顎骨ついての、平均フッ化物イオン濃度（Fppm）(55、68、75歳女性)について部位別に測定したものです[22]。平均フッ化物イオン濃度は、セメント質が最も高く、以下順に、歯槽骨頂、下顎骨体、下顎骨海綿骨、象牙質、そして、最も低いのがエナメル質でした。

フッ化物イオン濃度の分布では、エナメル質は表層が高く、内部に減少、象牙質では、歯髄側が高くエナメル、もしくはセメント質側へかけて減少、セメント質では歯頸部の表層が一番高く内部へ減少、下顎骨では、外表面が高く内部に減少、横ばい、内表面へまた高く、海面骨では、表層で高く内部へ減少する分布でした。

歯を支持する下顎骨（歯槽骨頂、中央部、歯槽骨底部、下顎骨体部）について、各種のフッ化物水飲用とその中止によって、その部位のフッ化物イオン濃度分布がどのように影響を受けるか測定したラットの研究があります。その結果、下顎骨の歯槽骨頂は、フッ化物水飲用・中止の影響が最も受けやすいということが判りました[23]。フッ化物はう蝕の予防や抑制に効果があります。一方、歯周病予防にも有効かという試みは若干報告がありますが、未だ明らかではありません。個人としては、紹介しました研究結果から、上水道へのフッ化物添加（フロリデーション）などは歯周病予防の可能性も若干あるのではと思っております。今後の研究を期待しています。

歯とそれを支持する下顎骨、フッ化物イオン濃度の研究からも興味が尽きません。〝人生は奥深い〟、いや、〝歯・口腔は奥深い〟ですね。

コーヒーブレイク①

ヒトの肋骨のフッ化物イオン濃度で性別の違いをみる

我々が、ヒトの肋骨のフッ化物の濃度分布を調べたところ、年齢変化や性差に興味のある結果がありましたのでお話したいと思います。

図Aは、肋骨の皮質骨の外表面（骨外膜）から内表面（骨内膜）までのフッ化物の濃度分布曲線の結果[1]です。分析した骨（肋骨）は、20〜93歳までの1・10名（男性68、女性42）から手術により切除され、了解をえた骨試料について、アブレッシブ・マイクロサンプリング法で分析したものです。骨もフッ化物イオン濃度は、表層（骨外膜側）が一番高く、内部へかけて急激に減少し、横ばいとなり、内層（骨内膜側）に近づくとまた高くなる分布を示しました。分布パターンと厚さが年齢とともに変化し、骨外膜側は年齢とともに高くなり、骨内膜側も表層側までではないですが、高まる分布を示します。また、厚さは、年齢とともに減少していきます。80歳代では、なんと20歳代の⅓位になってしまいます。特に女性は薄くなります。さらに、分析した試料中のフッ化物量を分析した総数で割った、平均フッ化物濃度を見ますと面白い結果が得られました。すなわち、男性は、年齢が高くなるに従って、バラツキが広がり、平均フッ化物イオン濃度が増加していきます。一方、女性は、年齢が高くなっても、55歳ごろまでは横ばい、その年齢を過ぎると急激に男性と同じレベルで増加していきます。その差は有意です。その理由としては、その年齢では女性は更年期、女性ホル

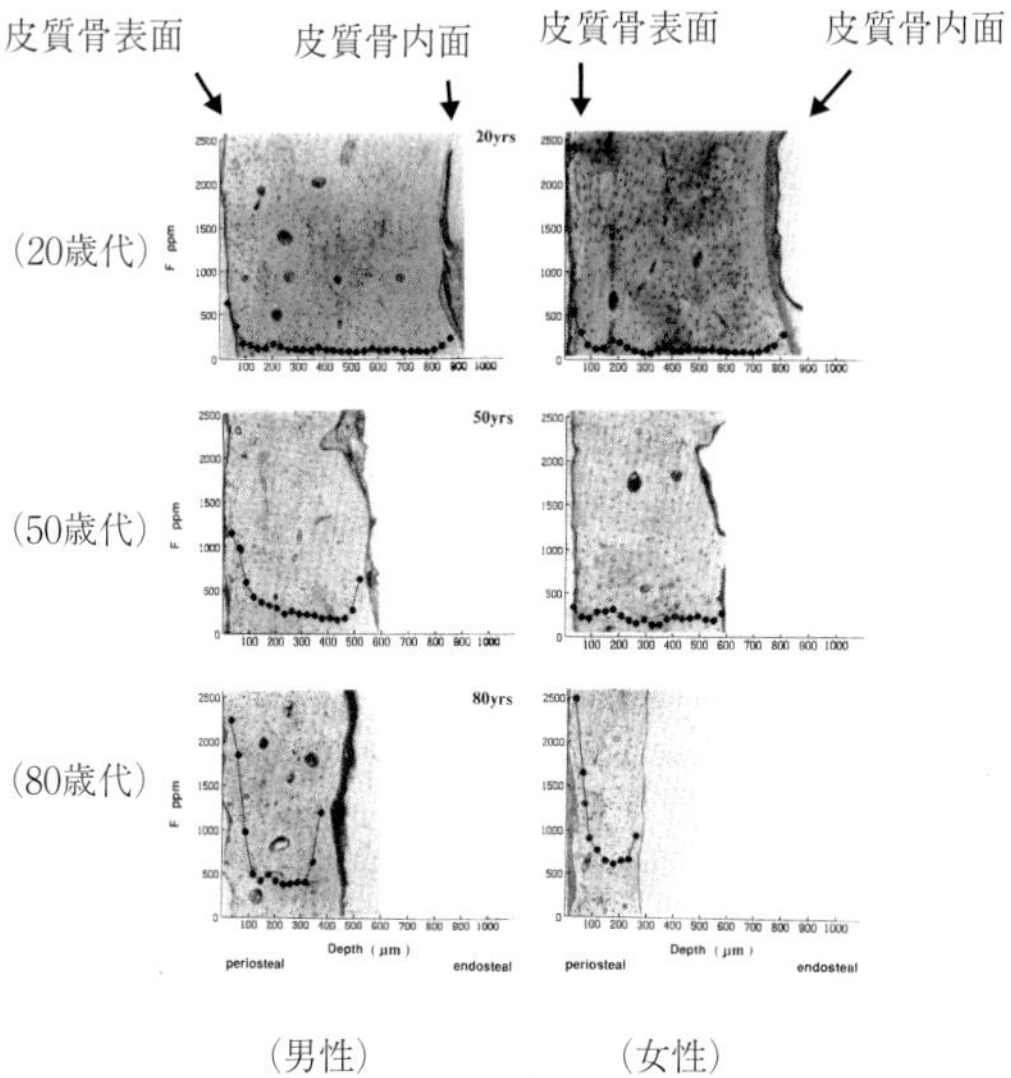

図 A　ヒトの肋骨中のフッ化物量の年齢的変化
(Ishiguro, et al. 1993)[(1)]
(フッ化物イオン濃度分布と厚さは年齢とともに変化します)

モンの分泌状況と関連していると考えられます。フッ化物イオンの濃度に限っては、55歳を過ぎると男女差がなくなるか、少なくなると言えます。

文献

(1) Ishiguro K et al.: Distribution of fluoride in cortical bone of human rib, Calcif Tssue Int 52：278～282, 1993

七　歯が生きていることの大切さ

長寿社会、人生をよりよく生活することは何より大切なことです。顔の表情の美しさ、会話を楽しむ、食べる、味を楽しむ、楽器を吹く、吸う、キスをするなど、歯や口腔の機能がよりよいことで〝いきいき〟人生を送ることができます。さらに、歯や口腔の健康のためには、機能している歯、さらに、その歯の歯髄が生きていることが大切です。8020運動は生きた歯を残そうという運動でもあります。

生きている歯、すなわち、歯髄が生きている歯（有髄歯）と歯髄が死んだ歯（無髄歯）とでは、何が違うのでしょうか。①生きた歯の方が無髄歯に比べて、弾力性に優れています。したがって無髄歯の方が割れやすく、破折しやすくなります。②有髄歯の方が咬合力が大きいです。有髄歯は、無髄歯の2倍という報告もあります。③有髄歯は、治療の失敗率が少ないと言われています。④歯の感覚や痛みの存在から、二次う蝕の発見が容易です。⑤歯に取り込まれたフッ化物イオンよるう蝕の予防や、進行抑制が期待できます[13]。

歯のフッ化物イオン濃度を年齢との関係で見てみますと、フッ化物は、歯の歯冠部の象牙質では、50歳ごろまで増加して、その後は横ばいになります。一方、歯根部の象牙質と、セメント質は、さらに高年齢まで、生涯を通じてフッ化物が取り込まれ増加していくのが明ら

かにされています。[11, 15]

では本題、生きている歯と、死んだ歯とでは、フッ化物イオン濃度はどこが違うのでしょうか。**図2-14**を見てください。歯髄が生きていた有髄歯と、歯髄が死んでいた無髄歯のフッ化物の分布を比べたものです。年齢は30歳前後の歯です。左の写真は歯の切片（約200 μm）から試料を採取した位置を示しています。セメント質表面から、セメント象牙境を経て、象牙質の歯髄側まで、アブレッシブ・マイクロサンプリング法で、試料を研磨採取し、試料粉末中に含まれるフッ化物の濃度分布を測定したものです。[24] いずれも、有髄歯の場合では、象牙質歯髄側とセメント質歯根側面でフッ化物イオン濃度が高いのが判ります。一方、無髄歯の場合では、象牙質歯髄側はフッ化物イオン濃度が低い値となっています。しかし、セメント質は有髄歯と同様に高いままです。無髄歯は歯髄が死んで、血液にフッ化物の供給が止まってしまったからです。セメント質歯根側では歯根膜からフッ化物の供給が続いているための結果と考えられます。有髄歯だと、フッ化物は一生歯髄や歯根膜の血液から供給されているということが判ります。8020になるためにはいつまでも弾力性のある生きた歯であることが大切です。

図2-15はセメント質表面からセメント質と象牙質の境、セメント象牙境（ＣＤＪ）にかけ

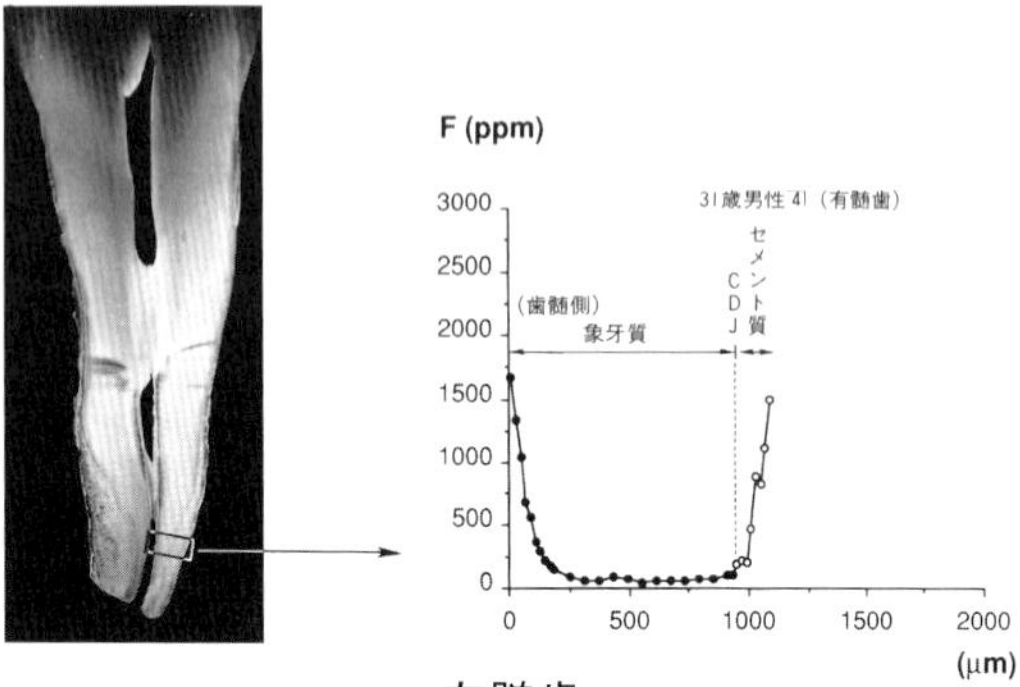

有髄歯
(31歳男性、下顎右第一小臼歯)

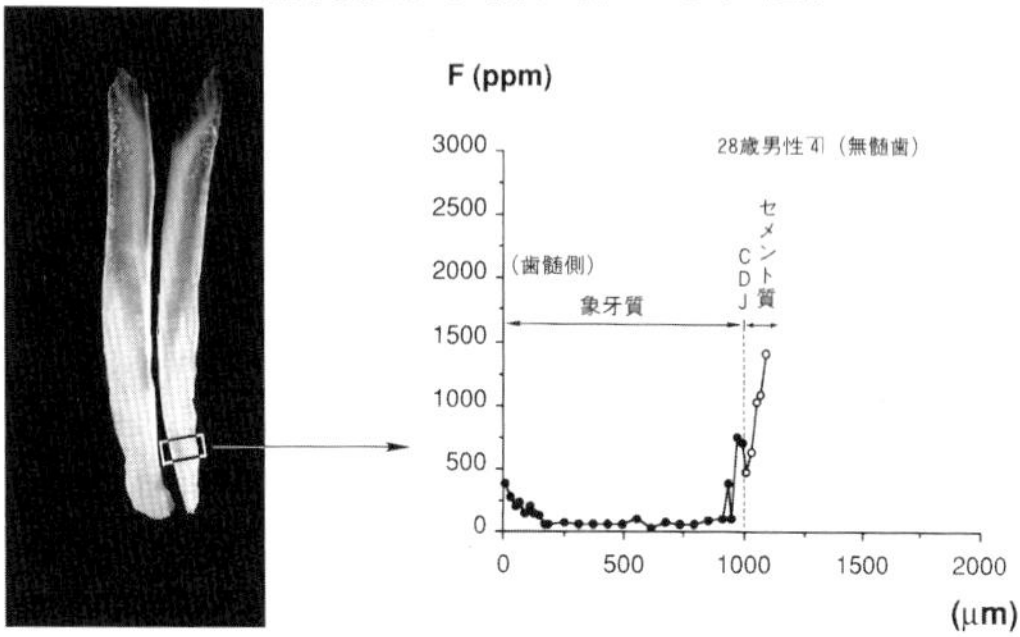

無髄歯
(28歳男性、下顎右第一小臼歯)

図2-14 有髄歯(上)と無髄歯(下)における象牙質とセメント質中のフッ化物イオン濃度分布(中垣晴男ら, Mukai, et al.)[13,24]
(有髄歯の象牙質歯髄側とセメント質歯根側面でフッ化物イオン濃度が高くなっています。一方、無髄歯では、象牙質歯髄側は低いですが、セメント質は有髄歯と同じく高くなっています)

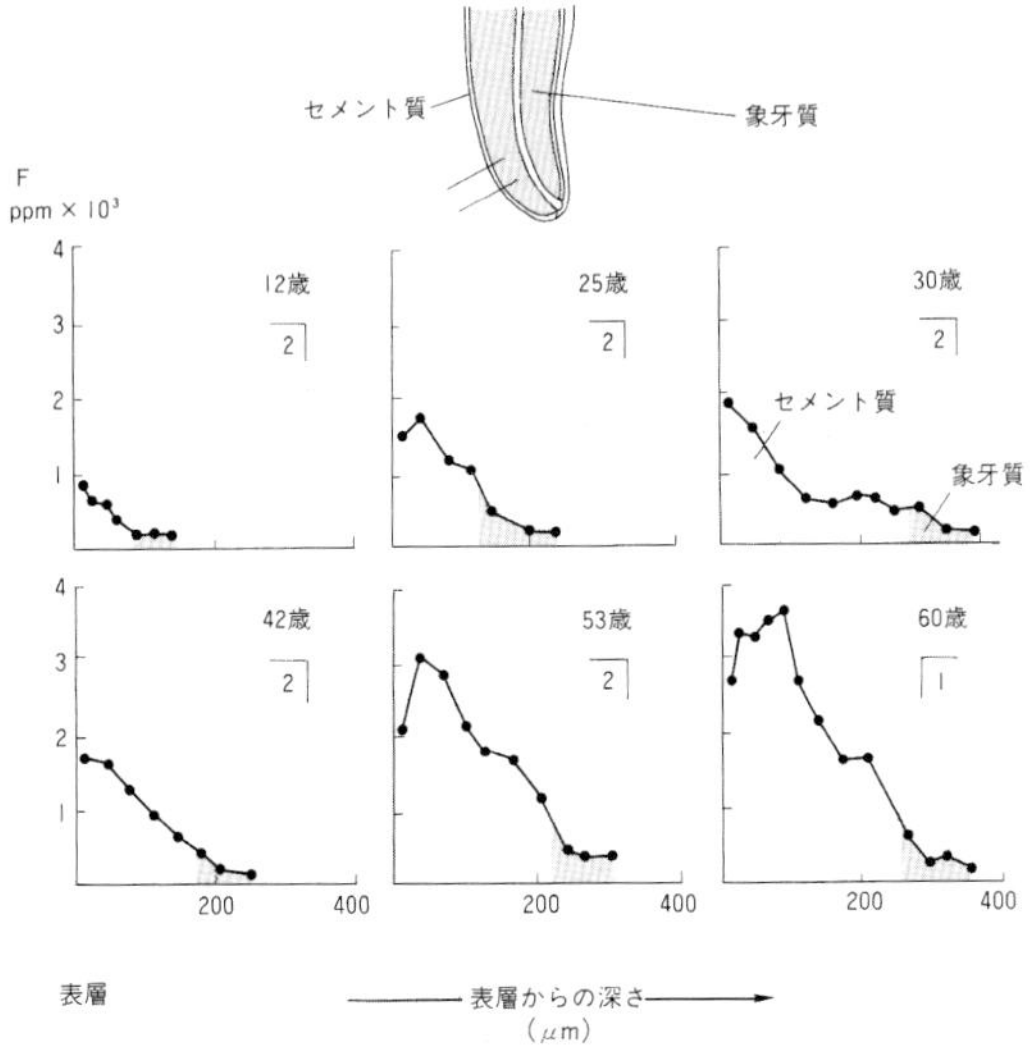

図 2-15　セメント質のフッ化物イオン濃度分布と年齢(男性)[11,13,15]
(年齢とともに、フッ化物の濃度レベルが上昇し、厚さも増加していきます)

てのフッ化物濃度分布を、歯の年齢順にみたものです。[11、13、15] 年齢とともに、セメント質のフッ化物イオン濃度のレベルが上昇していきます。60歳で表層下が3,000 ppmを超え、年齢とともに一生厚くなっていき、60歳で0.2 mm (200 μm)を超えるようになります。さらに、セメント質の分布形(パターン)はエナメル質の分布形と少し異なっています。すなわち、エナメル質ではすでに述べたように、表層のフッ化物イオン濃度が一番高く、内部に行くに従って、急減に減少する、フッ化物イオン濃度曲線（F-グラジエント）が特徴です。一方、セメントの分布は、厳密には、最表層部は少なく表層下にかけて増加し、表層下で最高になり、それ以降は内部に向かって減少していく分布が特徴です。表層下の石灰化が一番高いためと考えられます。なお、対照的にセメント質中のマグネシウム（Mg）は、セメント質表層に低く、内部に行くに従って高くなること、また、年齢によって変化しないか、減少する傾向にあることも判っています[25]。

ここでは、フッ化物の濃度の研究から、歯髄が生きている、生きた歯を残すことが大切であることをみてみました。よく噛むため、8020で歯を残すためには、生涯を通じて歯髄が生きている歯を保有していくことがキー（鍵）であると言えます。

八　朝日町における水道水フロリデーションとは

う歯（う蝕）予防や抑制のためのフッ化物の応用には、一つは、セルフケアによる歯磨剤やフッ化物洗口、二つめは歯科臨床において専門家による塗布、三つめは公衆衛生として、学校や施設でのフッ化物洗口や水道水のフッ化物添加（フロリデーション）の三つがあります。今日、フッ化物配合歯磨剤市場占有率は約90％、歯科臨床でも小児、最近はう蝕のリスクがある成人や高齢者へフッ化物塗布がされています。公衆衛生的には、今日フッ化物洗口を行っている幼児児童生徒が約一五〇万人にまでなっています。ただし、水道水へのフッ化物添加は日本では現在実施されていません。

歴史的には、水道水フッ化物添加（フロリデーション）が日本で二カ所実施されていました。一九五二年二月から一九六五年五月までの13年間の京都の山科地区、および一九六七年一一月から一九七一年九月まで、3年9カ月間の三重県朝日町の二例です。その後努力はされて来ましたが、まだ添加には至っていません。我々は、その三重県朝日町における水道水フッ化物添加の効果について分析[26]を依頼されたので、それをドキュメント風に紹介したいと思います。

三重県朝日町は、三重県東北部の桑名市と四日市市の間にあり、一九四四年当時人口七、一八一名の町でした。街の東北は員弁川（通称町屋川）が桑名市に接しています。北は鈴鹿山系より生じた丘陵地、南は田園区が広がって伊勢湾に面しています。町の北側に東芝電気三重工場（当時名）があります。町は柿（かき）、小向（おぶけ）、縄生（なわお）、旭ヶ丘（あさひがおか）および埋縄（うずなわ）の五地区で、朝日町役場、朝日小学校は柿地区内にあります。水道配水は二地区に分かれていて、第一地区は、埋縄全部と柿地区の一部を除いた地区で、員弁川の伏流水を採取している東芝電気三重工場の専用水道より配水していました。

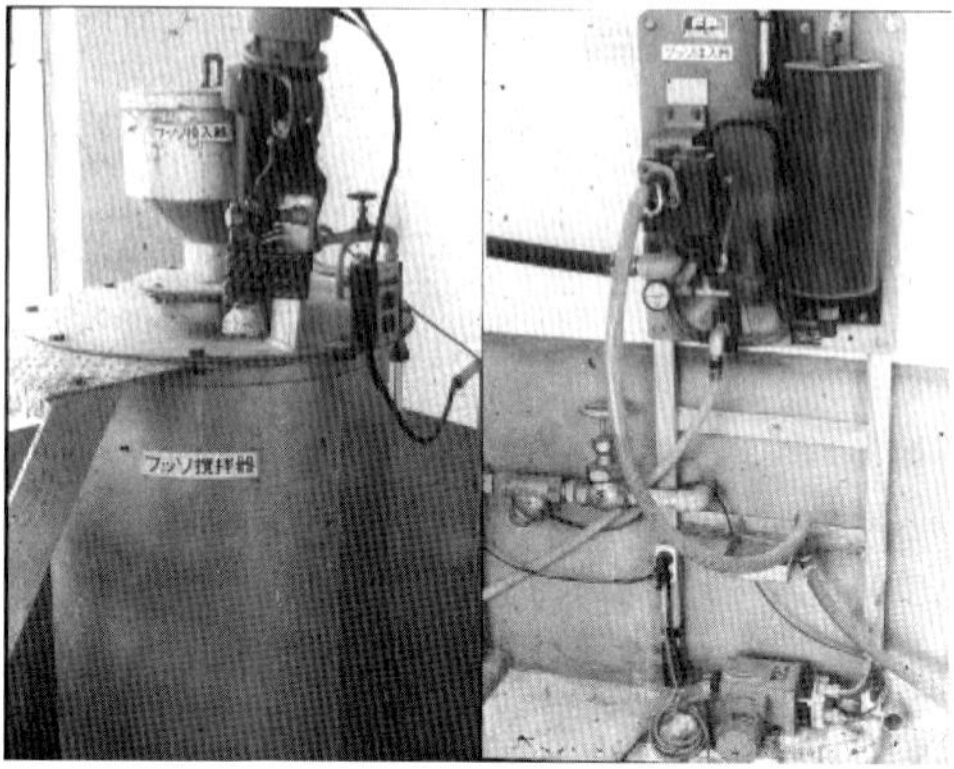

図 2-16　三重県朝日町のフッ化物添加に用いられたフッ化物添加装置（1970）
（米国 Fischerl Profer 社製湿式添加装置 Fluoridater 700〜1100 型）[26]

第二地区は、北の柿水源池の深井戸より採取し、上記以外の地区に配水していました。フッ化物添加は、第二地区の柿水源池配水系で実施されました（**図 2-16**[26]）。

分析は、三重県歯科医師会フッ素特別委員会が実施した調査票で、6〜7歳児童の乳臼歯と6〜12歳児童の第一大臼歯について行いました。対象者数は、乳臼歯調査は五二一名（内フッ化物地区89名）、第一大臼歯調査七三八名（内フッ化物地区一四五名）でした。その結果、①乳臼歯う蝕経験状態は、未処置歯・処置歯（df歯）所有者率、一人平均未処置歯・処置歯（df歯）には差を認めなかったが、未処置歯・処置歯（df歯）所有者の内、5〜8歯所有する者の割合が、対照地区より少なくなっていく傾向が認められました。②第一大臼歯については、未処置歯・喪失歯・処置歯（DMF歯）所有者率、一人平均未処置歯・喪失歯・処置歯（DMF歯）に差を認められませんでしたが、未処置歯・喪失歯・処置歯（DMF歯）中、および未処置歯中、高度未処置歯の割合が、対照地区に比べて少なくなっていく傾向が認められました。③フッ化物添加が持続されていれば、これらの傾向が明瞭になってくると考えられました。④歯のフッ素症は調査に記録がなく分析できませんでした。論文の考察では、フッ化物の効果が現れるためには3年9カ月は短すぎたことが論じられました（図2-17）。

一九六一年から三重県歯科医師会は、山科の上水道フッ化物添加に注目し、一九六五年に6名のフッ素特別委員会を設け、フッ化物資料収集、会員への知識普及、学童のう蝕調査を始めました。一九六六年に候補の特定地区を選定し、県、市町村に働きかけをしました。その結果、特定地区は朝日町に決定し、町民への普及活動が始まりました。一九六七年には、県衛生部長・衛生課長関係職員、所轄保健所長および関係職員、三重大学医学部の専門家、県医師会・薬剤師会、朝日小校医による、上水道フッ素化対策協議会が県に設置され、予備的調査、フッ化物投入機種の選定などが検討されました。幼児・児童の歯科検診が行われた後、一一月七日にフッ化物添加が開始されました。その3年9カ月後、柿水源池の揚水量の

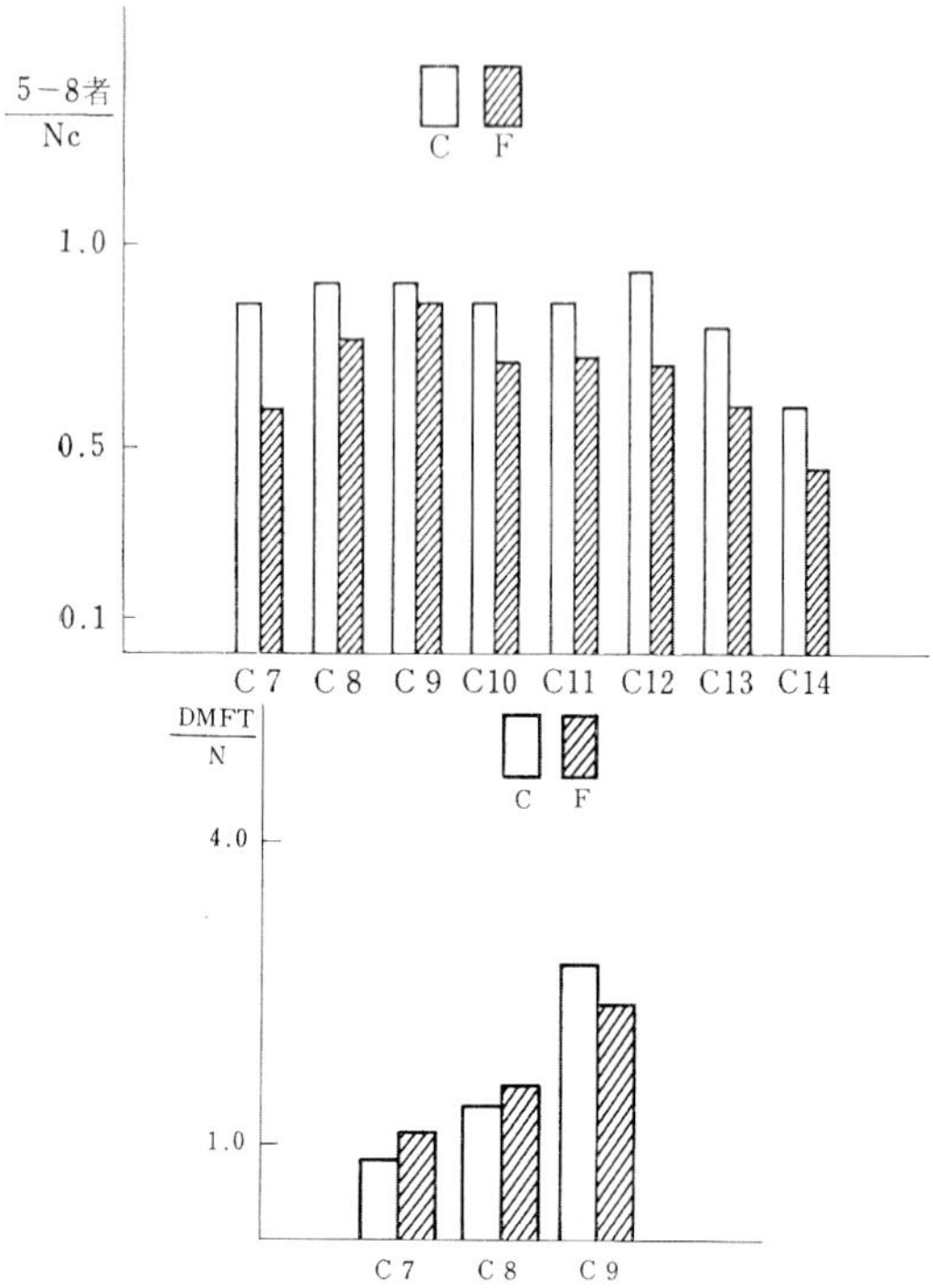

図 2-17　乳臼歯の未処置歯・処置歯（df 歯）所有者のうち、5〜8 歯所有者の割合（C）と一人平均未処置歯・喪失歯・処置歯（DMF 歯）（F）
（フッ化物添加（フロリデーション）より高度う蝕乳歯の減少と一人平均う蝕経験歯が減少開始傾向）[26]

限界から、配水系を変更しなくてはならなくなり、この施策も一九七一年九月に中止されました。

なぜ、三重県でう蝕予防施策として水道水へのフッ化物添加が行われたのでしょうか？

明治時代は、小学校児童の歯の検診は医師が行っていましたが、一八九一（明治二四）年六月、津市養生小学校など小学校児童の歯科検診は歯科医師の直村善五郎（歯科医籍五号）が行っていました。その後、一九〇六年に歯科医師法（旧）も成立し、歯科医師が児童生徒の歯の検診を行うことが全国的に普及していきました。直村善五郎は、三重県歯科医師会を一八九〇年にスタートさせた人でもあります。

日本で最初の歯科医師による児童生徒の歯の検診、日本で二例のみの水道水フッ化物添加が三重県で実施されたのは、本居宣長や伊勢・松坂商人などの流れをくむパイオニア的な県民性と関係があるのでしょうか？

九　フッ化物イオンは胎盤を通過するか

胎児は、出生前の栄養を胎盤を通じて母親から受けていますが、出生後は自分の口から自力で栄養をとります。う蝕の予防では、母親の取り込んだフッ化物が胎盤を通過し、胎児の歯へどう移行するかは、古くから関心がよせられています。例えば、胎盤はフッ化物イオンを通過させないという説、通過させるという説、ほどほどに通過させ多くは通過させないという説があり、はっきりしていませんでした。

歯（乳歯）の形成は胎生2カ月（8週）で開始され、また石灰化は胎生4カ月（16週）ごろ開始します。出生（出産）は生まれてくる子にとっては大変な環境の変化ですが、歯の形成は継続しています。したがって、乳歯のエナメル質には、出生前に形成された部と出生後に形成された部があり、その境には前にお話ししましたように「新産線」と呼ばれる、石灰化の不良な線ができます。

我々は、天然フッ化物地域（天然に飲料水にフッ化物が含まれている地域）と、非フッ化物添加地域からの脱落した乳歯の新産線の内側の胎生期に形成されたエナメル質と、新産線の外側の出生後形成されたエナメル質のフッ化物イオン濃度分布を比較すれば、胎盤を通過するかどうか判るのではないかと考えました。

そこでイギリス、リーズ大学歯学部口腔生物学講座のウエザレル教授およびロビンソン教授と共同で、イギリスの北部、ダーリントンの東海岸側にあるウエスト・ハートルプールで、天然に飲料水中にフッ化物イオン（F：1.0-1.3 ppm）が含まれている地区の子どもから得ら

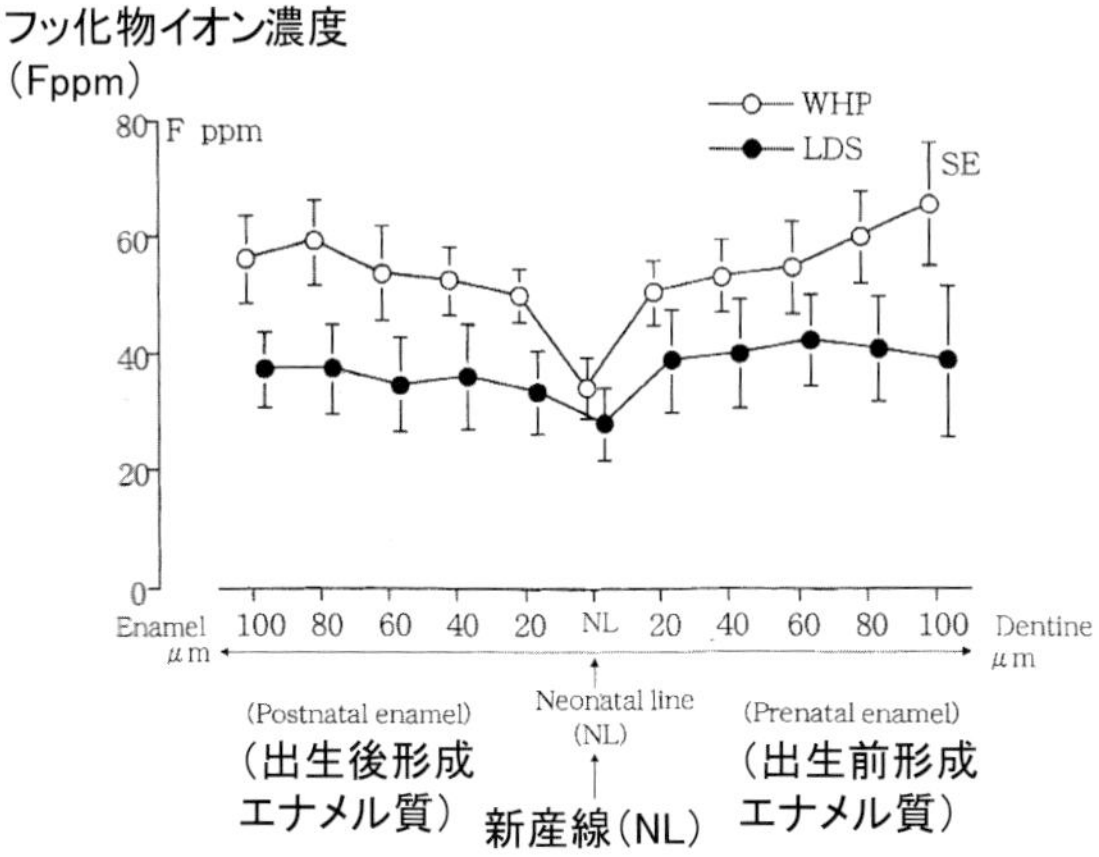

図 2-18 天然フッ化物地区と非フッ化物地区における乳歯エナメル質中新産線前後のフッ化物イオン濃度分布（Toyama, et al. 2001）[27]

れた脱落乳前歯15歯と、イギリスの中部、リーズ（F：0.1 ppm）の子どもの脱落乳歯15歯について、エナメル質中の新産線前後のエナメル質中のフッ化物イオン濃度分布測定をアブレッシブ・マイクロサンプリング法で分析を行いました。

図2-18[27]がその結果です。フッ化物イオン濃度分布は、出生時をあらわす新産線前後100μmについて示してあります。フッ化物濃度は天然フッ化物地域であるウエスト・ハートルプールの方が、出生前後とも、非フッ化物地域のリーズに比べ、約2倍高い値になっています。その差は有意です。したがって、フッ化物イオンは、胎盤を通過して胎児に移行

し、エナメル質形成時に取り込まれると結論できました。

歯のフッ化物イオン濃度分析から、胎盤の性質を少し明らかにすることができ、歯の研究の大切さや奥深さを感じました。

一〇　歯科衛生士のフッ化物塗布教育

わが国の歯科衛生士法（一九四八年）では、歯科衛生士は、『歯科疾患の予防及び口くう衛生の向上を図ることを目的とする』と定められています。また、歯科衛生士の業務について、『歯科医師の指導の下に、歯牙及び口腔の疾患の予防処置として①予防的歯石除去と薬物塗布を行うことを業とするもの』と定められています。その他、②歯科診療の補助と③歯科保健指導も業務とされています。特に、予防処置として一つは歯周病の予防のための予防的な歯石除去、もう一つがう蝕の予防処置としてフッ化物など薬物塗布をするものです。

日本の歯科衛生士教育では、歯科臨床でのフッ化物塗布がスムースに、安全に行える歯科衛生士の育成に努力してきています。ここでは、フッ化物塗布時の安全な配慮についての教育を紹介したいと思います。

フッ化物の塗布法は、米国で一九四〇年ごろから行われ、わが国に導入されたのは一九四六年でした。一九四九年になると、厚生・文部省から「弗化ソーダ局所塗布実施要領」が出され実施体制が整いました。歯科衛生士の教育において、最初の教科書「口腔衛生実技」（一九五七年）とその後の歯科衛生士教本「歯科予防処置」（一九七五年）によりフッ化物塗布の術式が教育されました。その後、歯科衛生士の歯科予防処置の教本が、「予防的歯石除去法」と「齲蝕予防処置法」に分れた一九八三年からは、フッ化物塗布の術式とともに、安全性についての教育も具体的になり今日に至っています。どのようにフッ化物塗布の安全配慮について教育されているかを紹介します。

フッ化物は薬物ですから、フッ化物塗布の場合、使用量を注意していれば問題ないことですが、仮に小児が誤飲しても、悪心嘔吐が生じない量の範囲内で塗布するように教育されています。そのためには、歯科臨床で小児の年齢（体重）から、その小児は、どのくらい誤飲をすると悪心嘔吐が生じる可能性があるかを推定できなければなりません。**図2-19**は、そのための早見表です[28]。例えば、6歳の小児とします。その小児の体重を尋ね早見表で推定します。体重発育曲線上で、6歳の体重をみると20kgとなっています。その下を見ると、悪心嘔吐量発現量が体重1kgに対してフッ化物イオン（F）2mgとし、悪心嘔吐発現の可能性は、40mg以上のF量を誤飲したときで、そのときの薬液量（F:9,000ppm）は4.4mLとなります。

使用量は4.4 mL未満で、6 mm綿球一個当たり0.13 mL含むとすると、33・8個未満（33個以内）であれば悪心嘔吐の可能性はないとなります。そこで、この6歳児では、最初から綿球33個以内を準備して塗布すればいいのです。実際必要なのは、その⅓位の綿球数10個以内で十分です。なお、図2-19中、綿球数が空欄ですが、これは、歯科医院で使用する綿球の大きさにばらつきがありますので、その歯科医院の綿球一個当たり何mLの溶液（ゲル）であるかを事前にチェックし記入しておくためです（溶液・ゲルを1.0 mLをプラスティック・シャーレにとり、綿球を加えて行き、丁度よい含みになったときの綿球数を数え、1.0 mL／綿球個数で算出します）。また、表2-1はその簡便法[28,29]を示します。

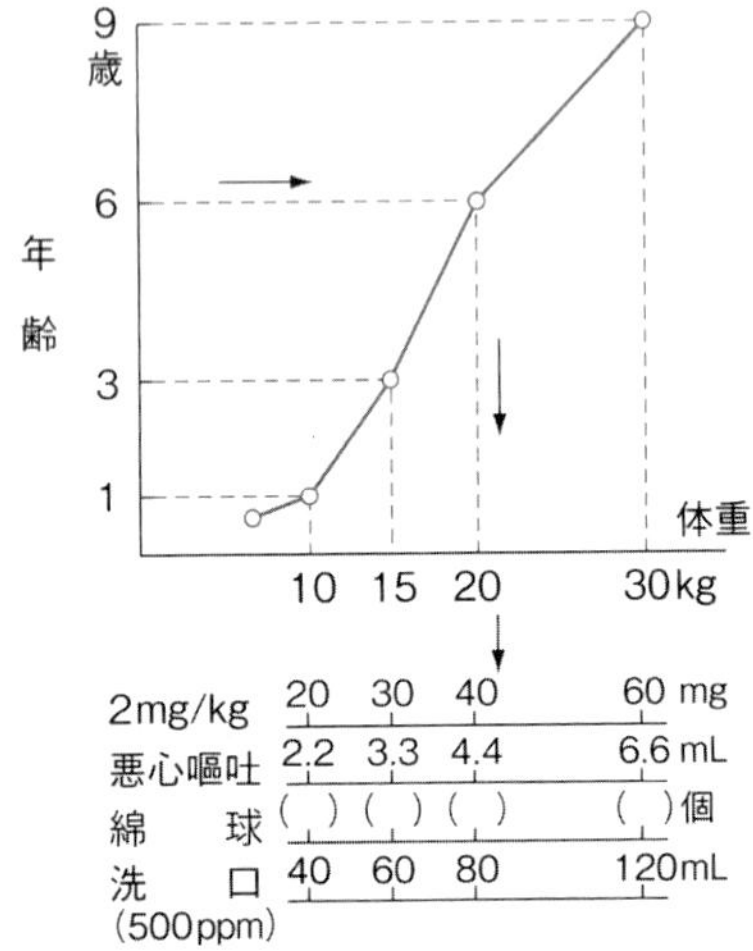

図2-19　小児の悪心嘔吐フッ化物量早見図 (1983)[28]

このように、日本の歯科衛生士の教育では、フッ化物の専門家としての歯

表 2-1　悪心嘔吐発現フッ化物量計算の簡便法[28]

	使用フッ化物	フッ素量 F^- ppm（%）	悪心嘔吐量に相当するフッ化物溶液量（mL）	（例）体重 15 kg の幼児
局所塗布	2%フッ化ナトリウムまたは酸性フッ素リン酸溶液（もしくはゲル（ゼリー））（リン酸酸性フッ化ナトリウム溶液もしくはゲル（ゼリー））（Brudevold Ⅱ法）	9,000（0.9）	体重（kg）÷4.5 [≒体重（kg）÷5]	15（kg）÷4.5＝3.3 mL [≒15（kg）÷5 ＝3.0]
	酸性フッ素リン酸ゲル（もしくは溶液）（リン酸酸性フッ化ナトリウムゲル（ゼリー）もしくは溶液）（Brudevold Ⅰ法）	12,300（1.23）	体重（kg）÷6.15 [≒体重（kg）÷6]	15（kg）÷6.15＝2.4 mL [≒15（kg）÷6 ＝2.5]
洗口	0.2%フッ化ナトリウム溶液	900（0.09）	体重（kg）×2.2 [≒体重（kg）×2]	15（kg）×2.2＝33 mL [≒15（kg）×2 ＝30]
	0.1%フッ化ナトリウム溶液	450（0.045）	体重（kg）×4.4 [≒体重（kg）×4]	15（kg）×4.4＝66 mL [≒15（kg）×4 ＝60]
	0.05%フッ化ナトリウム溶液	225（0.0225）	体重（kg）×8.8 [≒体重（kg）×9]	15（kg）×8.9＝133.5 mL [≒15（kg）×9 ＝135]

科衛生士が育成されていますので、歯科医院で安心してフッ化物塗布を受けられます。フッ化物塗布は、小児だけでと思われる方もおられるかもしれませんが、成人や高齢者で歯肉が下がって歯根（歯頸部）が口腔内に露出してくるようになります。その場合は、う蝕のリスクが高くなる方がありますので、定期チェック受診の際のフッ化物塗布が有用です。

なお、家庭では、セルフケアとしてフッ化物配合歯磨剤使用とともに、フッ化物洗口をお奨めします。

一一　小児のフッ化物洗口時間

幼児期や学童生徒期に、毎日あるいは週一～三回フッ化物洗口を行うことはう蝕予防に有効です。近年わが国ではフッ化物洗口をしている小児が増加しています。フッ化物洗口は学校や施設で行うものが主流です。一九七五年、日本でも薬剤師のいる薬局で要指導・一般医薬品（スイッチＯＴＣ）として洗口液（剤）を購入することができるようになり、セルフケアとして家庭で行えるようになりました。

フッ化物洗口は毎日一回洗口する毎日法と週一～三回の週一回法・週数回法があります。フッ化物溶液は、フッ化物イオン（F^-）225（市販品250）ppmと450 ppmは毎日法、450

ppm と 900 ppm は週1～3回法が用いられています。また、フッ化物洗口の洗口時間は、30～60秒間、5～10 mL でブクブク洗口します。

ＷＨＯでは一九九四年に、フッ化物の有用性と応用の奨め「フッ化物と口腔保健」で、「フッ化物洗口は6歳以上で実施し、6歳未満は推奨されない」を出しています。ただし、永久歯、とくに第一大臼歯の萌出は6歳（6歳臼歯と呼ばれる）ですが、その時期は前後します。また、6歳以前4～5歳児の乳臼歯のう蝕予防は大切です。ＷＨＯが6歳未満を推奨しないというのは、残留フッ化物洗口液を飲み込むことにより、顎の中で形成される永久歯への影響（リスク）を心配してのことです。日本では、ＷＨＯより前、40年の経験や問題ないという研究報告もあり、フッ化物洗口が4～5歳から実施されてきました。専門家の委員会、学会の委員による厚労省監修のガイドラインは、4歳から認めています。

そこで我々は、フッ化物の洗口の口腔内での残留量（使用液の10～20％といわれています）を減らすために、フッ化物洗口の洗口時間30～60秒間に注目して、4～5歳では30秒を20秒に減らしてでも十分乳歯の臼歯までいきわたり、口腔内残留量からも利点があるのを確かめましたので紹介したいと思います。

4～5歳の幼稚園児43名の協力を得て、フッ化物（F：225 ppm）5 mL で、10秒、20秒およ

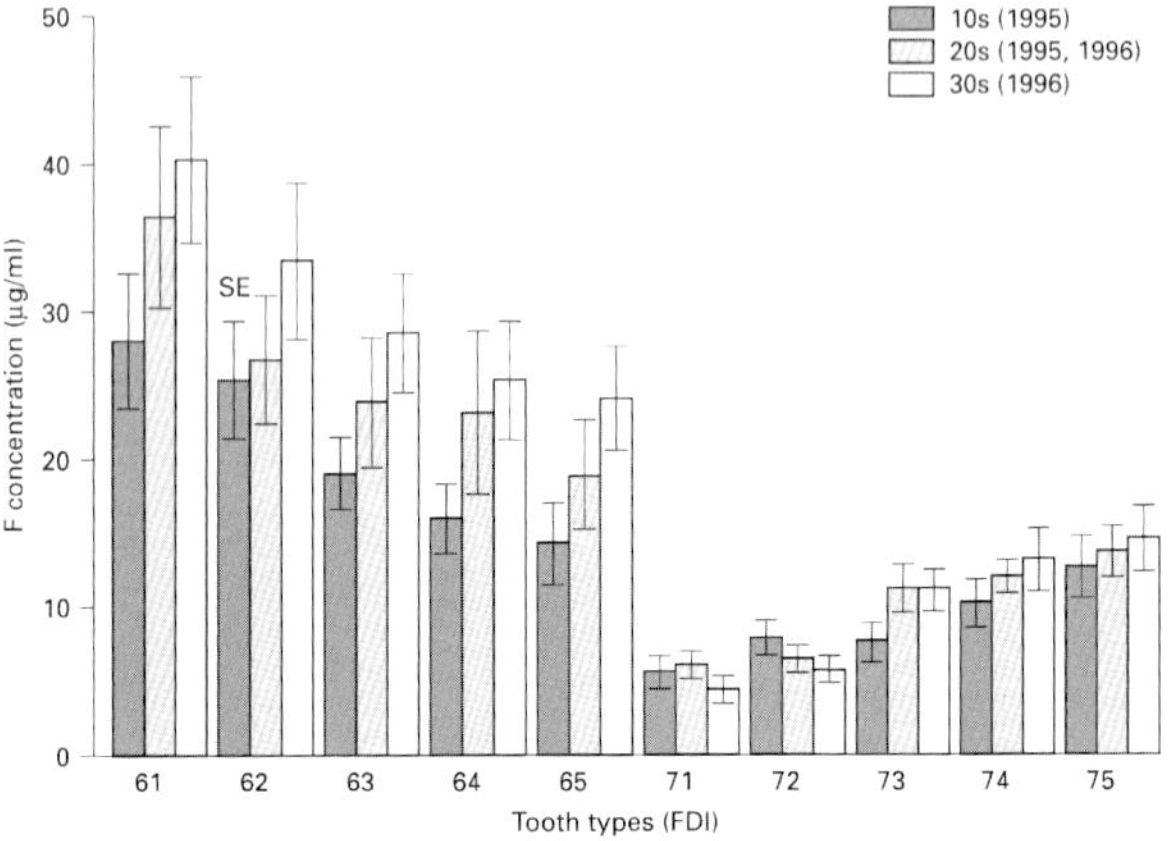

図 2-20　225 Fppm フッ化物洗口液で、10、20、30 秒と異なった洗口時間別乳歯歯面上のフッ化物イオン濃度（Adachi, et al. 2005）[30]

縦軸：フッ化物イオン濃度、横軸：歯式（FDI 方式）（61-65 上顎左側、71-75 下顎左側）（1：乳中切歯、2：乳側切歯、3：乳犬歯、4：第一乳臼歯、5：第二乳臼歯）、（10 秒洗口でも乳臼歯に達し、10 秒よりも 20 秒の方が高く、10 秒と 30 秒で有意に高い値、20 秒と 30 秒では有意の差はなし）

び30秒間ブクブク洗口を行いました。先口後、乳歯の上下左側10歯の歯面上のうすい唾液のフィルムをペーパーポイントで5秒間接触し吸い取り、小ポリエチレンカプセル（0.26 mL）に回収し、カプセルの重量から採取量を測定しました（**図2-20**[30]）。さらに、1M酢酸緩衝液（50 μL、pH5.2）をピペットで入れ、2時間浸漬拡散させた後、遠沈器にかけ、溶液中のフッ化物イオン濃度を測定しました。また、洗口後口腔内に残るフッ化物残留量を20秒と30秒洗口後、うがい液中のフッ化物イオン濃度を測定して、残留量を算出しました。

その結果は次のようでした。①フッ化物濃度は、乳臼歯から乳前歯へかけて、上顎では増加しましたが、反対に下顎では減少しました。10秒でも乳臼歯に達していました。しかし、10秒よりも20秒の方が高く、10秒と30秒で有意に高い値でした。ところが、20秒と30秒では有意の差はありませんでした（**図2–20**）。歯面上に保持された平均フッ化物量は、20秒で0.13 Fmg、30秒で0.17 Fmgでした。一方、②112.5と250 Fppmの二つのフッ化物洗口液の濃度の違いをみると、フッ化物保持量（Fμg／mL）は、前歯も臼歯においても、112.5 ppmFの溶液の場合は、250 ppmFの場合の半部½（上顎）〜⅓（下顎）の値でした（**図2–21**）。さらに、③口腔内残留フッ化物量（％）は、30秒（一回目18・0％、二回目11・7％）より20秒（一回目13・1％、二回目10・7％）の方が少ない結果でした。

現在日本で広く用いられている4〜5歳児での30秒の洗口時間は、歯面へのフッ化物イオンの到達度、口腔内残留量(％)から、余分な飲みこみ量や小児の負担からも、20〜30秒の方が利点があるということが判りました。

なお、前に述べました「6歳未満には推奨しない」に関して、二〇一七年に世界歯科医師

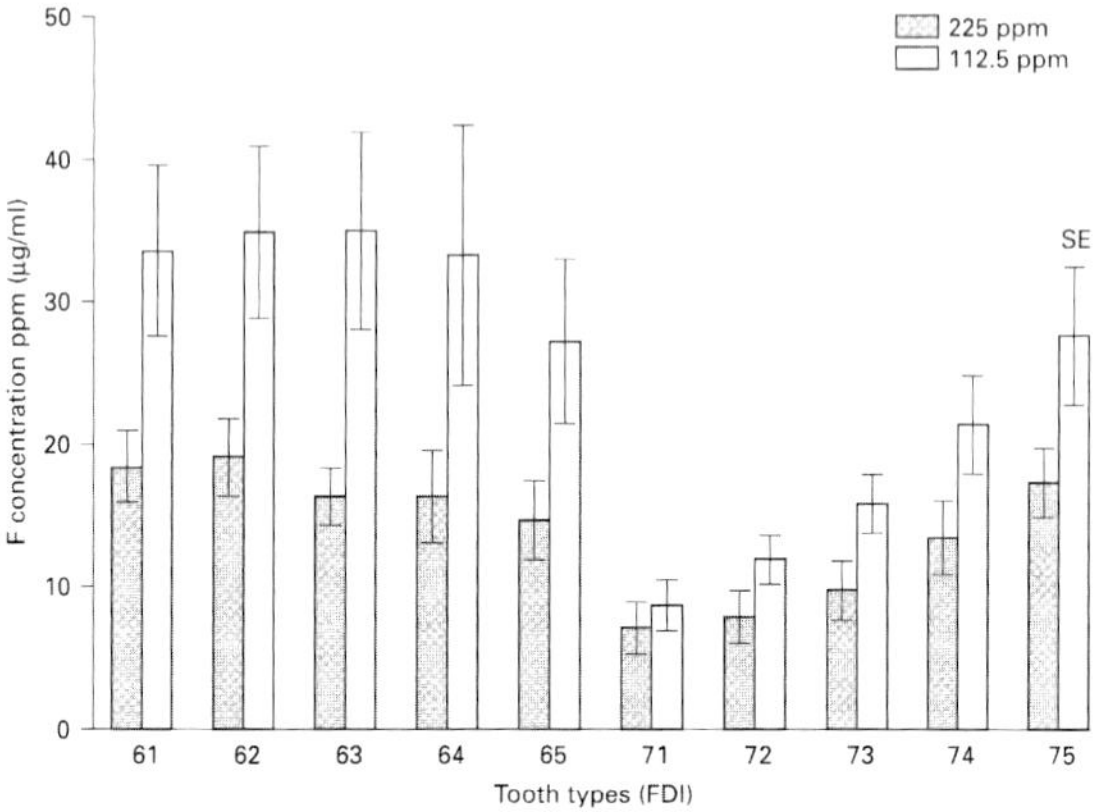

図 2-21　112.5 と 225 Fppm フッ化物洗口液で、洗口したときの歯種別の乳歯歯面上のフッ化物濃度（Adachi, et al. 2005）[30]

縦軸：F 濃度、横軸：歯式（FDI 方式）（61-65 上顎左側、71-75 下顎左側）、（前歯も臼歯においても、112.5 Fppm 溶液の場合は、250 Fppm の場合の 1/2（上顎）、1/3（下顎）の値）

連盟（ＦＤＩ）で採択された声明文では、「６歳未満には推奨しない」を「各国のガイドラインに基づいて」というように変更されたとのことです[31]。

一二　矯正歯科患者の口腔機能回復とフッ化物

オリンピックや世界選手権で、日本の選手が表彰台に登るのをみるのはうれしいものです。でも、日本の選手の笑顔を見るたびに残念と思うことが多いのです。専門家としては責任を感じ、もっと頑張るべきだったと反省することがあります。それは、日本の選手は、外国の選手に比べて、歯並びが美しくない選手が多いように感じることです。彼らは、子どもの時から想像がつかないほど大変な努力や頑張りをしてきて、表彰台に登ることができたことには敬服します。それゆえ歯科矯正の治療を受ける時間的な余裕がなかったかなと同情してしまいます。しかし、外国の選手も同じ条件です。日本の選手が目立つのは、やはり、子どものときから彼らを診ることができなかった歯科の「専門家の責任」ではないかと考えてしまいます。

最近は日本人も矯正歯科治療を受ける人が増えているようですが、人々の意識は西欧諸国とまだ差があるように思います。矯正歯科治療には、予防的な矯正歯科、初期症状を抑制する矯正歯科、そして、歯や顎を矯正装置によって動的に治療する矯正歯科の三つの内容があります。矯正歯科治療をすると、不正咬合が治り審美的外観がよくなること、咀嚼や発音の機能がよりよくできるようになること、さらには、う蝕や歯周炎の予防になること、そして、審美的に外観が良くなり、心理的な悩みが解決や軽減することなど沢山のメリットがあります[32]。例として、上下の臼歯を噛み合わせたときに、上下の前歯が噛み合わず、上下の前歯間に隙間ができてしまう〝開咬〟という不正咬合があります。この開咬の治療には、ただ上下の歯が噛み合えば、良いというだけではありません。我々は、開咬の患者さんと、非開咬の患者さんで、どのように違うかを示す研究を行ってみましたので紹介します。[33]

開咬患者の治療には、ワイヤーを使いますが、歯を維持するためのブラケットという小片（金属や合成樹脂製）を歯に接着してワイヤーで固定します（マルチブラケットシステム）。その接着材にはフッ化物イオンを遊離（リリース、徐放）するものがあります。そこで、ブラケットを歯に装置前と装置後1、3日、1、2、4、6、12週間後に、ブラケットの周りの歯の表面の唾液のフィルムをペーパーポイントという紙の棒で吸い取り、1M酢酸緩衝液20μmL入った小カプセルに投入、遠沈し、液中のフッ化物イオン濃度を測定しました。協力していただいた矯正歯科患者は、開咬の患者と開咬ではない患者、それぞれ8名の少年少女です。**図2-22**は上顎中切歯の結果です。フッ化物イオンのリリースは、直後が一番高く、日が経つに従って減少し、横ばいとなりました。上顎の方が下顎より高い値を示しました。上顎の方が下顎より口唇と歯の間の溝が深く、唾液の流れが乏しいからです。開咬と非開咬での比較では、開咬患者は、非開咬患者よりフッ化物イオン濃度が高く、すなわち、唾液の流れがスムーズでなく、高いまま長く保持されたようです。分散分析という分析法ではフッ化物イオンの濃度を左右する要因としては、開咬・非開咬が60%、歯種による違い15%、残りはその他の要因が寄与していました。開咬治療後また予備的に同じ様に測定しますと両者に

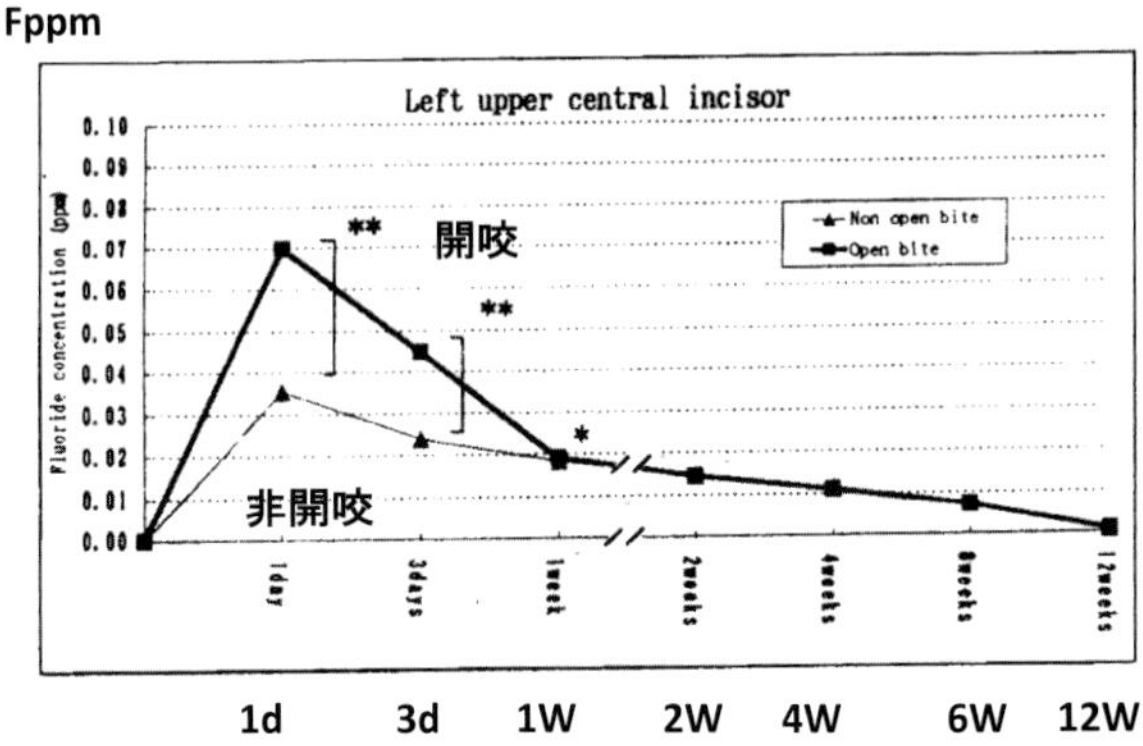

図 2-22　開咬および非開咬矯正歯科患者における上顎左側中切歯ブラケット接着材からのフッ化物イオンのリリース（遊離）の経日的変化（Iida, et al. 1998）[33]

は差が少なくなりました。

以上から言えることは、開咬の治療は、上下の噛み合せを治療し、審美、咀嚼、発音の回復をするとともに、生理学的に唾液の流れの改善をすることになったわけです。矯正歯科治療は外観回復へ注目しがちですが、口腔の生理学的機能の回復もしている点も大切な視点と思います。

フッ化物イオンの測定が我々のう蝕の予防だけでなく、矯正歯科の患者さんや頑張っている矯正歯科医の先生へエールを送ることができたかと思うとうれしくなります。

コーヒーブレイク②

ドイツの上水道フッ化物添加地区の歯

ドイツ（旧東ドイツ）のケムニッツ（Chemnitz, 旧カール・マルクス・スタット、Karl-Marks Stadt）は一九五九年より東西統一直後の一九九一年までの33年間、飲料水にフッ化物添加（フロリデーション）を行っていました。このフッ化物添加は50㎞東にあるエルフルト大学（現イェーナ大学）歯学部、クンツエル（Künzel, W）、ステッサー（Stösser, R）の両教授が中心となり実施されてきました。子ども達のう蝕抑制効果については報告がされていますが、永久歯にフッ化物が取り込まれているかの調査報告はありませんでした。そこで、両教授から依頼され、我々のアブレッシブ・マイクロサンプリング法で、ケムニッツ（飲料水中F：1.0ppm、サンプル10歯）、対照のエルフルト（同F：0.2ppm, サンプル5歯）、および、名古屋（同F：0.1ppm, サンプル8歯）の子どもの矯正歯科で抜去された小臼歯についてフッ化物濃度とその分布を測定しました[1,2]。

図Aはその結果です。ケムニッツ、エルフルト、および名古屋の歯はいずれもエナメル質表層が高く、急激に減少し、内部で横ばい、エナメル質ー象牙境近くでやや上昇位、象牙質に入るとエナメル質より高い濃度で横ばいとなり、象牙質の歯髄側へかけて急激に増加するフッ化物イオン濃度分布を示しました。ケムニッツは、いずれの深さ（部位）においても、エルフルトおよび、名古屋より2～3倍高いフッ化物イオン濃度でした。エルフルトと

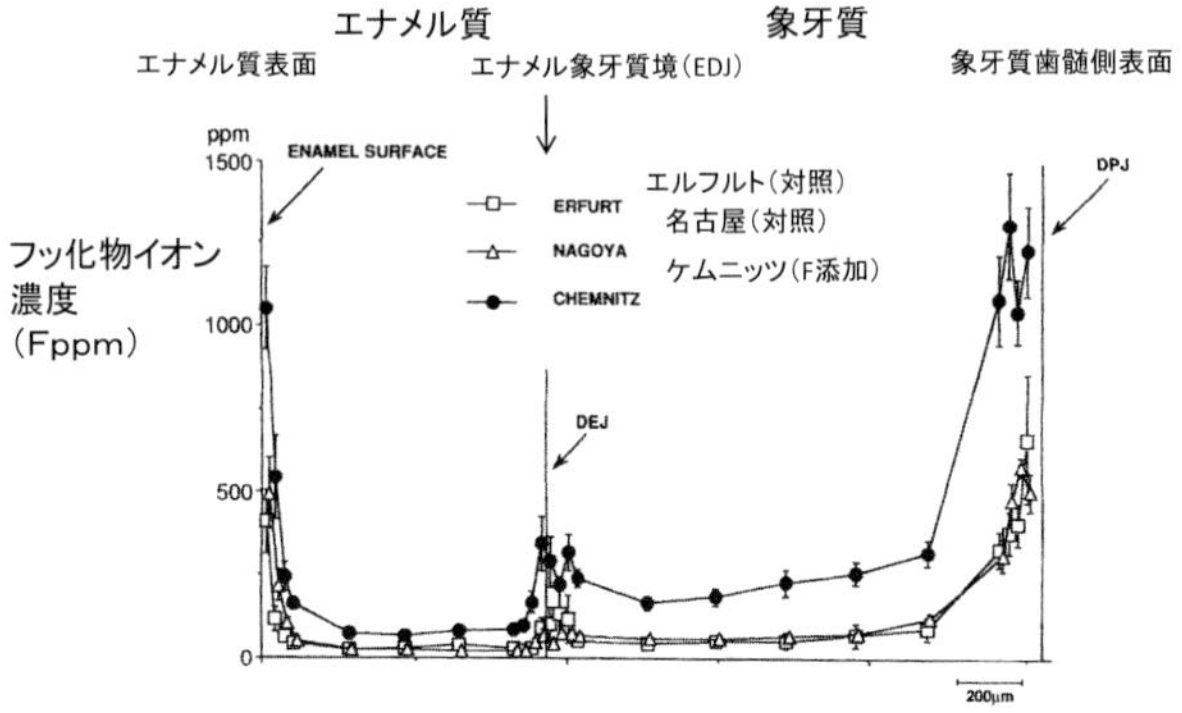

図A　ケムニッツ、エルフルトおよび名古屋の抜去小臼歯中フッ化物イオン濃度分布比較（Takeuchi, et al. 1996）[(1)]

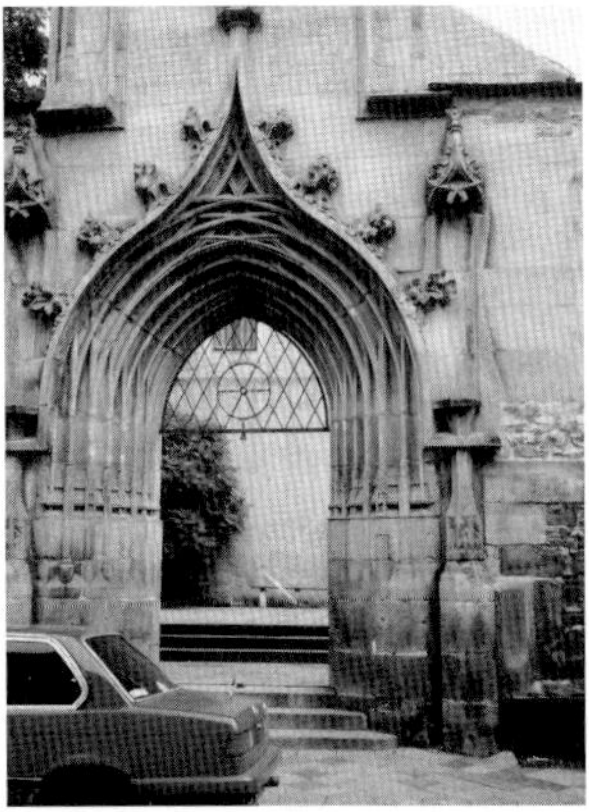

図B　エルフルト大学の古い門の一つ（1993）

エルフルトは、チューリンゲン州都、古くから文化と商業で栄えた。

名古屋では差はありませんでした。飲料水のフッ化物の添加によりケムニッツの子ども達の歯には、フッ化物が取り込まれ、また、フッ化物イオンにより口腔内で再石灰化促進により、う蝕予防や抑制に効果があったことが立証できました。

なお、対照のエルフルトはチューリンゲン州都、古くから文化と商業で栄えた街です。一三九二年にマルチン・ルッターは、世界的に古い大学の一つ、ここエルフルト大学（**図B**）で学び、宗教改革の中心人物となりました。

文献

(1) Takeuchi, K et al.: Fluoride concentrations and distribution in premolars of children from low and optimal fluoride area, Caries Res 30: 76〜82, 1996

(2) 竹内　来：ドイツ、ケムニッツ（カールマルクススタット）市における学童の歯中のフッ化物濃度分布、口腔衛生会誌四四：四七〜五五、一九九四

一三　エナメル質の再石灰化現象の発見は誰？

歯垢（デンタル・プラーク）下の表層下エナメル質（表面から30〜60μm）では、歯垢中のpHが低下すると、カルシウムなど無機質が溶解（脱灰）しますが、唾液の緩衝作用やフッ化

物イオンなどの働きにより、再度回復することが繰り返されます。そのバランスでエナメル質表層の健康が保たれています。その無機質が微細に溶解する脱灰という現象が生じても、再度その部にリン酸カルシウム（第二リン酸カルシウム・二水塩、鉱物名ブラッシャイト、DCPD）などの中間産物が沈着し、その後時間をかけて一部は健康なエナメル質（ヒドロキシアパタイト）になります。その一時的に顕微鏡レベルで第二リン酸カルシウム・二水塩が形成されることを〝再石灰化〟（リミネラリゼーション）と言われます。フッ化物塗布や洗口したり、フッ化物歯磨剤を使用することは、その再石灰化を促進します。永い間、歯は一旦むし歯になったら戻らないと思われていましたが、顕微鏡レベルでは、〝歯はもとにもどる〟というすごい現象が生じるわけです。この現象は、いつごろ誰が発見したのでしょうか？

一九六一年に、米国アラバマ大学のコロリデス（Kouroulides, T）という先生が報告したのが最初です[34]。（何と、〝Nature〟というすごい雑誌に発表！）。彼の研究は、実験室で、エナメル質表面を酸で表層を脱灰し、う蝕の前段階の状態をつくり、カルシウムやリンなどの無機質（ミネラル）成分を含む一種の人工唾液（再硬化液）中に浸漬し、途中で硬さを測定して8日間までその浸漬を続けました。脱灰部の硬さはヌープ硬度計で測定しました。その結果が**図2-23**です。酸処理の前のエナメル質は三〇〇位ありましたが、2、4、8時間と酸処理

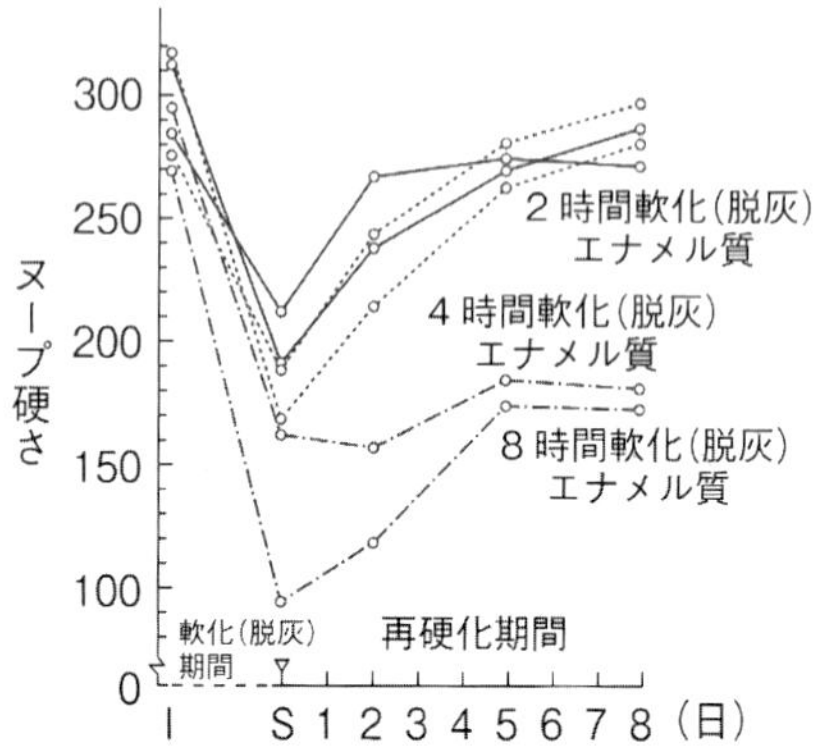

図 2-23　コロリデスの再硬化実験（Koulourides, 1961）[34]

が長くなると、硬さの低下が大きくなり、再硬化液に浸漬すると、その硬さが回復していきます。処理する時間が短いほど硬さの低下は少なく、回復も早いことが判ります。これはコロリデスの〝エナメル質の再硬化実験〟と呼ばれ、再石灰化の最初の実験室的な報告でした。厳密には一九四〇年代に彼より以前にそのような現象があると報告している研究がありましたが、一般に知られるまでには至っていませんでした。

一方、う蝕は治るまではいかないが、進行しないものがあると注目している報告が第二次世界大戦前中にもありました[35]。世界的に有名なものは、オランダのダーク（Dirk, B O）[36]が疫学的に再石灰化現象を報告したのが最初とされています（**図2-24**）。彼は、健全歯面、白濁・白斑、う窩（う蝕に

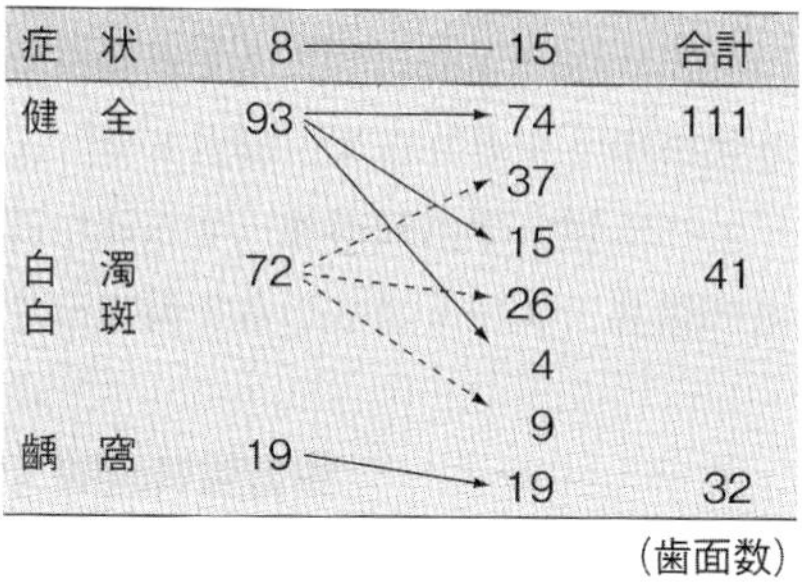

図 2-24　白濁・白斑歯面の追跡（Dirk, 1967）(36)

よる穴）をもつう歯面の三つの歯面について、8～15歳までの児童を追跡しました。その結果、93健全歯面は、健全のままであったのは74で、その他は進行していました。白濁・白斑の72歯面は、そのままが26、う窩に進行したものが9ありましたが、なんと健全に戻ったのが37（51・4％）と半分もありました。多くは、〝謙虚〟に自分の検診誤差かなと思っていた臨床家もおられたかもしれません。

むし歯（う歯）は〝一旦なったら、元に戻らない〟と長く信じられてきました。再石灰化現象はその通説をひっくり返す、大発見です。でも考えてみると、病気というのは健康と連続しているということや、作動因子、宿主因子、環境因子の三つのバランスで健康が守られ、そのバランスが崩れると疾患が生じる、と近年の疫学という学問が教えているとおりです。再石灰化現象は、う歯（う蝕）もその通りだよと教えてくれているように思えます。

一四　サメの歯でウロコが落ちる

フッ化物がう蝕の予防や抑制に効果があることはいろいろな報告から明らかですが、その効果（作用機序）についての考え方は変わってきています。一九八九年以前では、フッ化物は歯質の耐酸性増加という考え方が主流でした。歯の無機質を主構造のヒドロキシアパタイト（$Ca_{10}(PO_4)_6(OH)_2$）というリン酸カルシウムが、フッ化物イオンにより、フルオロアパタイト（$Ca_{10}(PO_4)_6F_2$）というOHがFイオンに交換し、耐酸性をより獲得し、う蝕になりにくいというものです（ヒドロキシアパタイトのOHイオンはカルシウム三角の中央からずれていて安定性が弱いのに、フルオロアパタイトは結晶の中のカルシウム三角の中央にFイオンが位置していて安定しているというものです）。

ところが、一九八八年、オガード（Ogaard,B）（ノルウエー）とアレンズ（Arends,J）（オランダ）という再石灰化の研究者が、フルオロアパタイトでできているサメの歯でもむし歯（脱灰）が起きること、また、考えらえているほどフルオロアパタイトの抗う蝕性はないということを明らかにしました[37]。

さあ、大変です。世界中はこの研究には驚きました。

現在では、歯や結晶の表面にフッ化物イオンが存在すると、う蝕（脱灰）を抑制し、再石灰化を促進するという考え方が主流です。図2-25が示すように、エナメル質など歯の表面は、唾液を介して、歯垢（プラーク）下の歯質（表層下エナメル質部）で、脱灰—再石灰化のバランスで歯の健康が保たれています。歯垢中にフッ化物イオンが少ないと、pHが低下し、脱灰側への力が増して、脱灰（う蝕の初期症状）が生じるようになります。反対に、フッ化物イオンが多い（リッチ）であるとpHの低下を妨げ、歯の表面（歯垢中）が脱灰側へ傾斜するのを防ぎ、再石灰化側へ傾くように働く、それによりう蝕が予防がされるという考え方です。[38、39]

一九八九年以前と以後では、教科書におけるフッ化物のう蝕予防・抑制メカニズムの記載がガラッと変わりました。〝サメの歯でウロコが落ちた〟といえるショックでした。

一五　脱灰部の再石灰

我々は、すでに、アブレッシブ・マイクロサンプリング法で、歯や骨の硬組織を表層から内層までの全部（全層）のフッ化物やカルシウム、リンなどの濃度分布について述べてきました。ところが臨床的には、表面に付着・沈着する軟らかい歯垢（オーラル・バイオフィルム）が問題を起こしてきます。アブレッシブ・マイクロサンプリング法では限界があります。

歯垢の問題を解明するためにも、生きた歯垢中の成分や微生物の働きを知る必要がありま

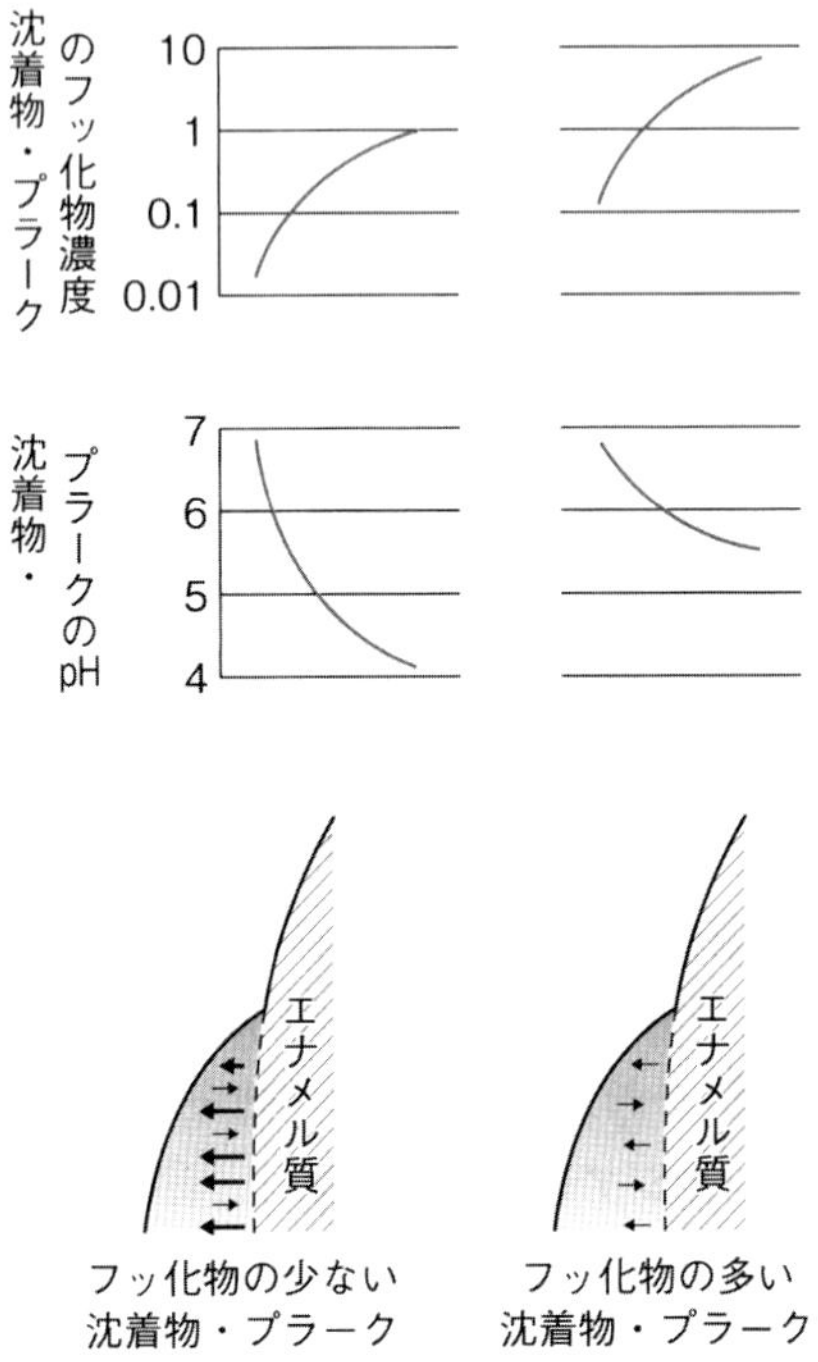

図 2-25　フッ化物の酸産生抑制・再石灰化促進（Whitford, 1987）[38,39]

歯の表面は、唾液を介して、歯垢（デンタル・プラーク）下で、脱灰ー再石灰化のバランスで歯の健康が保たれています。フッ化物イオンが少ないと、pH が低下し脱灰側へ傾斜し、反対にフッ化物イオンリッチであると pH の低下を妨ぎ、脱灰側へ傾斜するのを防ぎます。

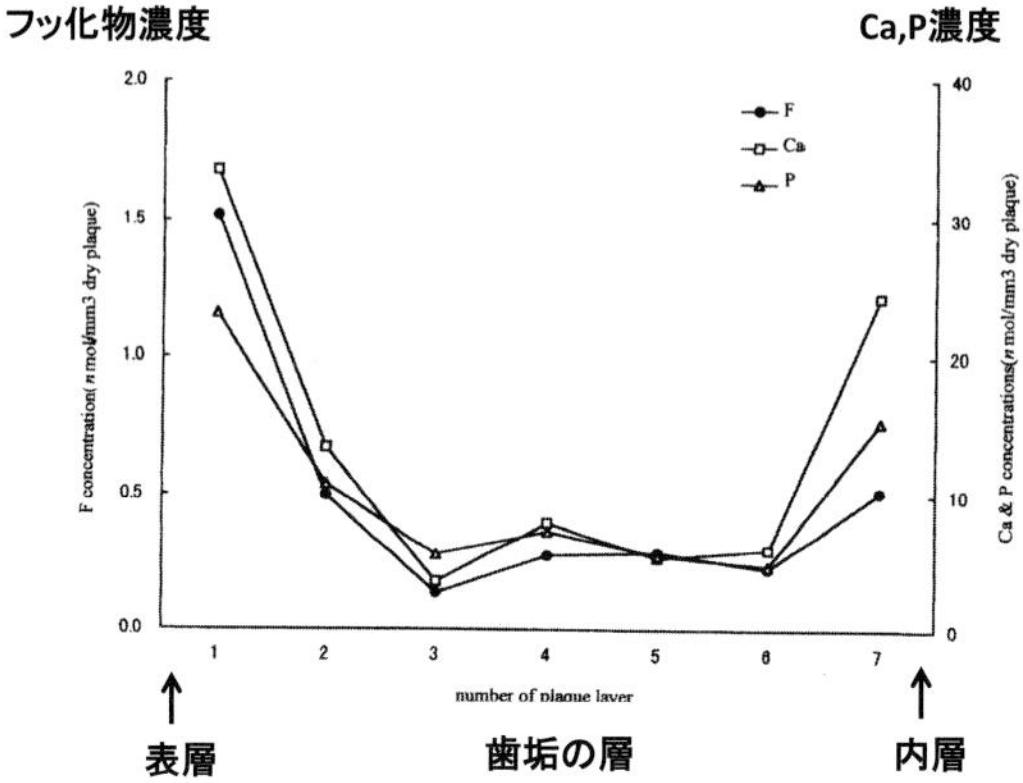

図 2-26　歯垢（24 時間のプラーク）中のフッ化物、カルシウム、リンの濃度分布（Kato, et al. 1997）[40]

す。そこで、歯、歯石や骨の硬組織用に開発したアブッレシブ・マイクロサンプリング法から、軟らかい歯垢の分析用に、〝マイクロスライシング法〟とも呼ぶ方法を開発しました[40]。その方法は、口腔内の歯に装着する装置を作成し、口腔内で装着し、円形のチューブ中に歯垢を蓄積させます。その後、取り外し、凍結乾燥した後、歯垢が入ったチューブを樹脂で固め、ミクロトームという器械で連続的に研削し、研削サンプル中のフッ化物やカルシウム、リンを測定し、それぞれの分布を得る方法です。**図2-26**は、装置を装着後、フッ化物洗口液で洗口し24時間たった歯垢を分析したものです。歯垢の外表層と内表面にフッ化物やカルシウムやリンの濃度が高くなっていることが判ります。フッ化物は

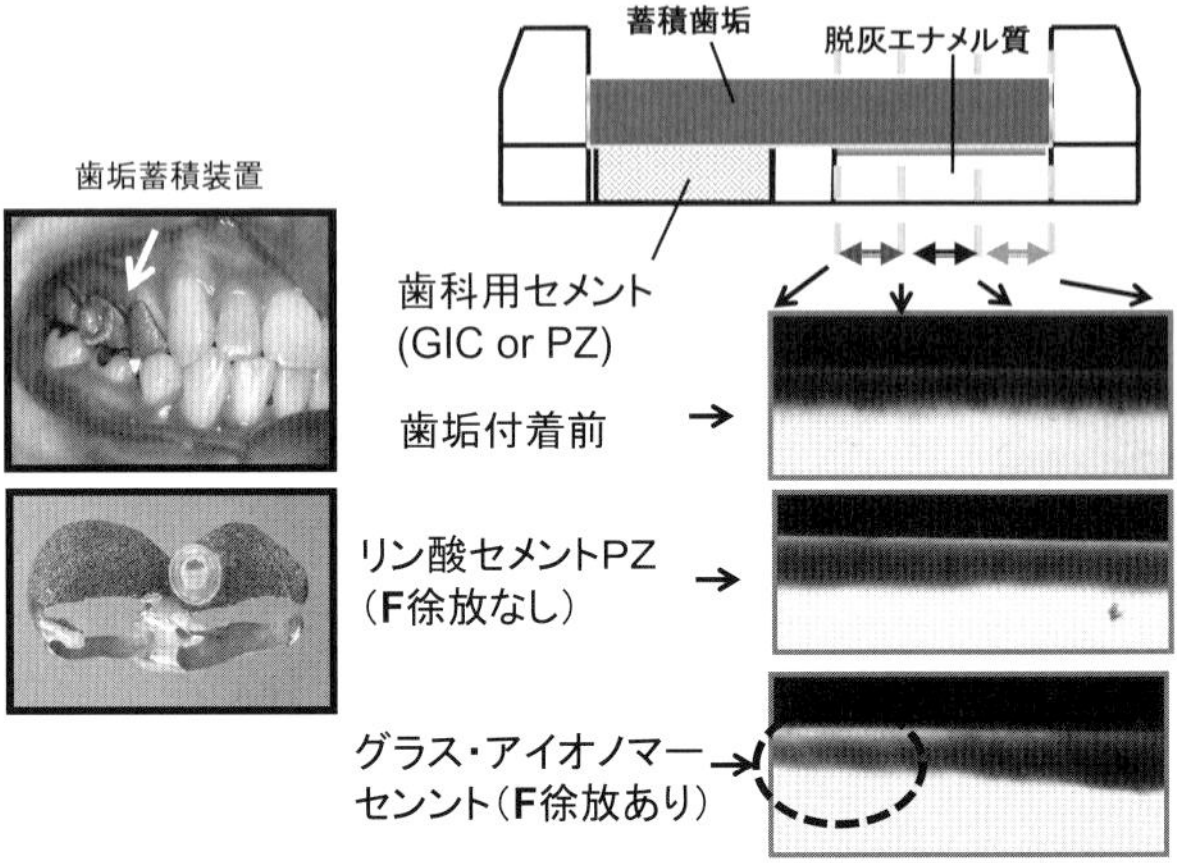

図 2-27 口腔内での歯垢蓄積装置装着とフッ化物徐放セメントによる再石灰化（Yamamoto, et al. 2005）[41]

グラス・アイオノマーの方は、セメントに近いほど黒い部分が狭まっている。再石灰化が近いほど進んでいる。リン酸亜鉛セメントの方では、いずれも同じで変化なし。

カルシウムなど、無機物の多いところに蓄積する傾向があることが判ります。

それで本当にフッ化物イオンが、口腔内で移動し、歯垢の沈着しているエナメル質の表面に到達するのでしょうか？ さらに、そのフッ化物が本当にう蝕になりかけた（脱灰）部分を再石灰化するのでしょうか？ フッ化物が寄与したと因果関係が証明できるのでしょうか？

この疑問を解くため、我々は**図2-27**のような研究を行いました[41]。すなわち、歯科用のセメントには歯にも用いた後、口腔内にフッ化物が徐々に遊離（リリース、徐放）し、むし歯になるのを予防したり、抑制したりするものがあります。グラス・アイオノマーセメント（GIC）はその一例です。具体的には、次のようです。歯垢中にフッ化物（F）徐放（リリース）し、そこで、歯科用セメントでフッ化物を徐放しないセメント（リン酸亜鉛セメント：PZ）、」もしくは、F徐放するセメント（グラス・アイオノマーセメント：GIC）を装置左に充填し、あらかじめ上半部酸で脱灰した歯小片を装置右に装着した装置を口腔内へ装着し、一週間後に取り外し、歯垢中のフッ化物分布測定と脱灰したエナメル質の再石灰をマイクロラジオグラフィ（CMR）で撮影分析しました。その結果を述べます。

図2-27の右の三つの写真を比べてみてください[41]。一番上が装置前、真ん中が、フッ化物（F）を徐放しないセメント（PZ）、一番下がフッ化物（F）を徐放するセメント（GIC）です。真ん中はセメントに近い部も遠くも同じで変わっていません。ところが、一番下の場合、セメントに近い部ほど、白い部（再石灰化）が増えています。以上から、歯垢中にフッ化物イオンが徐放してきて再石灰化することと、遠くより近い方が再石灰化が進み、フッ化物イオンの再石灰化の因果関係を証明できました。

今日、フッ化物配合歯磨剤の市場占有率90％、歯磨き回数も1日2回から3回する人も増えています。小学校でのフッ化物洗口実施も約一五〇万人になろうとしています。本人が知らず知らずの内に、う蝕になりかけた部分がフッ化物により再石灰化して、歯の健康が保たれるようになってきました。8020は、さらに一歩です。この調子でさらに進むことを期待します。〝百尺の竿頭に、さらに一歩を進めてみよ〟、(十丈の竿の先に登り、さらに手足を放って、つまり心身ともに、投げすてさらに一歩進める)と道元が唐の禅僧長沙景岑の頌《じゅ》(説法の締めくくり)を説法で道元の弟子の懐弉(曹洞宗二世)という偉い僧が述べているように。

この意味で、わが日本口腔衛生学会(2018)が、全歯を保有することを目指す、〝生涯28(ニイハチ)〟を提案したのはうれしい限りです。

一六　う蝕活動試験法としてのエナメル質生検法

う蝕になる前に、その人や歯がう蝕になりやすいか、あるいは、早期症状があってもそれが進みやすいものかテストで判れば、う蝕の予防や進行阻止の個別対策ができます。健康な歯を守ることとともに経済的です。このようなテストを〝う蝕活動性試験(カリエス・アクティビティ・テスト)〟と呼びます。商品キットも多数市販されていて歯科臨床で活用されています。

私は一九七〇年、愛知学院大学歯学部口腔衛生学講座の助手として勉強することになりました。出勤初日、榊原教授から「歯学部に原子吸光分光光度計が入ったから、それを使って、エナメル質生検法（エナメル・バイオプシー enamel biopsy）の開発をやれ」とテーマをいただいたことはすでにお話しました。榊原先生は、愛知学院大学では、宿主側の歯の強さを知る方法としてエナメル質生検法の開発をやると温めておられたテーマでした。

その後が大変です。原子吸光分光分析法、化学定量法、エナメル質粉末分離法を勉強して10年、ついに、酢酸ナトリウム―塩酸緩衝液（酢酸 1.4 M, pH2.3）2 μL を含ませたセルロース・アセテート膜ディスク（直径 3 mm）を歯面に一分間置き、ランタン 2 mL の試験管に投入し、液中のカルシウム（Ca）量を原子吸光分析で測定し、エナメル質溶解性とする方法「生検法としてのエナメル質溶解性測定法」を開発できました（**図2-28**[42]）。講座員、学生ボランティアの協力を得て、実際の口腔で再現性の検討を重ねました。難問はサンプリング条件です。測定値の信頼性からある深さまでサンプリングしなくてはならない、反対に、サンプリングが深いと審美性に問題が生じるという二律背反の問題でした。

次の問題は協力いただける小学校が得られるかということです。幸い、愛知県北部の小学校が個別指導の方法の一つとして役に立つからと協力いただき、その有用性を確認することがエナメル質生検法(Enamel biopsy)の開発(1970-) *in vivo* Enamel Solubility test(1.4M酢酸bufferセルロースアセテートディスク法(溶出Caを AAS法で測定)

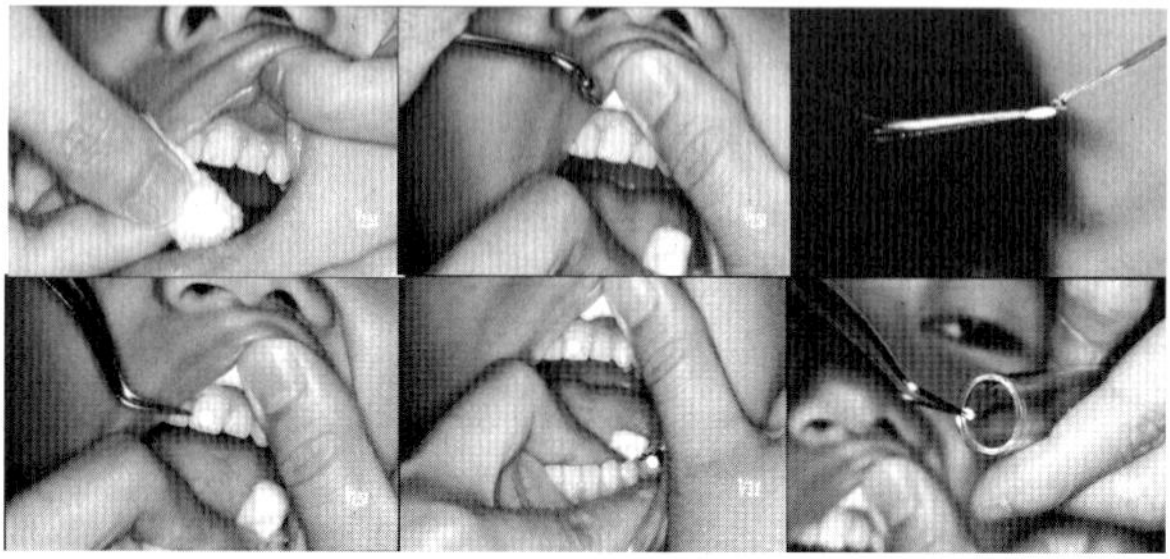

図 2-28　開発したエナメル生検法の手順（中垣晴男，1988）

できました。各種の測定調査と上顎左右中切歯と上下顎左右の第一大臼歯の合計六歯を観察、増加したう蝕比較増量（RID）とをスクリーニング手法（敏感度と特異度の和）で、一九八一年一月（1年生）から一九八六年三月（5年生）まで追跡しました。測定法は、①カリオスタット、②唾液緩衝能、③歯垢の沈着度、④間食回数・食品評価、⑤生検法でのエナメル質溶解性、の各テスト・調査です。**図2-29**は、左右下顎第一大臼歯のう蝕比較増量に対する各測定法のスクリーニング効率を7歳（1年生）から10歳（4年生）について棒グラフで示したものです[43]。間食回数・内容、中切歯歯垢スコア、第一大臼歯のエナメル質溶解性、カリオスタットの順で効率がよく、他は有用でありませんでした。**図2-30**は下顎第一大臼歯のう蝕比較増量を、どの時点で予測するのがよいかを示したものです。間

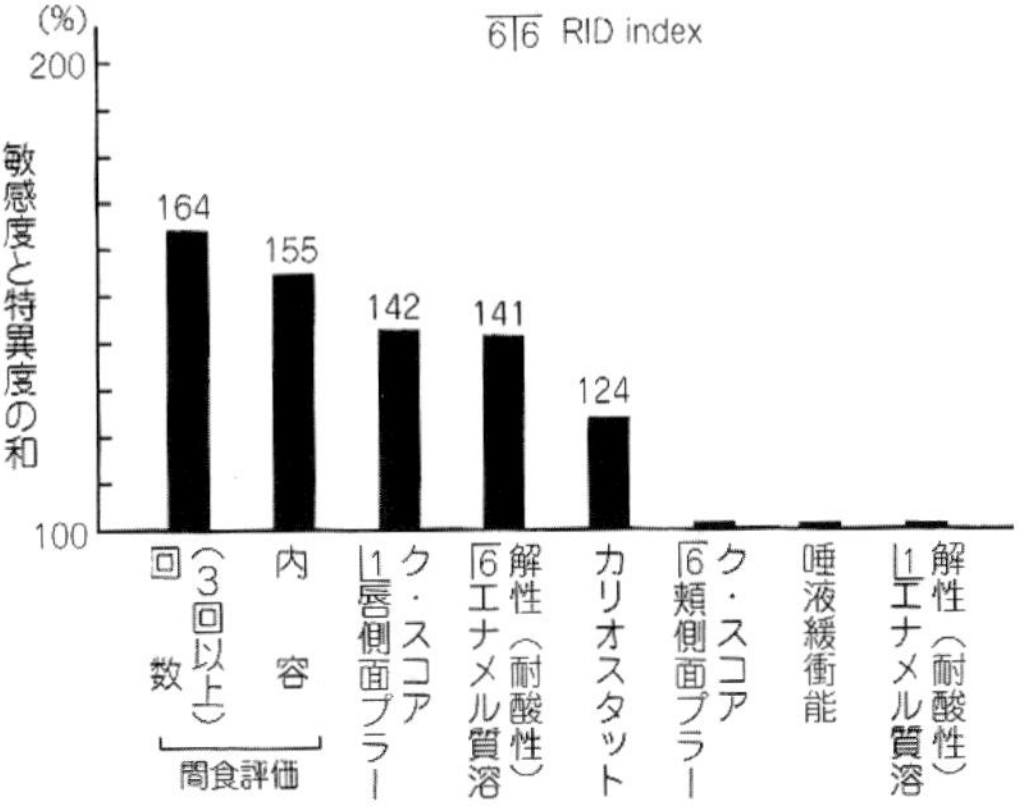

図 2-29　各種のう蝕活動性試験・指標とその評価
（中垣晴男, 1988）

食回数・内容は全体で最も有用ですが、継年的に減少しました。生検法とカリオスタットは3年後の10歳の予測が最も有用的でした。中切歯の歯垢スコアは2・5年後から、また唾液緩衝能は2年後から無効に、上顎中切歯の生検と下顎の（頬側）歯垢スコアは有用でないことが判りました。一九八八年以降は、各指標測定基準を見直し活動は二〇一二年まで継続できました。

以上述べてきましたう蝕活動性研究の成果を利用した個別指導の展開とともに、う蝕発生のベースラインを低下するフッ化物洗口実施が学校保健委員会で検討されました。その結果、一九八八年五月より同小学校はフッ化物洗口（F：450 ppm、週一法）を開始しました。10年経った一九九九年、う蝕活動性試験・評価値と、う蝕

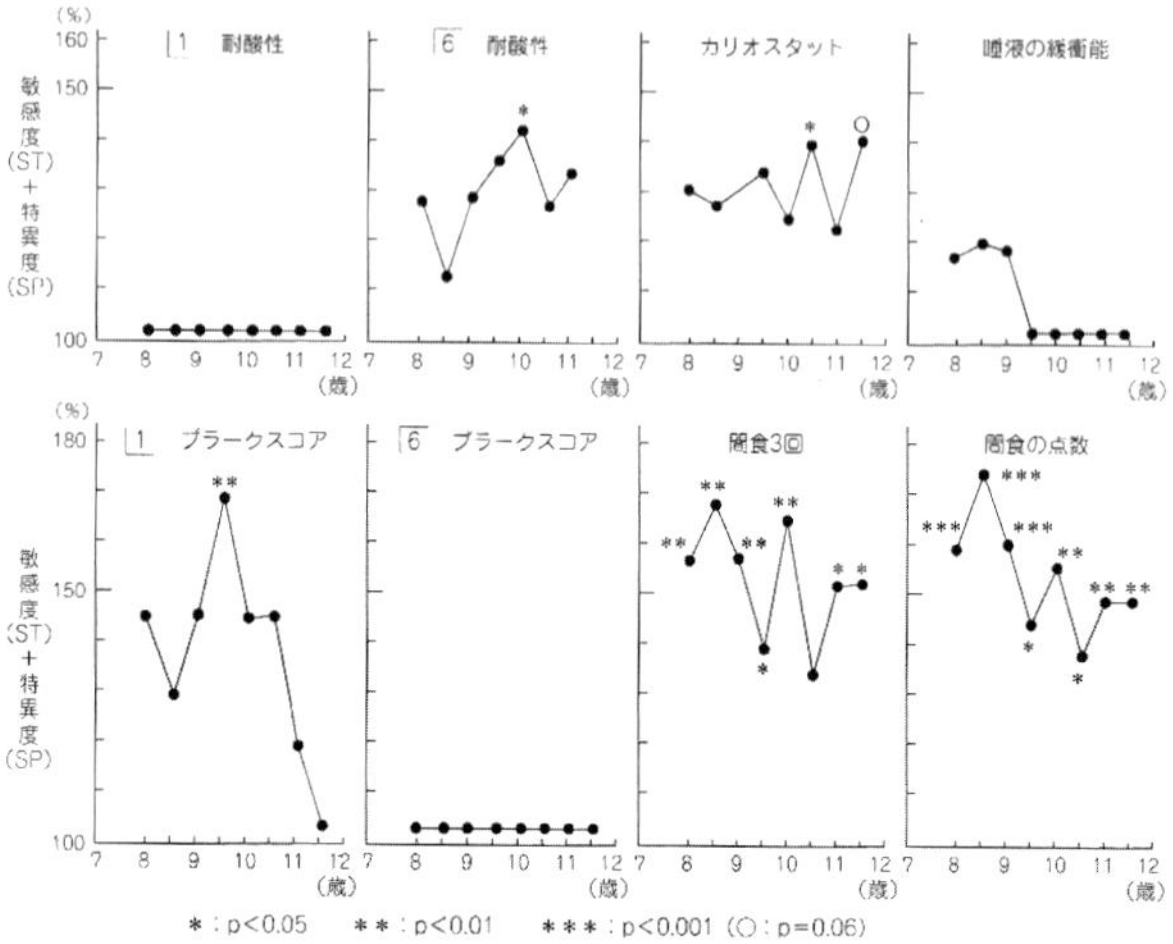

図 2-30　下顎第一大臼歯のう蝕比較増量（RID）と各う蝕活動性試験・指標の年次効率推移（中垣晴男，1988）

ＲＩＤとスクリーニング効率を分析したところ、フッ化物洗口は、歯垢と生検法のスクリーニング効率を低下させることが判りました[44]。これはフッ化物洗口の効果の現れ方の一つで納得でき、私の生検法と子ども達の歯の健康との関係がわかりうれしく思います。なお、その小学校で開始したフッ化物洗口が愛知県の嚆矢《こうし》となり、現在14万人を超す子どもがフッ化物洗口を行っています。

一七　ステファン・カーブと人による個体差

砂糖を含む間食食品を食べた後、う蝕になりやすいということは古くからよく知られています。それを最初に、グルコース（ブドウ糖）液で洗口し、歯垢中のpHをアンチモニー電極を用いて確かめた人はステファン（Stephan, RM）という米国の研究者です。その後、彼は歯ブラシによるブラッシング後など、いろいろな条件下で歯垢中のpHの変化曲線を測定しています。それ以後、歯垢中のpHの変化曲線はステファン・カーブ（**図2-31**[45]）と呼ばれるようになりました。測定方法は改良されていますが、間食食品のう蝕になりやすさ（う蝕誘発性）の評価は今日でも用いられています。

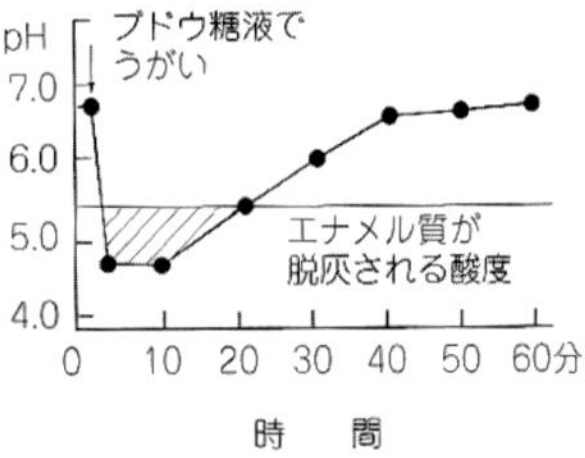

図 2-31　ステファン・カーブ
(Stephan, 1940)[45]

ステファン以来、国内外で、間食食品のステファンカーブについては、多くの試みがされてきています。歯垢を口腔外へとりだし測定する、いわゆる口外法、口腔内に装着する義歯に電極を埋め込みモニタリングする方法などです。しかし、これら多くは、間食食品を分類評価する方向での研究で、個体差に注目したステファン・カーブの研究はほとんどありませんでした。

そこで我々は、ニードル型のpHガラス電極を用いて、間食食品の評価とともに個体差について調べ、ある結果を得ていますので紹介します。間食食品の評価をした後、ステファン・カー

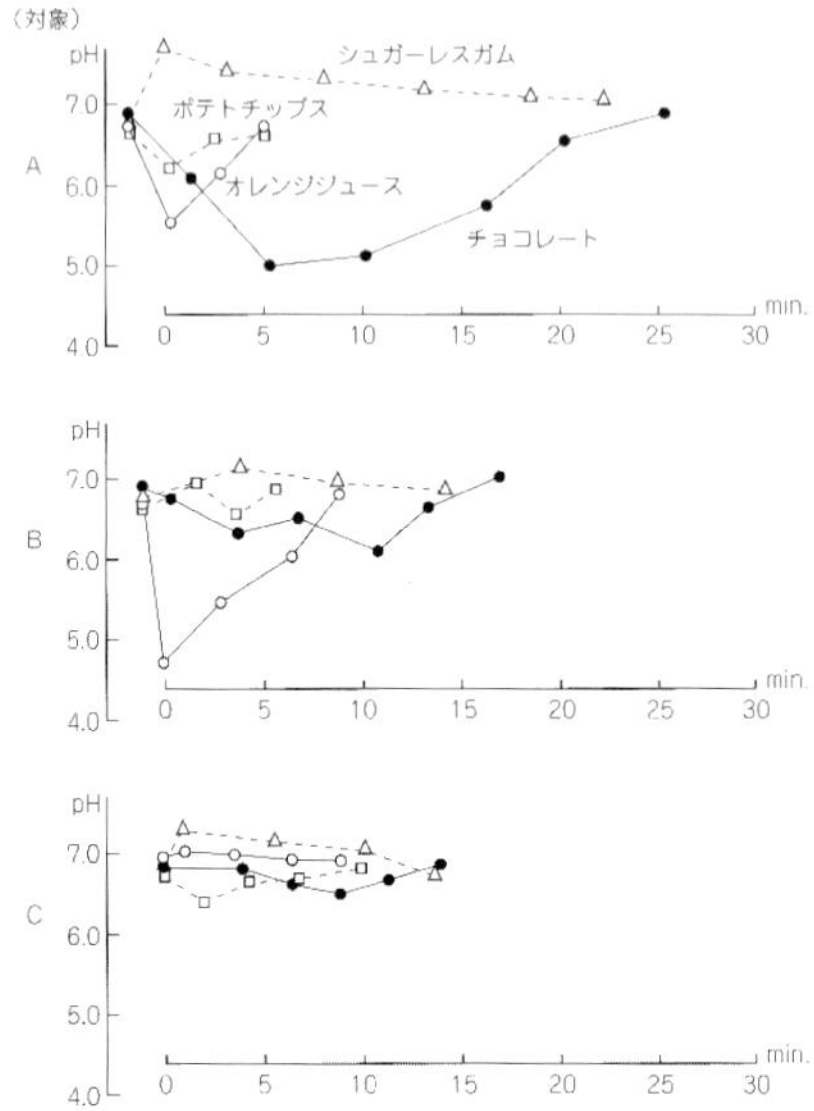

図 2-32　異なった個人（A，B，C）における
ステファン・カーブ（篠宮真琴，1982）[46]

ブの代表的なパターン（型）を示す間食食品（ポテトチップス、オレンジジュース、チョコレート）3種、協力者3名（女性A、B、C、20～22歳）、摂取時間（11：00、13：30、15：30）で条件を割り付けて（実験計画法という方法で）測定しました。協力者には、測定前日の夕食後から測定時刻までのブラッシング中止をお願いして、歯垢を蓄積して行いました。その結果が、**図2-32**です。[46]最低のpHに至る時間と元のpHに回復する時間は食品と関係が深く、最低の

pH（pHの落ち込み）と元に戻るまでのカーブ下の面積は、個人に関係が深いことが判りました。ステファン・カーブは個人によって異なっていて、AはpHの動き（落ち込み）や元に戻る時間がいちばんかかり、Cはいずれの食品も変化が小さく、元に戻る時間が短時間でした。Bはその中間でした。個体差が生じたことについて、歯垢の性質、唾液の性質（粘度、流量）、う蝕の状態などを調べました。歯垢の量、つまり厚さと歯垢の古さ（歯垢成熟度）が関係していることが判りました。因みにCは歯科衛生士です。

このことで思い出すことがあります。「口腔生理学」の著書で有名なイギリス、ニューキャスル・アポン・タイン大学の口腔生理学者、ジェンキンス（Jenkins, GN, 1914–2007）教授がおられました。教授は晩年（二〇〇五年）、「歯ブラシによるブラッシングは食事の前にするとよい」と学会で発表され、従来の「食後にブラッシングする」という説と違うと研究者は驚き、ジャーナルに取り上げられイギリスで話題になりました。そのあと、二〇〇六年七月にグラスゴー大学で開かれたヨーロッパう蝕学会（ORCA）で、ジェンキンス教授が、学会発表されていましたので聞いてみたところ、なんと、今度は、「歯ブラシによるブラッシングは食後でよい」と前年の学会発表を修正されていました。

会場では歓声があがり関心の高さを示していました。先生は、お弟子さんとの永年のステ

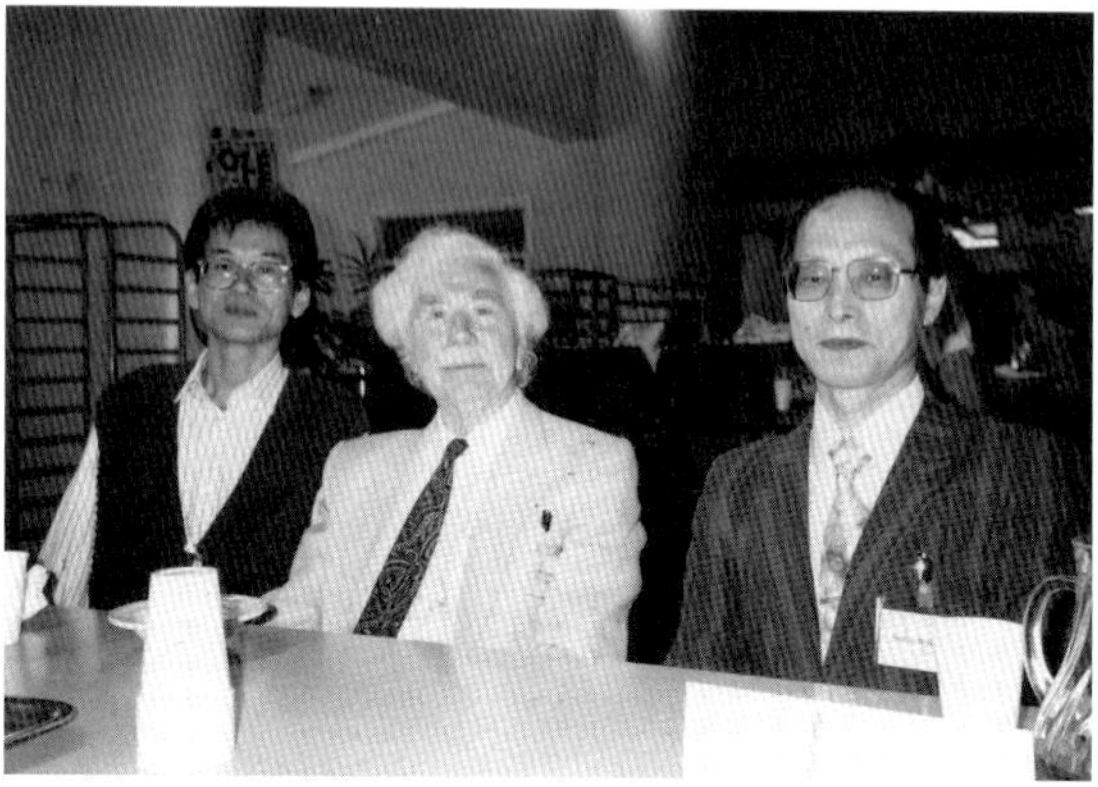

図 2-33 ジェンキンス教授（中央）と、研究生の中村一先生（左）、著者（右）、アイルランド、コーク ORCA にて、1994

ファン・カーブの研究から、歯垢が沈着した状態（口腔清掃不良）で、間食や食事をすると、pH が低下し、歯が溶ける（脱灰）までになるから、間食・食事の前には、できるだけ歯垢を除去しておくと、例え砂糖を含む間食を摂取しても、唾液により中和され〝わるさ〟をしないため、間食の前には歯ブラシでブラッシングをすることが大切であると発表したとのことでした。あまりにジャーナルで取り上げられ大変であったこともありますが、間食・食事の前を、前々と遡ると、前の間食や食事の後にたどり着く、したがって、食後で良いとなり今回発表修正したとお話になられました。教授は、一九八〇年にも日本へご夫婦で来られ各地で講演され、やさしいお人柄で人気者でした。イギリスはじめ、世界中の研究者を沢山育成され（ジェンキンス学派と呼ばれます）、その中には日本人の研究者（片山剛、小佐野悦男両先生）も含まれます。

ジェンキンス教授にヨーロッパう蝕学会（ＯＲＣＡ）で初めてお会いし、その後お弟子さんのルガン（Rugg-Gunn, A）、エドガー（Edgar, M）先生と学会で毎年お目にかかるのが楽しみでした（**図2-33**）。ジェンキンス教授は、そんなに偉い先生にもかかわらず、歯垢の沈着と除去についての大切さを主張し学会発表され、またそれを学会で訂正するという、先生の勇気と情熱に敬服しています。先生のご冥福を祈ります。

一八　グルコース・クリアランスと歯種

う蝕の発生には、上下の歯、歯の種類や歯の歯面によって差があることが臨床的にも疫学的にも知られています。この理由についてはいろいろ考えられますが、唾液の流れ、食品摂取中の砂糖やグルコース量やフッ化物量、およびその分布も関係していると考えられています。間食食品中の砂糖は歯の表面で歯垢（オラール・バイオフィルム）を形成し、歯垢中で砂糖（スクロース）をミュータンスレンサ球菌により分解され不溶性グルカンを生成し、酸を産生、歯垢下の歯質を脱灰させ、う蝕が生じるとされています。しかし、砂糖（スクロー

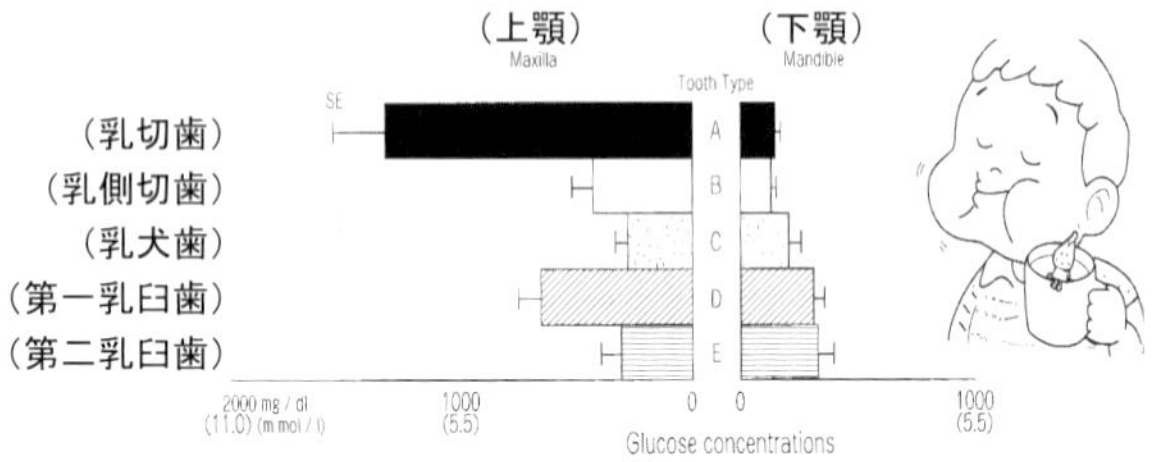

図 2-34　乳歯におけるグルコース残留量（Maruyama, et al., 1995）[49]

ス）摂取後、歯の歯列や歯面にどのように分布するのかについては、余り研究されていませんでした。

我々は、グルコース溶液でうがいをし、歯や歯の面によってどのようにグルコース量が分布しているかを測定、上下、歯種の差を調べ、う蝕の発生しやすい傾向との比較ができる結果を得ていますので、紹介します。グルコース量が消失する能力を〝グルコース・クリアランス〟と言います。

方法は、10〜20 mL の3.5 Mグルコース溶液を用いて、15秒間洗口した後吐き出してもらい、洗口3分後に、歯科用ペーパーポイント（糸より）で、測定部に5秒間挿入、もしくは、接触させて、唾液を染み込ませました。そのペーパーポイントを過飽和安息香酸という試薬中に投入し、2時間撹拌し、液中のグルコース量をシュガー・アナライザーという器械で分析するものです[47,48]。

3〜4歳の幼稚園児38名の協力者を得て、乳歯列の歯面（唇・頬側面）について測定したものです。上顎では、乳前歯のグルコース残留量が、乳臼歯より多く、下顎では、乳前歯は乳臼歯より低い結果でした（**図2-34**[49]）。口腔内（上下）全体では、グルコース残留量が一番多かったのは上顎の乳中切歯、最も少なかったのは下顎の乳中切歯でした。換言すると、グルコース・クリアランスが低いのは上顎の乳中切歯、高いのは下顎の乳中切歯、中間は上限の乳臼歯ということになります。歯種間の違いは、ばらつきの31・3％、性別の違いは5.9％で、年齢差はみとめられていません。

図2-35と**36**は平均年齢23・3歳の23名（男性17名、女性6名）の、中切歯と第一大臼歯の歯面別のグルコース・クリアランス（グルコース残留量）を測定したものです。グルコース残留量は、上顎中切歯＜下顎第一大臼歯＜上顎第一大臼歯＜下顎中切歯の順で多い傾向でした。つまり、グルコース・クリアランスは上顎中切歯が最も低く、下顎中切歯が最も高い傾向でした。中切歯のグルコース・クリアランスは、上下顎、歯面別の寄与は7.2％で少ない値でしたが、下顎第一大臼歯では、人による違いが58・1％、次いで、上下顎の違いが15・1％、歯面の違いが3.7％でした。

乳歯では、今回の測定したグルコース・クリアランスは、上顎乳中切歯が最もう蝕になりやすいこと、下顎乳中切歯が最もなりにくいと臨床的な所見が示します。一方、永久歯でも、上顎の中切歯の唇面が一番グルコース・クリアランスが低く、下顎の中切歯が最も高いという

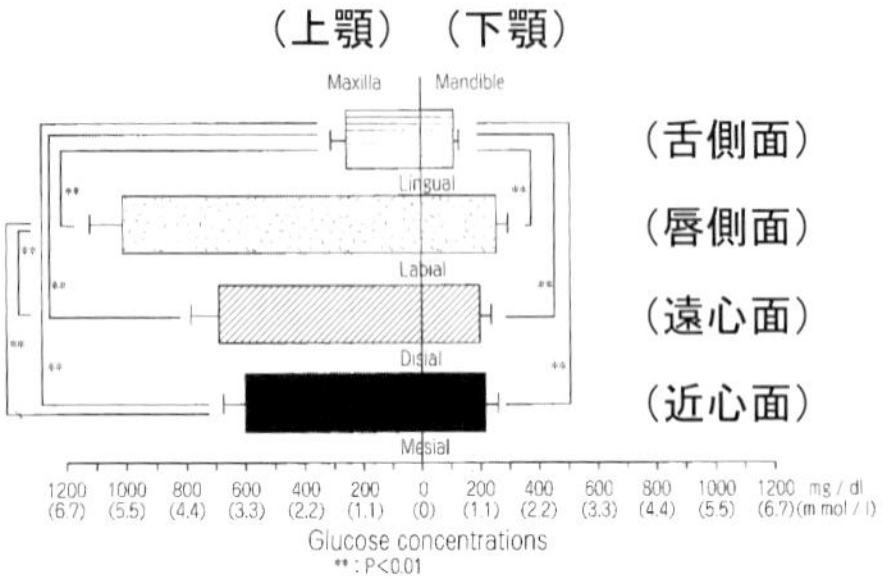

図 2-35　中切歯（永久歯）におけるグルコース残留量（Hanaki, et al., 1993）(47,48)

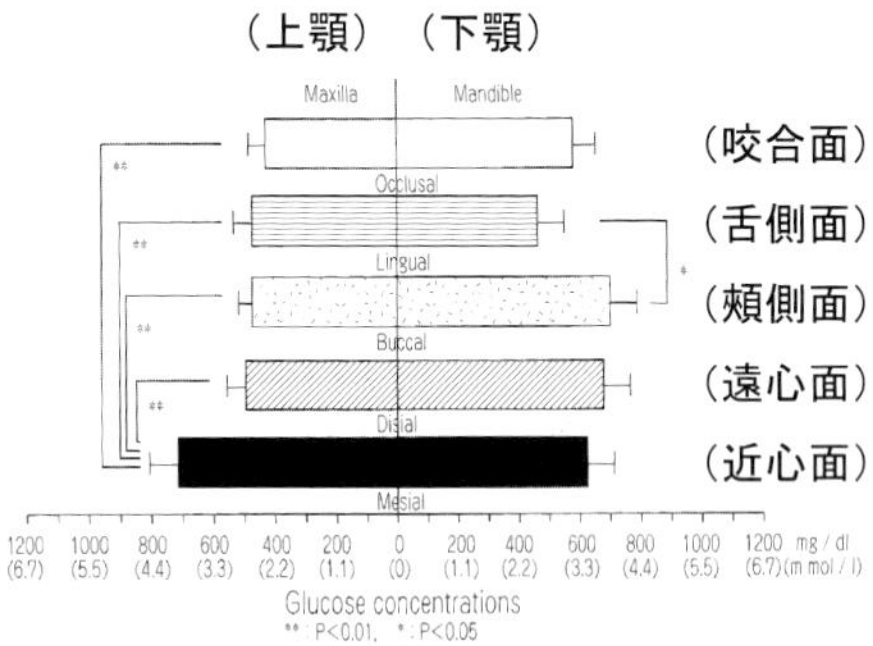

図 2-36　第一大臼歯（永久歯）歯面別におけるグルコース残留量（Hanaki, et al., 1993）(47,48)

ことは、う蝕の臨床所見と一致しています。また、フッ化物配合歯磨剤使用者のグルコース液洗口後の前歯隣接面におけるグルコース残留量は、フッ化物非配合歯磨剤使用者のグルコース残留量より少ないこと、反対に、唾液中のフッ化物イオン濃度は多いことも判っています。(50)

一九 清涼飲料水中の砂糖・糖量の測定

研究・調査というのは、いつどのように〝花が咲く〟か判らないところがあります。レントゲンの発見、ペニシリンの発見をあげるまでもなく、つい最近、アフリカで年間数千万人が感染し、重症化すると失明に至る感染症・オンコセルカ症の特効薬〝イベルメクチン〟を発見し、二〇一五年ノベール医学生理学賞を受賞した大村智先生の例は記憶に新しいところです。

ノーベル賞とは比較にならないですが、コツコツと、あるシンプルな市販品中に含まれる砂糖・糖量を、ある一定の年間間隔で繰り返し測定していたら、メーカー側の対応が見えてきたことがありますので紹介したいと思います。

日本では、一九七五年ころから小児のう蝕がピークとなり減少をはじめました。しかし、歯科界や一般の人々は一九八〇年過ぎまで、〝近年、う蝕は増加していて〟という表現で始ま

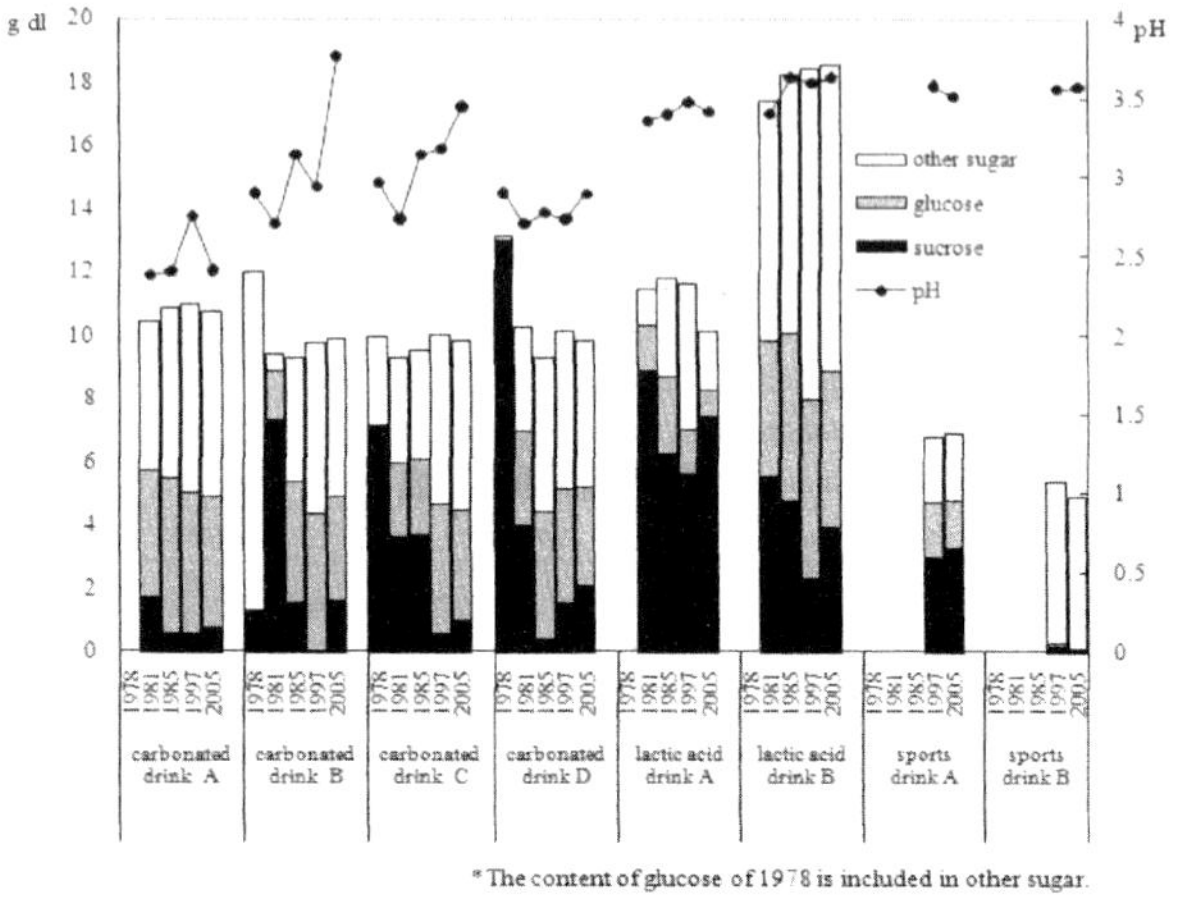

* The content of glucose of 1978 is included in other sugar.

図 2-37 近年のソフトドリンク中のスクロース、グルコース、その他の糖量と pH（Inukai, et al., 2011 より改変）[55]

る論文や報告がほとんどでした。そこで、保健所に勤務する若い歯科医師の篠宮真琴先生、歯科衛生士の皆さんと我々は、市販清涼飲料水中の砂糖量が問題ではないかと考え、一定の期間をおいて、市販清涼飲料水中の砂糖量・糖量を測定して来ました[51~55]。

図2-37は代表的な5つの市販清涼飲料水を、一九七八、八一、八五、九七および二〇〇五年の5回、製品中に含まれる砂糖量・糖量の測定結果を年度別にしたものです[55]。左縦軸が100 mL当たりのグラム（g）で、右縦軸は飲料のpHを、線グラフで示してあります。横軸は測定年です。全糖量は変化していません。砂

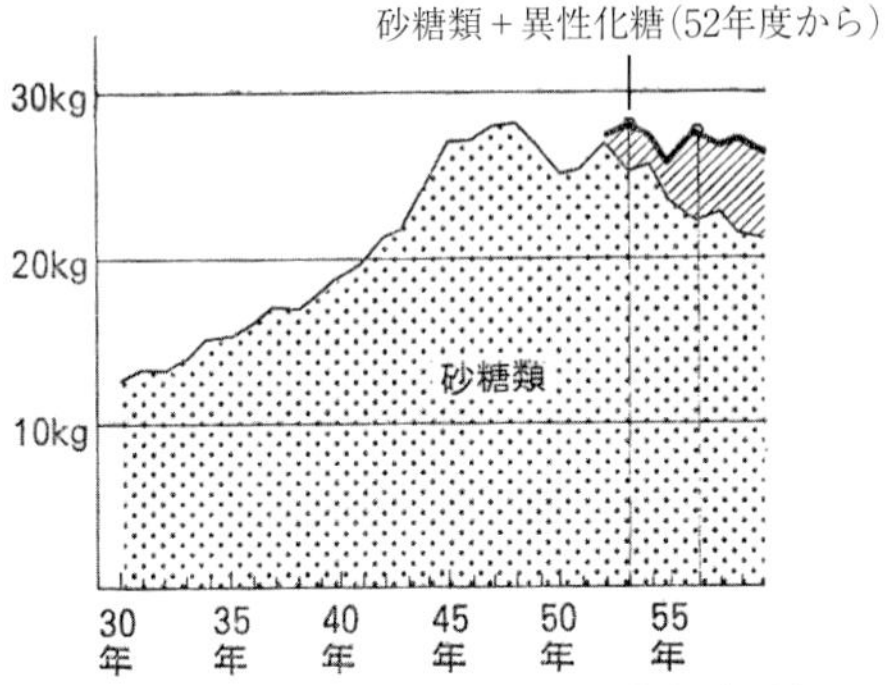

図 2-38　国民１人・１年当たりの供給砂糖量と砂糖類＋異性化糖（篠宮真琴, 1987）[53]

糖量は減少してきています。減少の仕方はメーカーによってかなり違っています。pHも2〜3の範囲にありますが、スポーツ飲料はpHが3.5くらいです。一九八五年の測定では、世界的に有名なAコーラからは砂糖量が急減していました。炭酸飲料は相変わらず砂糖が甘味の主流になっていました。あとから判ったことですが、一九八一年ころから異性化糖（ブドウ糖果糖液糖）が、デンプンの酵素による加工技術の進歩と、費用面でも、また、一九七六年に異性化糖のJAS規格制定により飛躍的にその消費がのびてきたことがあります（**図2-38**）。そのメーカーも後年、異性化糖に変更していたとの情報も入り納得しました。なお今日でも、一般に脱水予防、塩分補給によいと思われているスポーツ飲料には砂糖含量が多いものがあり、とり過ぎが心配です。

清涼飲料水の砂糖量のことで思い出すことがあります。一九八六年ごろに、ヨーロッパう蝕学会（ＯＲＣＡ）で、ステファン・カーブを精力的に研究していた、ニューキャッスル・アポン・タイン大学の先生に「最近、世界的な清涼飲料水のＡは甘味料として砂糖を使用しなくなったのですね」と述べたところ、これまた大変、「Ａは甘味に砂糖のみしか使用していない〝伝統〟があるので、そんなことは絶対ないよ」とイギリス的な〝伝統〟を重んじる返事でした。その時は、Ａの甘味料は異性化糖に変更したという情報はなく、世界的に有名なその分野の研究者の意見だから、そのままお聞きしておきました。後からＡは一九八三年前後から異性化糖に変えたという内々の情報が入り、我々の測定結果の正しさが証明できました。

こんな小さなことですが、シンプルな調査研究を継続していると、メーカー側の対応が情報がなくても判り〝継続は力なり〟と、また、人々の健康ために専門家は自分の信じることに従っていくことの大切さを学びました。少々飛躍しますが、恩師の榊原先生のお好きであった言葉は「随処真」（随処に主となれば立処皆真なり）です。「あらゆるところに在って、その場その場で主人公となれば、おのれの在り場所はみな真実の場になる」というものです。「先生、やっと先生のお気持ちの百分の一がわかりましたよ！」とお伝えしたいです。

コーヒーブレイク③

新産線のフッ化物イオン濃度

歯の形成は、出生前から形成、石灰化が始まっていて、出生後も継続していきます。特に乳歯のエナメル質では、出産（出生）時とその直後に基質を形成していた線に相当した減形成の線を、エナメル質に石灰化不良の線（新産線、Neonatal line：NL）として切片でみることができます。新産線は、出生の一大ドキュメントの記録です。

出産時に形成される新産線のフッ化物の濃度分布はどのように影響するのでしょうか？脱落乳歯（下顎の乳中切歯）左右10ペアを分析した研究[1]がありますので紹介します。

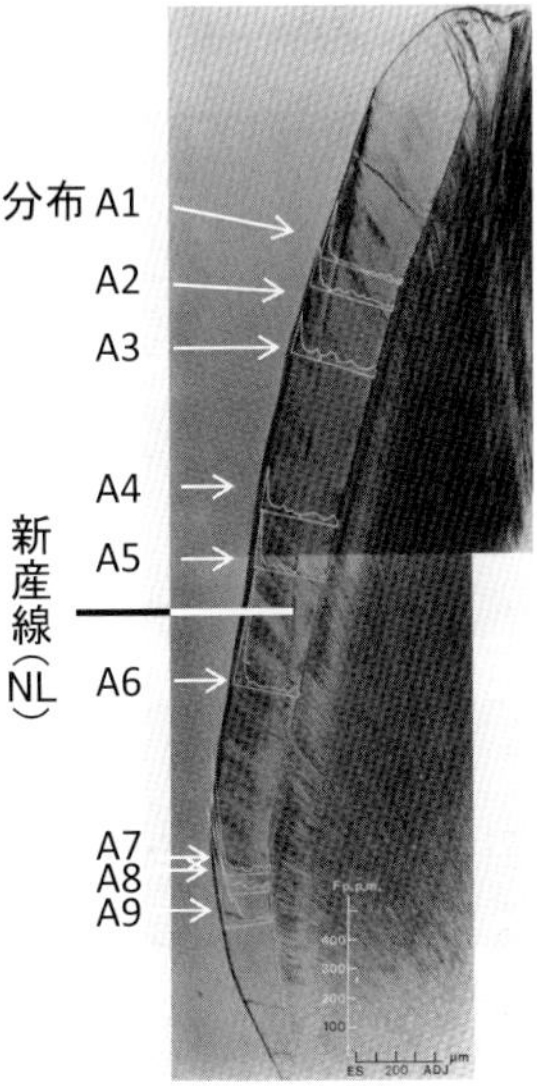

図A　上顎右乳中切歯におけるエナメル質中の新産線と、フッ化物イオン濃度分布測定（Niibu, et al., 1991）[1]

方法はアブレッシブ・マイクロサンプリング法で、乳歯の切片から試料を作成し、エナメル質の切端側の切縁部から、歯肉側の歯頸部までの9部位について

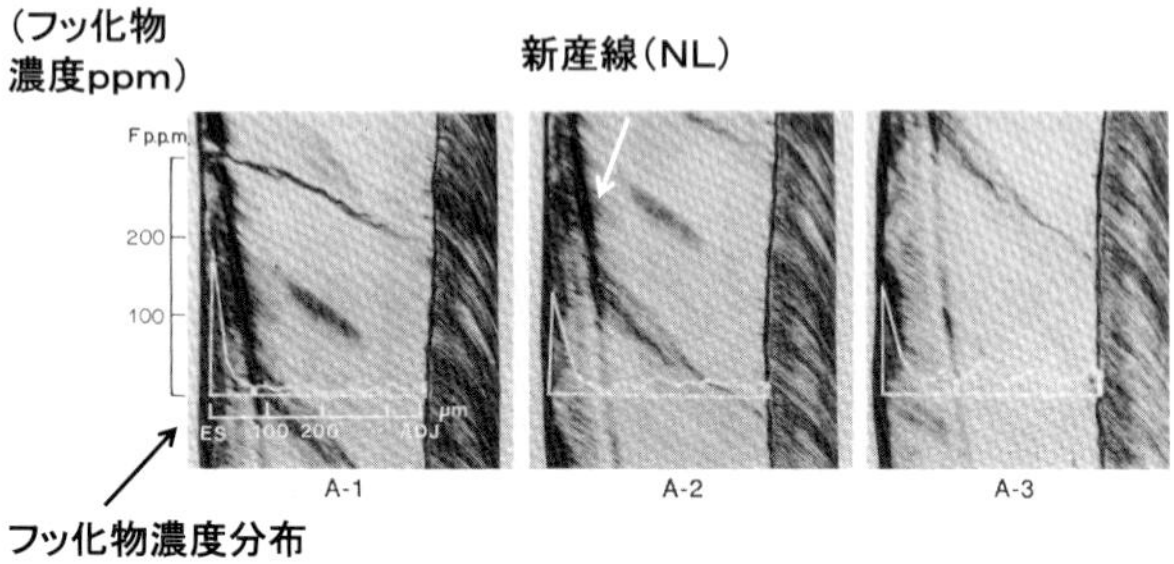

図B　図Aの9部位中、上3部位の新産線とフッ化物イオン濃度分布（Niibu, et al., 1991）[(1)]

フッ化物イオン濃度分布を測定したものです。**図A**は一つの例を示します。一本の線が歯の切端（切縁）から、歯肉の方（歯頸部）へと一直線に線に走っているのがわかります。それが新産線と呼ばれるもので、出産時はここまで歯が形成されていたことを示しています。新産線の内側は、出産前、外側は出産後に創られたエナメル質です。

図Bはそのうち、切縁側から三つのフッ化物イオン濃度分布を、反対側の同じ歯（ペア）の写真に重ね合わせ、拡大した写真です。フッ化物の濃度はエナメル質の表層で最も高く、内部に行くに従って減少し、多少上下の変動を示しながら横ばいとなりました。新産線の直前で少し高まり、新産線部は最も低く、新産線を過ぎると、また、上限を繰り返しながら横ばいとなり、エナメル・象牙境（ADJ）へ向けて高まりました。新産線部では、分布はV字形で、フッ化物イオン濃度は最も低い値を示しました。エナメル質中のフッ化物イオン濃度の上下変動は、測定したどの部位でもほぼ一致します。

出生（出産）は生まれてくる子にとっては大変な環境の変化です。出生前の栄養は胎盤を通じて母親から受けていますが、出生後は自分の口から自力で栄養をとります。出生直後の一時的な生理的体重減少も経験します。このドキュメントにもかかわらず、歯の形成は継続しています。歯を形成する細胞が一次的にショックを受け、その活動が低下し、生体中で一番硬い組織に記録として表われたのが新産線です。今回、フッ化物の取り込みも低下することも判りました。

出産や出生とは、母や生まれてくる子にとって大変なことだよと言っているのが新産線です。

文献

(1) Niibu, I. et al.：Distribution of fluoride across human primary enamel, Archs oral Biol., 36：603～610, 1991

文献

(1) 中垣晴男ほか：エナメル質表層フッ素量とエナメル質溶解性との関係、口腔衛生会誌、二八：五一九～五三〇、一九七九

(2) 厚生労働省（日本口腔衛生学会）：平成23年歯科疾患実態調査報告、口腔保健協会、二〇一三

(3) Aasenden, R. et al.：Fluoride concentrations in the surface tooth enamel of young men and women, Archs oral Biol, 19：697～701, 1974

(4) 水野照久：性別にみたヒト下顎第一小臼歯におけるエナメル質表層のフッ素濃度、口腔衛生会誌、三九：六七五～六八三、一九八九

(5) 中垣晴男ほか：う蝕罹患性の性差とエナメル質表層のフッ素濃度の性差—歯種的な見方の大切さ、日本歯科評論、五六七：一七五～一八〇、一九九〇

(6) Carlos, JP. et al.：Longtudinal studies of the natural history of caries-Ⅱ, A life-table study of caries incidence in the permanent teeth, Archs oral Biol, 10：739～751, 1965

(7) Brudevold, F. et al.：Inorganic and organicomponents of tooth structure Ann, New York Acad, Sc, 85：110～132, 1960（東京歯科大学基礎助教授会：齲蝕症—その科学と予防—、五三、医歯薬出版、東京、一九六二）

(8) Weatherell, JA. et al.：Distribution of fluoride in clinically sound enamel surfaces of permanent upper incisors, Caries Res, 17：118～124, 1983

(9) Weatherell, JA. et al.：Assimilation of fluoride by enamel throughout the life of the tooth, Caries Res, 11（Suppl. 1）：85～115, 1977

⑽ 小山芳和：エナメル質、象牙質およびセメント質におけるフッ素濃度分布、口腔衛生会誌、三六：二七六～二八九、一九八六

⑾ Nakagaki, H. et al.：Distribution of fluoride across human dental enamel, dentine, and cementum, Archs oral Biol, 32：651～654, 1987

⑿ Nakagaki, H. et al.：Distribution of fluoride in human cementum, Archs oral Biol, 30：101～104, 1985

⒀ 中垣晴男ほか：よく噛むために歯を残そう―歯髄の大切さを探る―、日本歯科評論、五九六：一三七～一四四、一九九二

⒁ Weatherell, J.A. et al.：Micro-sampling by abrasion, Caries Res, 19：97～102, 1985

⒂ Nakagaki, H. et al.：Distirubution of fluoride in human cementum, Archs oral Biol, 30：101～104, 1985

⒃ Murakami, T. et al.：The distribution pattern of fluoride concentrations in human cementum, Archs oral Biol, 32：567～571, 1987

⒄ 河合圭子：ヒト永久歯セメント質フッ素濃度分布と組織構造との関係、口腔衛生会誌、三七：一五五～一六六、一九八七

⒅ Nakagaki, H. et al.：Fluoride distribution and histological structure of human cementum, Archs oral Biol, 33：257～264, 1988

⒆ 伊豆志保美：ヒト永久歯セメント質におけるフッ素濃度分布と成長線、口腔衛生会誌、四〇：九四～一〇三、一九九〇

⒇ Huang, S. et al.：Fluoride distribution in human dental calculus obtained from different sites on the tooth surface, J Peierodont Res, 31：149～156, 1996

(21) Okumura, H. et al.：Distribution of fluoride in human dental calculus, Caries Res, 27：271～276, 1993
(22) Ishiguro, K. et al.：Distribution of fluoride in the dental tissues and their supporting mandibular bone from same individual, Archs oral Biol, 39：535～537, 1994
(23) Ohmi, K. et al.：The effect of fluoridation and discontinuation on fluoride profiles in the alveolar bone onf rat, Calcif Tssue Int, 77：226～232, 2005
(24) Mukai, M. et al.：Fluoride distribution in dentine and cementum in human permanent teeth with vial and non-vital pulps, Archs oral Biol, 39：191～196, 1994
(25) Tsuboi, S. et al.：Magnesium and fluoride distribution in human cementum with age, Calcif Tissue Int, 67：466～471, 2000
(26) 加藤久二ほか：三重県朝日町における上水道フッ素化3年9カ月の齲蝕抑制効果について、口腔衛生会誌、二五：八三～九八、一九九五
(27) Toyama, Y. et al.：Fluoride concentrations at and near the neonatal line in human deciduous tooth enamel obtained from a naturally fluoridated and a non-fluoridated area, Archs oral Biol, 46：147～153, 2001
(28) 榊原悠紀田郎ほか（全国歯科衛生士教育協議会編）：歯科衛生士教本　齲蝕予防処置法（第一版）、p六一～六四、医歯薬出版、東京、一九八三。（第二版）、五一、医歯薬出版、東京、一九八七
(29) 中垣晴男ほか：歯科衛生士のための齲蝕予防処置法（第二版）、三一～三三、医歯薬出版、東京、二〇一七
(30) Adachi, K. et al.：Intra-oral fluoride retention 3 minutes after fluoride mouthrinsing in 4- to 5-year-old children：effects of fluoride concentration and rinsing time, Caries Res, 39：48～51, 2005

(31) 眞木吉信：ＦＤＩ声明文「Promoting Oral Health Through Fluoride」の意義と採択経過、ＮＰＯ日Ｆ通信（日本フッ化物むし歯予防協会）六二：五、二〇一八

(32) 佐々木貴裕ほか：小学生における歯列・咬合状態の追跡調査、口腔衛生会誌、五八：一五八〜一六七、二〇〇八

(33) Iida, M. et al.：Fluoride release from a light-cured bonding material in openbite orthodontic patients, J Dent Child, 65：330〜334, 1998

(34) Koulourides, T.：Rehardening of softened enamel surface of human teeth by solutions of calcium phosphates, Nature, 189：226〜227, 1961

(35) 榊原勇吉：学校歯科衛生、学童の齲蝕予防対策、公衆衛生歯科叢書（第四集）、医歯薬出版、東京、一九五二

(36) Dirk, BO.：Post eruptive changes in dental enamel, J Dent Res, 45：503〜511, 1966

(37) Ogaard, B. et al.：Microradiographic study of demineralization of shark enamel in a human caries model, Scand J Dent Res, 96：209〜211, 1988

(38) Whitford, GM.：The methabolism and toxicity of fluoride, Monographs in Oral Science 13：121, Karger (Basel), 1987

(39) 中垣晴男ほか：歯科衛生士のための齲蝕予防処置法、二版、二六〜二七、医歯薬出版、東京、二〇一七

(40) Kato, K. et al.：A method for determing the distribution of fluoride, calcium and phosphorus in human dental plaque and the effect of a single *in vivo* fluoride rinse, Archs oral Biol, 42：521〜525, 1997

(41) Yamamoto, K. et al.：Effect of plaque fluoride released from a Glass-ionomer cement on enamel

remineralization in situ. Caries Res. 39：157～160, 2005
(42) 中垣晴男ほか：生検によるエナメル質溶解性測定の有用性―う蝕増量との関係、口腔衛生会誌、三八：一九～二六、一九八八
(43) 中垣晴男ほか：生検によるエナメル質溶解性測定の有用性―各種のう蝕活動性試験との比較、口腔衛生会誌、三八：二七～三九、一九八八
(44) 外山敦史：フッ化物洗口がう蝕活動性試験の評価に及ぼす影響、口腔衛生会誌、四九：三六五～三八三、一九九九
(45) Stephan. RM.：Changes in hydrogen-ion concentration on tooth surfaces and in dental carious lesions. JADA. 27：718～723, 1940
(46) 篠宮真琴：食品の歯垢 pH の及ぼす影響とその個体差に関する研究　第三編　個体の型別分類、口腔衛生会誌、三二：三四〇～三五一、一九八二
(47) 花木雅洋：グルコース・クリアランスの歯面別研究、口腔衛生会誌、四二：三二四～三三二、一九九二
(48) Hanaki. M. et al.：Glucose clearance from different surfaces of human central incisors and first molars. Archs oral Biol. 38：479～482, 1993
(49) Maruyama. S. et al.：Glucose clearance on the surfaces of primary teeth in 3- and 4-year-old children. Archs oral Biol. 40：783～787, 1995
(50) Isogai. A. et al.：Use of fluoridated dentifrice and glucose retention at the approximal areas of anterior teeth. J Dent Child. 68：42～46, 2001
(51) 篠宮真琴ほか：市販食品中のシュークロース含有量測定に関する一つの試み（Ⅰ）炭酸飲料中の糖量、

愛院大歯誌、一七：一九～二六、一九七九
(52) 篠宮真琴ほか：市販食品中のシュークロース含有量測定に関する一つの試み（Ⅱ）シュガーアナライザーによる測定、愛院大歯誌、二〇：一七一～一一〇、一九八二
(53) 篠宮真琴ほか：市販主要飲料中含糖量の動向、口腔衛生会誌、三七：七二～七三、一九八七
(54) 篠宮真琴ほか：異性化糖ひとくちメモ、日本口腔衛生学会東海地方会ニュース、一二：一三、一九八七
(55) Inukai, J. et al.: Recent trend in sugar content and pH in contemporary soft drinks, J Dent Child, 78: 138～142, 2011

第三章　歯の健康づくりと地域活動

一　8020への支援手段（ルート）

「80歳になっても20歯以上の自分の歯を保とう」という8020運動は、一九八七年に愛知県豊田市の調査「めざそう80歳、欠損歯は10歯まで（8010）」から「保有歯を20歯以上に」に愛知県の委員会で変わり、一九八九年に厚生省の成人歯科保健対策検討会で取り上げられてから、「8020」（ハチマル・ニイマル）として全国的に展開されて今日に至っています。

8020運動は教育学でいう教育目標を明示したものと考えることもできます。「8020」という目標に到達する方法は教育課程（カリキュラム）といえます。登山で例えると、「8020」は、富士山か、槍ヶ岳登頂を目指すというものであり、登山する山が決まればその登山ルートが明示されなければ人々は登れません。そこで、実際8020に到達した人とそうでない人についての8020疫学調査から、成人のための8020に到達する道筋（ルート）、すなわちカリキュラムを示し支援することを考えました。愛知県の常滑市の調査をもとに、愛知県飛島村《とびしまむら》（図3－

愛知県飛島村の8020活動
さわやか活動1999開始
（H2ロケット“かぐや”村）

はやぶさ（小惑星探査機）
2003年5月9日打上げ
2005年9月12日小惑星イトカワ軟着陸　サンプル採取
2010年6月13日地球に帰還

かぐや（月周回衛星）
2007年9月14日打ち上げ

みちびき（準天頂衛生）
2010年9月13日打ち上げ開始

はやぶさ2（小惑星探査機）
2014年12月3日打ち上げ
2018年8月3日リュウグウ到着

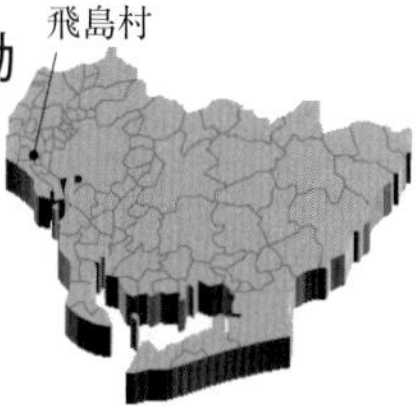

面積	**22.42km²**
世帯数	**1,554世帯**
人口	**4,604人（2017）**
	65歳－28.3%

図3-1　愛知県飛島村の位置、人口とロケット産業（日本のH2ロケット製作会社あり）

1）の住民を対象に8020到達をめざす「歯の健康づくり得点」の開発を行うことにしました。

愛知県内、および常滑市で80歳で20歯以上保有する人とそうでない人（対照）に訪問インタビューすることによって、歯の保有のためにどのような因子、すなわち、生活習慣や態度が関係していたか疫学的調査が行われました[1]。そして、80歳で20歯以上保有している人は、そうでない人に比べ次のような特徴があることが明らかになりました。

①両親のしつけが厳しかった
②歯肉が腫れることが少なかった
③歯の治療を早めに受けた

④かかりつけの歯科医院があった
⑤甘い物を食べないよう心がけた
⑥タバコをすわなかった

さらに、80歳の現在、

⑦摂取食事カロリーが少なめ
⑧摂取食品数が多い
⑨魚と野菜が多い

などがあげられました。

そこで、8020を実現するため「歯の健康づくり得点」（飛島村通称「さわやか得点」）が愛知県の飛島村の住民七七七名を対象として考案されました。調査で抽出された事項を基にして飛島村調査票を作成し、実際の口腔内診査による歯数と質問事項との関係を数量化という方法を用いて点数化を行い、その結果できあがったのが「歯の健康づくり得点」[2,3]の質問票（図3-2）です。さらに、この「歯の健康づくり得点」を6カ月毎に自らチェックできる手帳「飛島村8020歯のさわやか手帳」[4]（図3-3）を作成し、二〇〇一年より住民健康診査等で配布、セルフチェックをするシステムが開始されました（図3-4）。

本人用

歯の健康づくり得点

NO. ＿＿＿＿＿＿

氏名＿＿＿＿＿＿＿＿＿＿　性別　男・女

生年月日＿＿年＿＿月＿＿日生（＿＿歳）　実施年月日＿＿年＿＿月＿＿日

質問に対する答えの点数を○で囲んで下さい。

項　目	はい	いいえ
歯ぐきが腫れることがありますか	0	4
歯がしみることがありますか	0	3
間食をよくしますか	0	3
趣味がありますか	3	0
かかりつけの歯医者さんはいますか	2	0
歯の治療は早めに受けるようにしていますか	1	0
歯ぐきから血が出ることがありますか	0	1
歯磨きを1日2回以上していますか	1	0
自分の歯ブラシがありますか	1	0
たばこを吸いますか	0	1

合　計　（　　）＋（　　）＝（　　）点

○で囲んだ数字をたしてください。

16点以上

現在のあなたは歯の健康にとって良い生活をしており、また歯も健康のようです。さらに向上を目指しましょう。0点の項目をなくすようにしましょう。

11～15点

あなたの歯の状態および生活習慣は、歯の健康にとって問題がおきやすくなっています。生活習慣を見直し健康な歯を守りましょう。0点の項目をなくすようにしましょう。

10点以下

今の歯の状態および生活習慣は、歯の健康にとって問題があります。歯医者さんのアドバイスをうけ、生活習慣を見直しましょう。0点の項目を減らすようにしましょう。

愛知学院大学歯学部口腔衛生学講座

図 3-2　歯の健康づくり得点の質問票（森田 2000、Morita et al. 2008）[2,3]

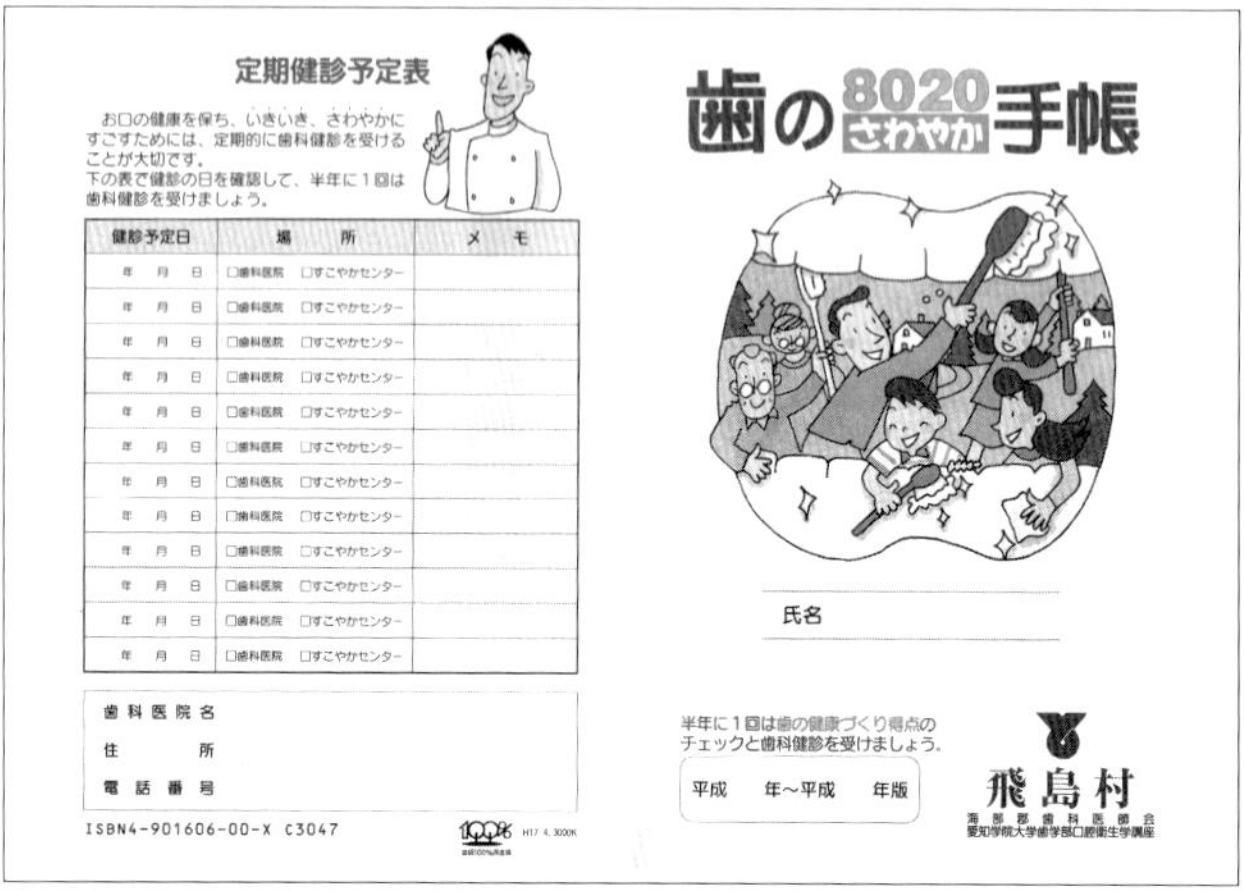
定期健診予定表
お口の健康を保ち、いきいき、さわやかにすごすためには、定期的に歯科健診を受けることが大切です。
下の表で健診の日を確認して、半年に１回は歯科健診を受けましょう。
健診予定日
場　所
メ　モ
年　月　日
□歯科医院　□すこやかセンター
歯科医院名
住　所
電話番号
ISBN4-901606-00-X C3047
歯の8020さわやか手帳
氏名
半年に１回は歯の健康づくり得点のチェックと歯科健診を受けましょう。
平成　年～平成　年版
飛島村
海部郡歯科医師会
愛知学院大学歯学部口腔衛生学講座

図 3-3　「歯の 8020 さわやか手帳（飛島村）」（熊谷法子ら、2003）[4]

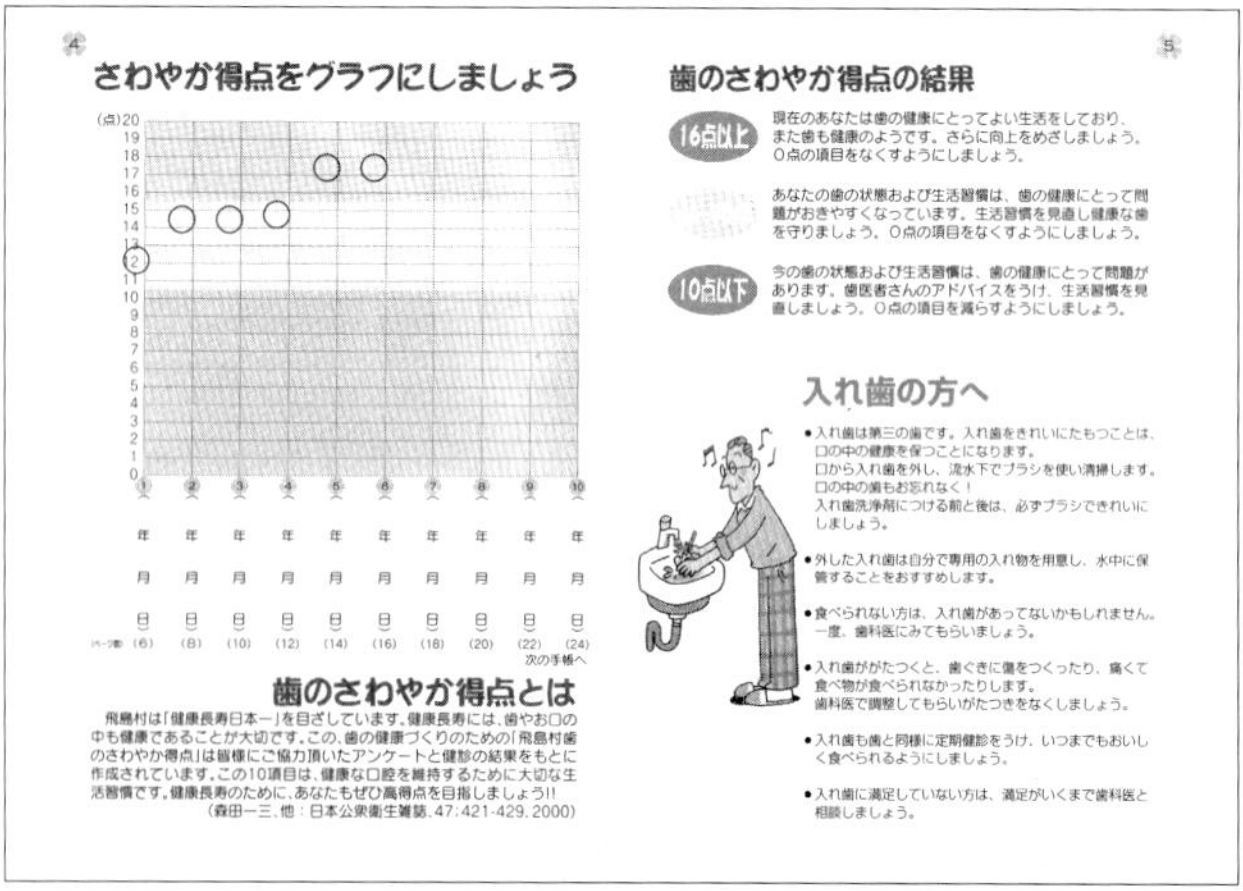

図 3-4　歯の健康づくり（歯のさわやか）手帳へのセルフチェック記録（熊谷法子ら、2003）[4]

二　住民の歯の健康づくりと支援方法の費用効果

生活習慣が健康づくりに大切であることは、一九六五年より米国のカリフォルニア州のアラメダ地区住民を長期に追跡しているブレスローら[5]の一連の研究で明らかとなっています。七つの習慣（①7〜8時間の睡眠、②規則正しく朝食を摂る、③間食を摂らない、④身体的な運動、⑤アルコールは少量か、摂らない、⑥全く喫煙しない、⑦中程度の体重）と社会的活動をしている人は、そうでない人に比べて長寿であることが明らかにされています。

一九九九年飛島村での歯の健康づくり得点の8年間の追跡結果[6]がどのようであったかみてみましょう。住民健診の歯科健康診査受診者のうち、一九九九〜二〇〇一年のベースライン（以下BL）時に1歯以上保有し、歯の健康づくり得点に回答した者五四一名（男性二四六名、女性二九五名）について追跡観察しました。BL時の歯の健康づくり得点数と8年後の歯の喪失の予測性について、性・年代別に相対危険度（RR）とその95％信頼区間（CI）、また寄与危険度（AR）について点数による歯の喪失リスクの差を調べました。[6]その結果が**図3－5**です。図左は喪失歯のありなしで、図右は2歯喪失を予測した結果です。図左では、1歯以上歯をなくした人と歯をなくさなかった人についてみると、歯の健康づくり得点が16点以上の人に比べ、15点以下の人は1・09倍、10点以下だと1・21倍喪失するリスク（相対危険度：

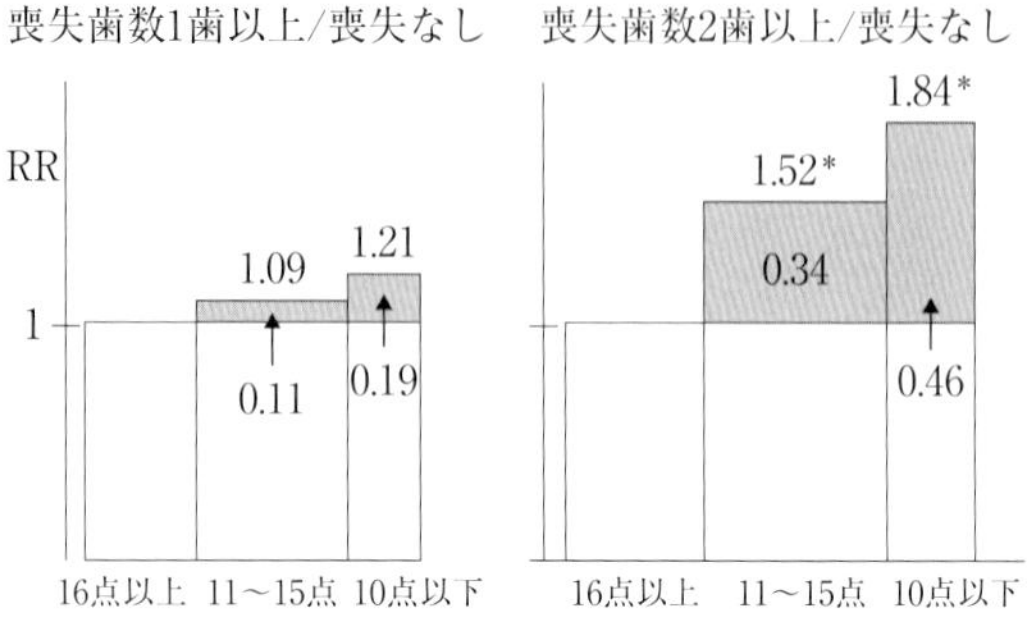

図 3-5 ベースラインの歯の健康づくり得点数と8年後の歯の喪失の相対危険RR（図中の上の数字）および寄与危険AR（図中の下の数字）（熊谷法子ら、2010）(6)

RR。図では上の数字、1は同じで差がない、1を超えると何倍リスクがあるか）が高かったことを示します。同様に、図右では2歯以上喪失した人と、喪失歯が1歯か0であった人で、歯の健康づくり得点が16点以上の人に比べ、15点以下の人は1・52倍、10点以下だと1・84倍であることを示しています。なお、図中下の数字は、歯の健康づくり得点がある点以上に比べ、その点数未満は喪失歯数の差がどのくらいかを示します（AR、図では下の数字）。ありなしでは0・11歯、0・19歯、2歯以上とでは、0・34歯、もしくは0・46歯喪失が多い結果でした。以上から、歯の健康づくり得点16点以上を守ることにより、歯の保有や8020のために有用であると立証できました。

さらに、住民への働きかけの効果と費用効果分

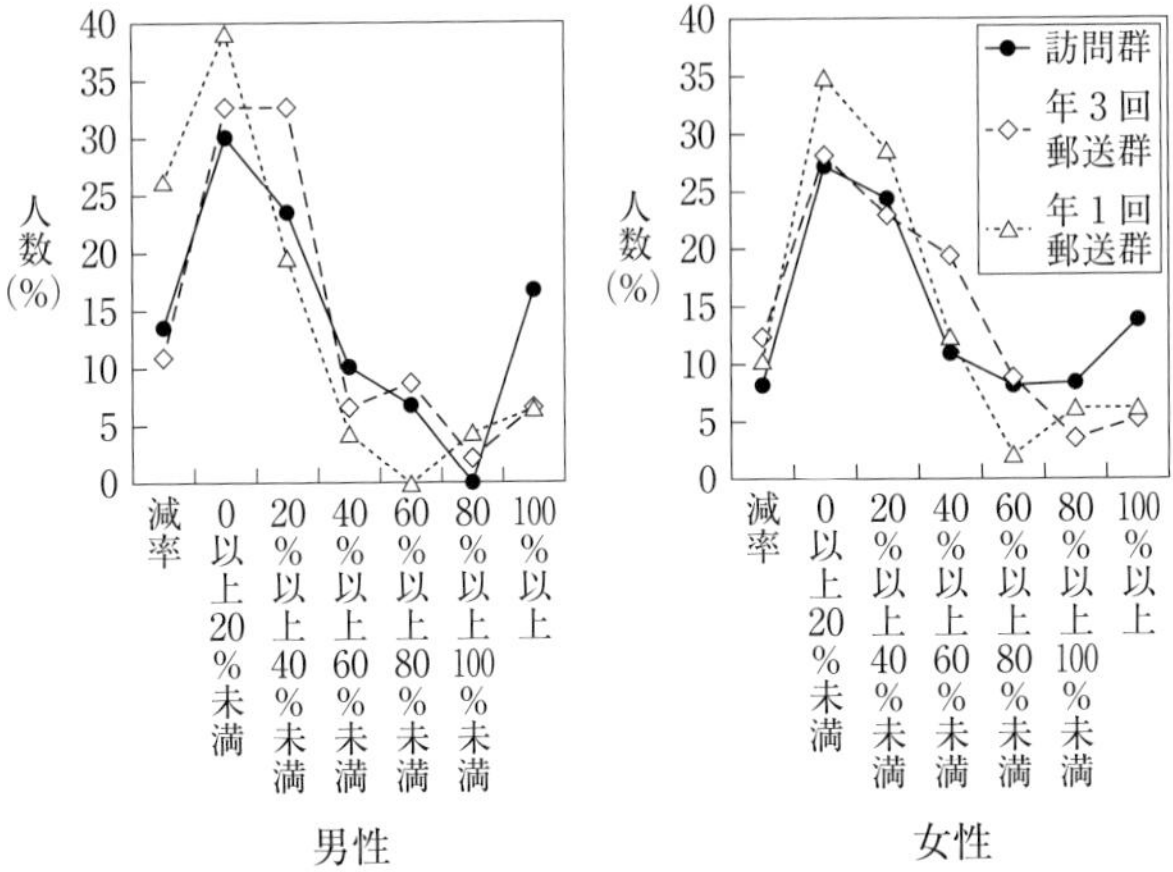

図 3-6　歯の健康づくり得点の増加率別の人数（%）（榊原康人ら、2009）[7]

析も行われています[7]。飛島村の住民ついて、歯の健康づくり得点が5年後の住民の歯の喪失の予測性、および歯の健康づくり得点が15点以下を対象として、歯科衛生士による訪問指導とリーフレット郵送による保健指導による介入研究と費用効果分析を行ったのです。歯の健康づくり得点が目標値16点未満である15点以下の地域住民を対象として、歯科衛生士訪問、リーフレット年三回送付、およびリーフレット年一回送付の三種の方法で介入を行ったのです。その結果、歯科衛生士による訪問指導はリーフレットの郵送よりも一層効果があり、歯の健康づくり得点の増加率が高かった。一方、リーフレットの郵送に関しては同一期間中に多数回の郵送を行う方が、少ない回数の郵送よりも点数を向上させる効果が高くなる。費用効果では、リーフレット頻回郵送が最も優れているという結論が得られています（図3-6）。

愛知県の「健康日本21あいち計画」および三重県の「ヘルシーピープルみえ21」に「歯の健康づくり得点16点以上の者の割合」をそれぞれ二〇一〇年56％以上、73％以上にするという目標値が取り入れられました。住民の健康づくりにおいて、歯の健康づくり得点は8020（目標）へ到達する道（ルート）を示していると考えています。

三　児童・生徒の歯の健康づくりと方法

岐阜県T市で一九九九年の市内の全小学校13校の児童八、〇〇〇名と全中学校8校の生徒四、〇〇〇名、合計一万二、〇〇〇名の児童生徒について調査が行われました(8)。その主な結果は次のようでした。

①「朝ごはんを食べる」は、中学三年生94・7〜96・4％、「毎日、テレビを二時間以上見る」は、小学一年生では42・3〜40・7％でした。

②「寝る前に歯をみがく」は、小学一年生91・4〜92・6％、小学六年生82・1〜89・8％、中学三年生84・1〜91・9％でした。

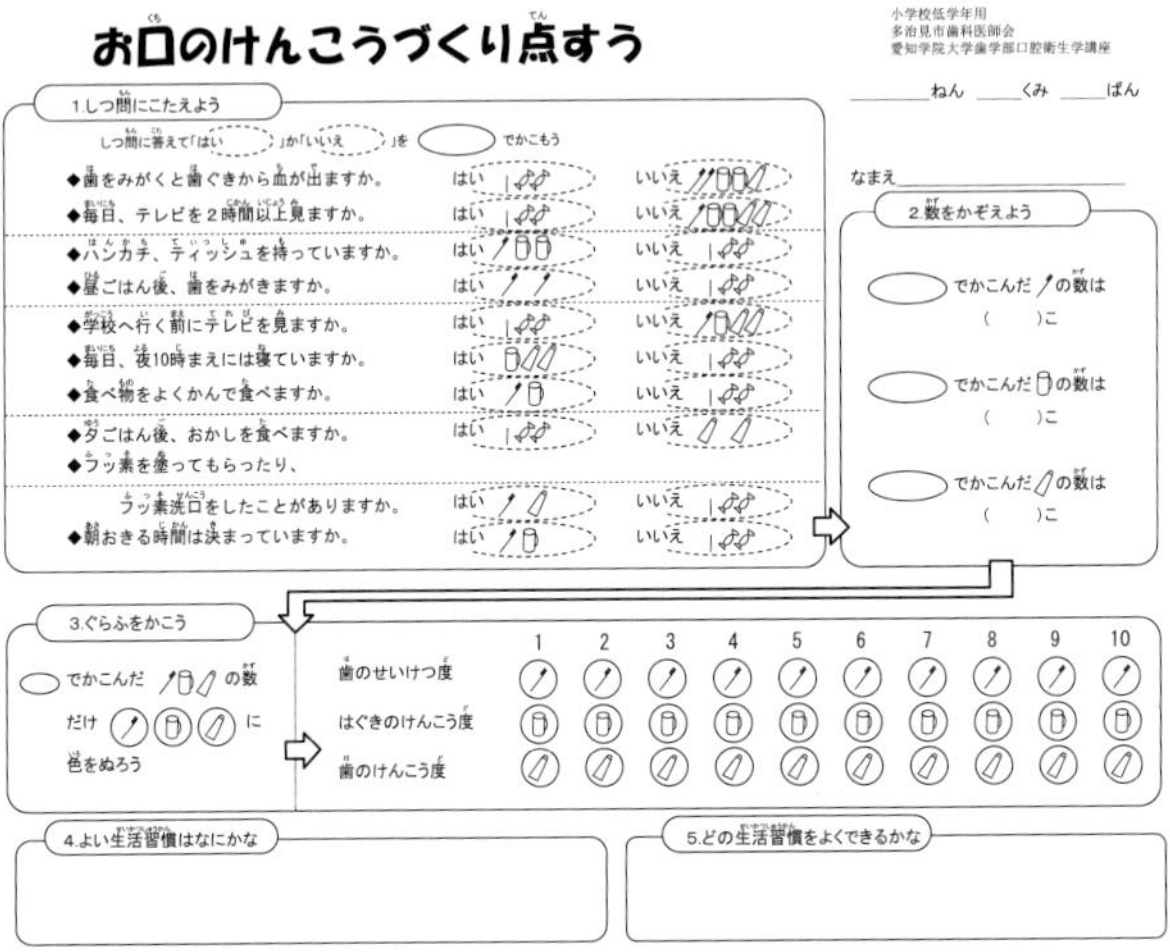

お口のけんこうづくり点すう

小学校低学年用
多治見市歯科医師会
愛知学院大学歯学部口腔衛生学講座

＿＿ねん　＿＿くみ　＿＿ばん

なまえ＿＿＿＿＿＿

1.しつ問にこたえよう

しつ問に答えて「はい」か「いいえ」を○でかこもう

◆歯をみがくと歯ぐきから血が出ますか。　はい　いいえ
◆毎日、テレビを２時間以上見ますか。　はい　いいえ
◆ハンカチ、ティッシュを持っていますか。　はい　いいえ
◆昼ごはん後、歯をみがきますか。　はい　いいえ
◆学校へ行く前にテレビを見ますか。　はい　いいえ
◆毎日、夜10時まえには寝ていますか。　はい　いいえ
◆食べ物をよくかんで食べますか。　はい　いいえ
◆夕ごはん後、おかしを食べますか。　はい　いいえ
◆フッ素を塗ってもらったり、フッ素洗口をしたことがありますか。　はい　いいえ
◆朝おきる時間は決まっていますか。　はい　いいえ

2.数をかぞえよう

でかこんだ　の数は（　）こ
でかこんだ　の数は（　）こ
でかこんだ　の数は（　）こ

3.ぐらふをかこう

でかこんだ　の数だけ　に色をぬろう

	1	2	3	4	5	6	7	8	9	10
歯のせいけつ度										
はぐきのけんこう度										
歯のけんこう度										

4.よい生活習慣はなにかな

5.どの生活習慣をよくできるかな

図3-7　お口のけんこうづくり点すう（小学校低学年用）（各務和宏ら、2006）(9)

③「小学生は毎日夜10時前、中学生は夜12時前に寝るか」は、小学一年生93・4〜94・3％の児童が10時前に就寝していましたが、学年の上昇とともに割合が下がっていきました。中学校一年生では88・2〜91・2％の生徒が12時前に就寝していましたが、学年の上昇とともに割合が下がりました。

　前述した全小中学校を対象に、歯と口の健康および生活習慣に関する調査結果と歯科検診より得られたう蝕、歯肉、歯垢の状態の結果の関係を調査し、歯や口腔に関連する生活習慣を抽出した「お口の健康づくり点数票」が作成されました（**図3-7・3-8**）(9)。それらは、歯・口腔

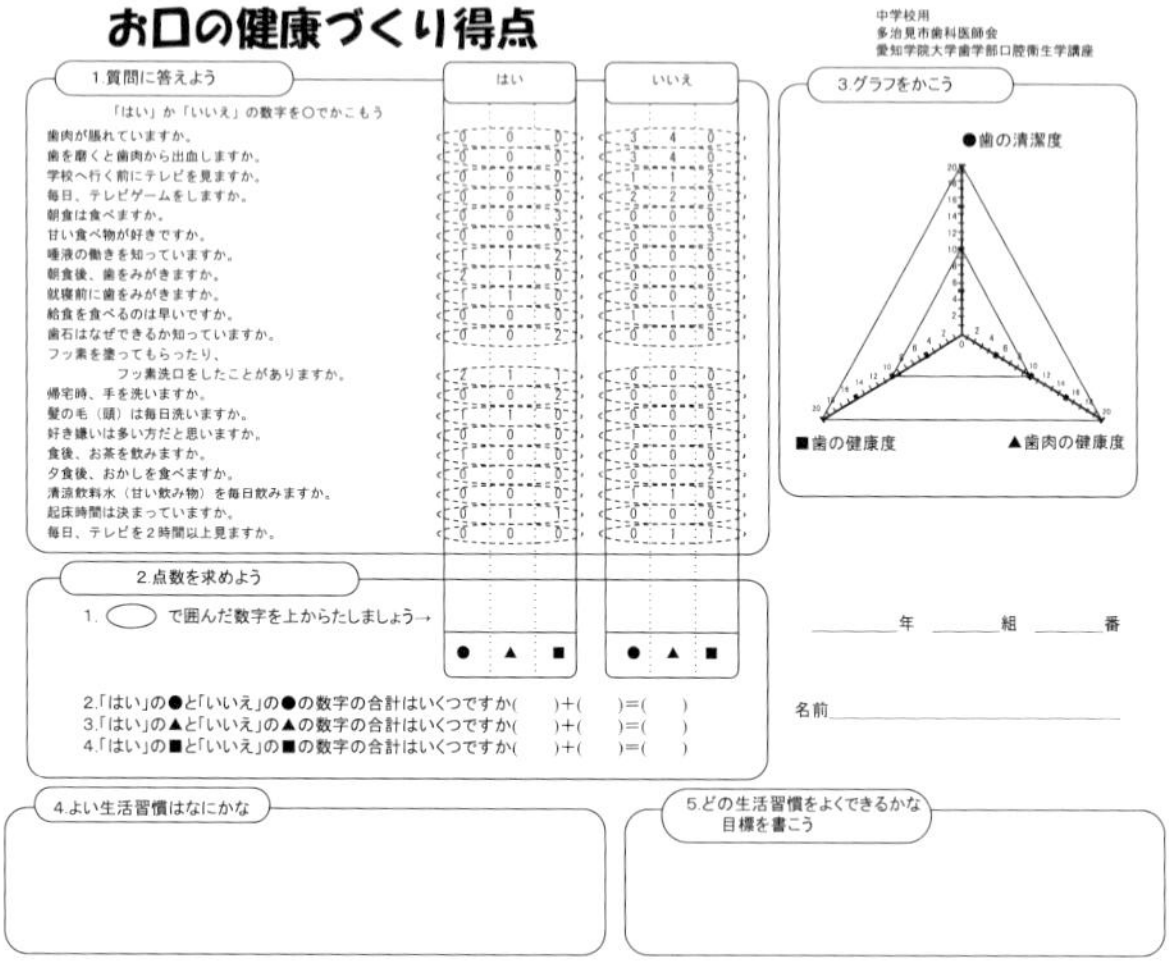

図 3-8　お口の健康づくり得点（中学生用）（各務和宏ら、2006）[9]

の健康に関連する10から20項目の生活習慣からなるセルフチェック票であり、それぞれの項目に歯・口腔の健康に関連して重みづけされた得点が示され、歯の健康度（う蝕にならない健康度）、歯肉の健康度、および歯の清潔度について20点満点で生活習慣を評価するものです。このチェック票は児童・生徒が自ら、歯・口腔の健康が生活習慣と密接に関連していることを知り、自分の生活習慣を省みることを目的としています。歯・口腔の健康を守るためには歯・口腔のことだけではなく、生活習慣や全身の健康についても考え、学習することをすすめるものです。

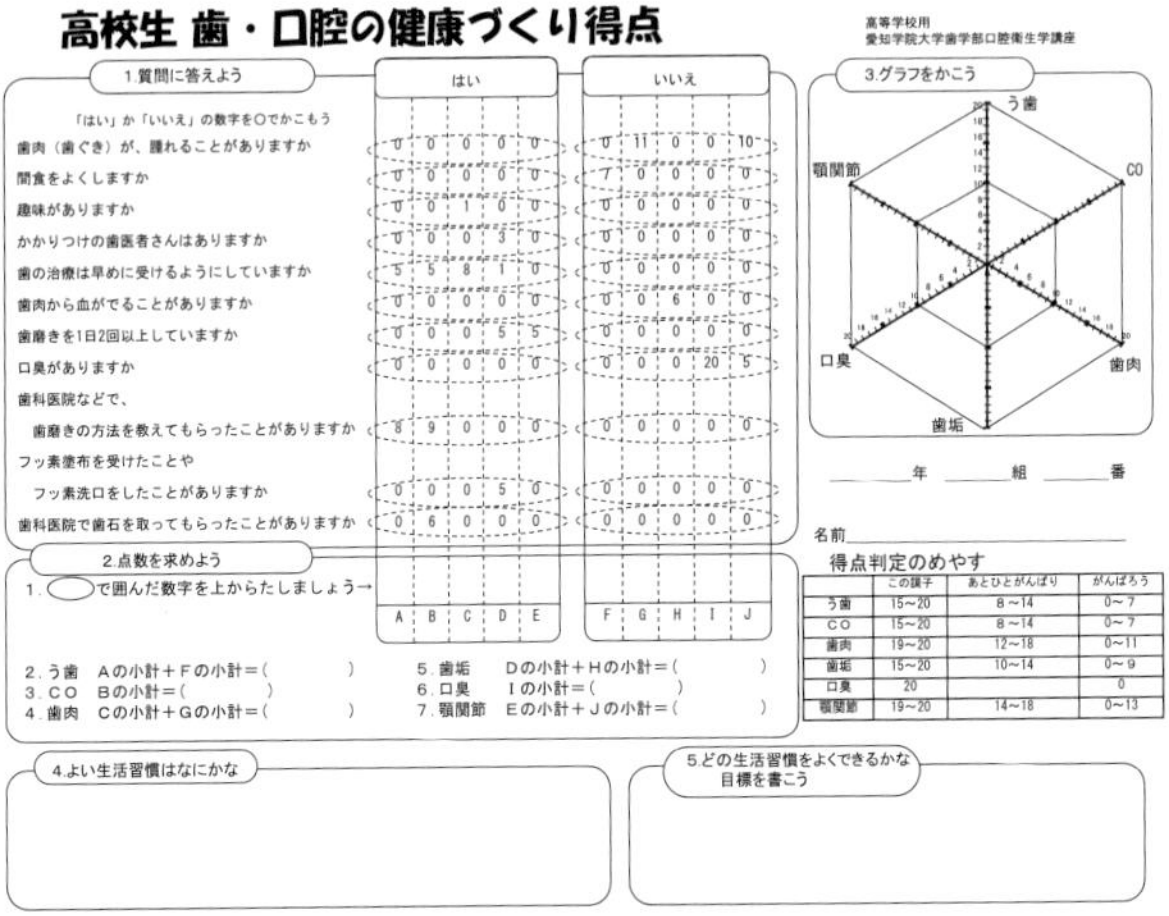

図 3-9　高校生 歯・口腔の健康づくり得点（高等学校用）（外山恵子ら、2007）[10]

小中学校の「お口の健康づくり得点」をモデルに、現場の養護教諭の先生が、う歯、CO、歯肉・歯周、歯垢、口臭、不正咬合・顎関節の6つの指標からなる、高校生用「歯・口腔の健康づくり得点」（**図3-9**）を作成しました。[10] 高校生において、口腔扁平上皮がんや子宮頸がんと関係が深いといわれている、ヒトパピローマウイルス（HPV）の口腔内での保有率と生活習慣を追跡調査し、ある高校の一年生は28%がHPVを保有していること、さらに歯垢指数が高い、歯肉炎ありだとその保有率が高いという傾向がありました。HPV保有、すなわちウイルス感染症は、歯や口腔の健康を守ることで予防管理できる可能性を示すものとして、大切な情報であると思います。さら7つの質問による幼稚園児用の「歯《は》のけんこうつくり得点《とくてん》」版も作成されました[11]。

生活習慣が幼児期から学童期、生徒期、そして思春期（学生期）にかけて形成定着し、成人期で維持されていくという、ライフコース（人生の流れ）という視点から注目されています[12、13]。8020調査で、生涯にわたる健康づくりや生活習慣づくりに活用されているということが明らかになり、ここで述べた「お口の健康づくり得点」は、8020（目標）に達成するためのルート（方法論）の例として提案できたと考えています。

四　児童・生徒の歯の健康づくりと生活習慣

ここでは、歯や口腔の健康と一般の生活習慣がいかに関係しているかを述べてみたいと思います。

T市のある小学校の児童、全三年生を対象とし、う蝕経験の有無と生活習慣、および朝の支度時間（起床から登校するまでの時間）の関係を調べました[14]。

まず、う蝕経験歯数の有無と生活習慣とで、「休み時間、外で元気に遊びましたか」について「遊べなかった」と回答した児童は、「遊んだ」と回答した児童に比べ、男女で4倍（オッ

表 3-1　生活習慣とう蝕（経験）歯数との関連

質問	よい回答	有意性（p 値）		
		男子	女子	合計
朝、歯磨きをしましたか	はい	NS	NS	NS
休み時間外で元気に遊びましたか	はい	0.032	0.015	0.001
ハンカチを持っていますか	はい	NS	NS	NS
昼、歯磨きをしましたか	はい	NS	NS	NS
塾・習い事に行きましたか	はい	NS	NS	NS
テレビをみた	いいえ	NS	0.032	NS
勉強をしましたか	はい	NS	NS	NS
入浴しましたか	はい	NS	NS	NS
夜、歯磨きをしましたか	はい	NS	NS	NS

Mann-Whitney 検定　　NS：not significant（p＞0.05）（中島伸広ら、2008）[14]

ズ比３・95、信頼区間１・79～８・72）う蝕経験者が多かった。女子では、「テレビをみた」と回答した児童は、「みなかった」と回答した児童と比べ、約５倍（オッズ比５・23、信頼区間１・12～24・35）であったとしている（**表３－１**）[14]。

ここで注目したいのは、「歯磨きする」生活習慣が関係なかったことです。この論文が掲載された雑誌は、「う蝕の経験リスクと歯磨きの有無とは関係がなかった」という結果に対して、ある査読者から「歯磨きの有無とう蝕経験が関係ないというのは疑問があり、歯磨きがう蝕予防に効果があるという論文が引用されていなくて、論文検索も不完全だ」と指摘をされました。

それに対して、フッ化物洗口未実施校であること、フッ化物配合歯磨剤市販率が90％に達して

表 3-2　う蝕（経験）と時間に関する生活習慣

項　　目	う蝕経験の有意性 (p値)[a]			う蝕経験歯数の相関係数[b]		
	男子	女子	男女	男子	女子	男女
起床時刻	NS	NS	NS	−0.15	−0.01	−0.09
朝の支度に要した時間	NS	NS	0.045	0.15	0.15	0.16*
就寝時刻	NS	NS	NS	−0.02	−0.06	−0.05
睡眠時間	NS	NS	NS	−0.02	0.08	0.04

a：Mann-Whitney 検定　　b：Spearman の順位相関係数
NS：not significant（p＞0.05）　　*：p＜0.05（中島伸広ら、2008）[14]

いないこと、フッ化物の作用機序などを説明し、本結果はあり得ると反論し、数回やりとりして、最終的には受理されました。学校保健関係者には「歯磨き」と「う蝕経験」とは密接に関係しているという常識が普及していること、う蝕の予防には歯垢除去だけでなく、フッ化物応用や間食の代替え甘味料摂取のバランスが大切という近年の知見が一般化していなかったのではないでしょうか。

次に、起床時間、朝の支度に要した時間、就寝時間、および睡眠時間の4つとう蝕経験歯数との関係では、朝の支度に要した時間が関連していることが判りました（**表3-2**）[14]。生活リズムの指標として、朝の支度時間（起床から登校するまでに要した時間）を取り上げ、う蝕経験の有無との関係が調べられました。その結果、朝の支度時間が34分以上群は33分以下群に比べ、う蝕（う蝕経験）のある者が多かったということ、また、反対に33分以下群では極端に時間の短い児童はう蝕リスクが高かったという興味ある結果を得ています。朝の支度に要した時間が33分以下と34分以上の2つのグループと生活習慣の間には、「テレビをみた」が関係していました。また、「昼、歯磨きをしましたか」も関係していました。そして、33分以下群の児童は34分以上群の児童に比べ起床時刻が遅かったのです。朝の支度に要した時間が33分以下の群に限ると、う蝕（経験）歯数と朝の支度に要した時間とは負の相関（相関係数 r＝－0.311；p＜0.1）で、より短い支度時間はう蝕経験歯数の増加と関連していました。

さらに、中学校の「お口の健康づくり得点」を使用して、T市内の2校の中学校、一年生から三年生までの生徒を対象に実力試験成績と生活習慣の関係の調査が行われました[15]。学力の指標として、実力試験の総合点を用い、学力区分上位75％と下位25％の二群に分けてオッズ比で調べられました。その結果、朝の支度時間が41分以上、勉強時間1時間30分以下の者、2時間31分以上テレビを視聴する者は有意に学力が下位25％となっていました。また、教科書やノートを学校に置いたままにしている者は、オッズ比3.5で有意に学力が下位25％となっていました。また、「学習塾に通わない者」、「夜食を食べた者」、「就寝前の歯磨きをしなかった者」は、オッズ比で有意に学力が下位25％となっていました。お口の健康づくり得点の歯の健康度、歯肉の健康度、歯の清潔度の三つのうち、学力により有意に平均値に差がみられたものは、歯の健康度（う蝕にならない健康度）であったというのです。歯の健康に関する生活習慣も成績に関連しているという結果でこれも興味がひかれます。

歯や口腔の健康づくりは、共通した生活習慣病リスクの一つと考え、関連教員や職種と連携をとり対応するという視点が大切といえます。この共通した生活習慣病リスクについてはまた次の高校生のところでも述べます。

五　高校生の生活習慣とＨＰＶの保有率

小学生、中学生および高校生の生活習慣と歯・口腔の健康には関係があることは既に述べましたが、実は、高校生の調査ではそれと同時に、ＨＰＶの保有率も一緒に調べ、生活習慣とそのウイルスの保有率に関係があるという興味ある結果が得られましたので、述べたいと思います。

高校生が自らセルフチェックすることで、歯・口腔の健康づくりを行うことができる「高校生　歯・口腔の健康づくり得点」[11]を開発したことはすでに述べました。一般に高齢者において、口腔が不潔であるとインフルエンザの罹患率が高いと報告され注目されているので、高

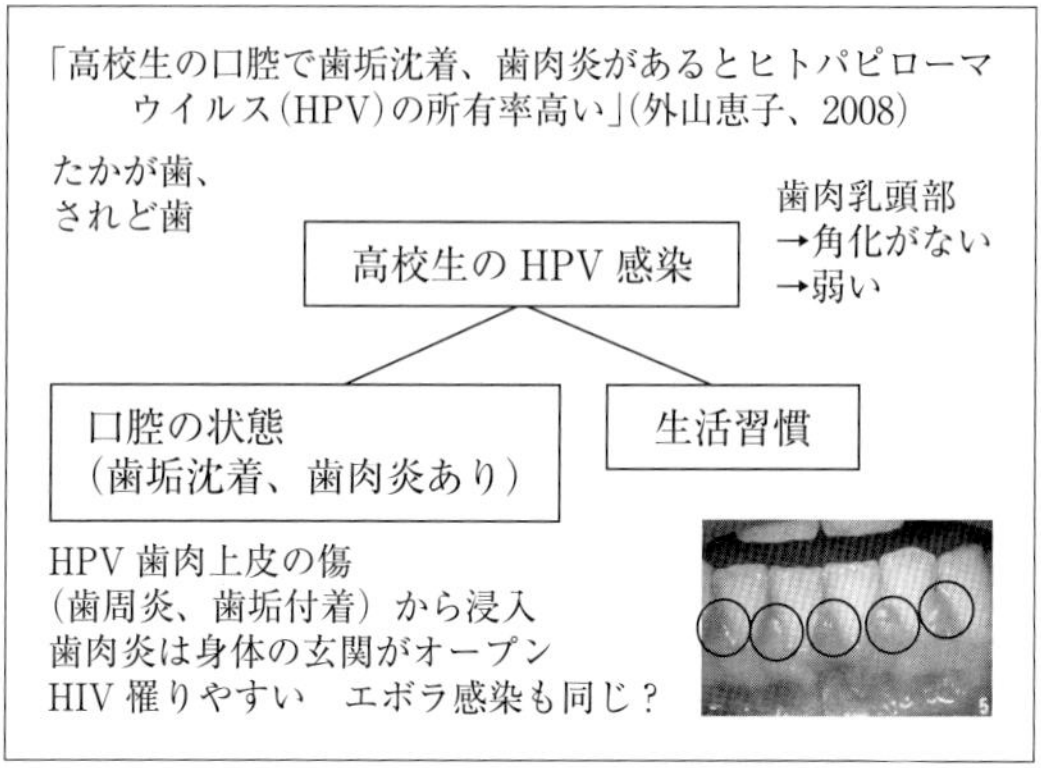

図 3-10　高校生の口腔清掃状態不良や歯肉炎は、歯肉上皮が傷という形で、ウイルスの侵入口となり、口腔がん発症と関連があるとされています。（外山恵子ら、2008）[16]

校生においても、口腔の不潔、すなわち、口腔衛生状況とウイルス保有との関係があるのではと考え、HPV保有率を調べることにしました。HPVの保有の有無と口腔衛生状況の指標として歯垢沈着の指標（ベイ指数、Bay Index）との関連について、高校生における歯・口腔の健康と生活習慣との関連をウイルス感染という点から調べました（**図3-10**[16]）。

HPVとはどんなウイルスでしょうか。厚生労働省のホームページ[17]では「ヒトパピローマウイルスは、性経験のある女性であれば50%以上が生涯で一度は感染するとされている一般的なウイルスとされています。子宮頸がんを始め、肛門がん、膣がんなどのがんや尖圭コンジローマ等多くの病気の発生に関わっていることが判ってきました。特に、近年若い女性の子宮頸がん罹患が増えていることもあり、問題視されているウイルスです。長い間排除されずに感染したままでいると子宮頸がんが発生すると考えられています。ワクチン接種により、ワクチンが対象としているウイルスによるがんの前段階の病変への罹患リスクを90％以上減らすことができると報告されております[17]」とあります。ＨＰＶと口腔疾患との関係を研究している愛知学院大学歯学部の前田初彦教授（口腔病理学）は、「ＨＰＶの型は一〇〇以上あり、口腔の病変と関連があるタイプは25種で、口腔領域の癌との関連が示唆されているタイプは、ＨＰＶ-16、18、33、38などであり特にＨＰＶ-16についての報告が多い。口腔癌の発生にもＨＰＶ-16が子宮頸部癌と同様に何らかの関与をしていると推測されている。口腔でのＨＰＶの感染様式についてはほとんど分かっていないが、最近、ＨＰＶ感染の貯蔵所として歯と歯肉との接合部（接合上皮）が注目されている[16]」と述べています。

そこで、高校生について、ＨＰＶの口腔内での保有率と歯や口腔の状態や生活習慣を追跡調査し、一年生は28％が保有していること、さらに口腔清掃状態が悪い（歯垢の指数が高い）、あるいは歯肉炎があると、その保有率が高いという結果でした。口腔清掃状態の改善により口腔でのＨＰＶ保有が減少することから、口腔の衛生状態がＨＰＶ保有に関連することが判

表 3-3　高校 1 年時の口腔清掃状態と HPV 保有と学年推移

n＝99

	口腔の衛生状態	1 年時	2 年時		3 年時	
			HPV 陽性	HPV 陰性	HPV 陽性	HPV 陰性
1 年時 HPV 陰性	悪　い	23**1)	7	35	14**3)	9
	良　い	49	2	28	6	43
	計	72	9	63	20	52
1 年時 HPV 陽性	悪　い	18	21	1	12*2)	6
	良　い	9	3	2	2	7
	計	27	24	3	14	13

（外山恵子ら、2008）[16]

1）1 年時口腔の衛生状態の悪い者と良い者で、HPV 保有の割合に差があることの χ^2 検定
2）1 年時 HPV 陽性の者について、1 年時口腔の衛生状態が悪い場合と良い場合で 3 年時の HPV 保有の割合に差があることのフィッシャーの直接確率計算法
3）1 年時 HPV 陰性の者について、1 年時口腔の衛生状態が悪い場合と良い場合で 3 年時の HPV 保有の割合に差があることの χ^2 検定　$^{*}p<0.05$、$^{**}p<0.01$

りました。（一年時陰性でも口腔清掃状態が悪いと二、三年で陽性になる生徒が口腔清掃状態が良い生徒より増加し、反対に、一年時陽性でも口腔清掃状態が良いと、二、三年で陰性になる生徒が口腔清掃状態が悪い生徒より多かった）[17]（**表 3-3**）[16]。HPV保有、すなわちウイルス感染症は、歯や口腔の健康を保持することで予防管理ができるという可能性を示すものとして大切な情報と思います。インフルエンザの予防でも、口腔のケアなどで差が出ることや、南アフリ

カのエイズ感染と口腔疾患を研究している研究者が、口腔の清掃状態が良い人はエイズに罹りにくいと話していたのを思い出します。

歯や口腔の状態を良好に維持する生活習慣は、ひとりの歯科疾患の予防のみならず、全身的な疾患の予防に寄与することはユニバーシティ・カレッジ・ロンドン（ＵＣＬ）のシャイハム教授の共通の生活習慣病リスク[18、19]（211頁）の考え方が健康づくりに大切であることにつながります。

六　要保護児童の歯と口腔の健康づくりと生活習慣

虐待を受けている児童はう蝕を治療していなかったり、生活習慣に特徴がみられる場合があります。また、不適切な養育をされている児童では歯の健康度が低いという報告もあります。東京都が虐待児童と一般児童との比較を行い、永久歯の処置率が5倍以上異なるという報告は有名です。しかし、要保護児童と一般の児童について、口腔内状況と生活習慣を同時に調査した研究はほとんどありませんでした。

三重県では、次世代を担う子どもの心身の健全な発達に寄与する目的で、二〇〇四（平成一四）年に子どもを虐待から守る条例が制定されました。その取り組みのひとつとして、三重県歯科医師会、愛知学院大学の協力を得て、歯科検診で生活習慣と併せて質問し、要保護児童と一般児童とを比較調査し、[20]そこから、要保護児童（見守り児童）のスクリーニング指標を作成しています。[21]二〇一四（平成二六）年には、マニュアル「MIES+活用マニュアル～歯科の視点から子どもの見守り～」[22]を作成して、その有用性について検証事業をするに至っています。そのスクリーニング票も、前述した「お口の健康づくり得点」の延長上から作成されたものです。ここではその要保護児童と一般の児童生徒との生活習慣と口腔の状態、そしてそのスクリーニング法の内容についてお話しします。

まず、要保護児童の口腔状況と生活習慣が一般児童とどのように異なるかを明らかにするため、児童相談所の一時保護所に入所した小学生57名を対象に、小学校に通う児童を対照として調べられました。[21]その結果、要保護児童はいずれの学年においても永久歯のう蝕経験者率が高かったのです。要保護児童の永久歯の平均う蝕経験歯率および平均未処置率は高く、対照児童と差がありました（有意 $p<0.001$）。生活習慣では、対照児童に比べ、う蝕経験者率が高く、う蝕の処置率は低く、寝る前に歯磨きや手洗いなどの実施率が低いことが明らかになりました。それに引き続き、その同じ対象と対照について、ロジスティック回帰分析という手法を用いて分析し、生活習慣およびう蝕治療率の要保護児童との関連性を求め、偏相関

表 3-4　要保護児童スクリーニング指数（MIES：Maltreatment Index for Elementary Schoolchildren）

1-3 年生用

生活習慣のみ（MIES G1-3H）

項　　目	はい	いいえ
ねる前《まえ》に歯《は》をみがきますか。	3	0
6歳臼歯《さいきゅうし》が、かむことに大事《だいじ》な歯《は》であることを知《し》っていますか。	2	0
フッ素《そ》を塗《ぬ》ってもらったり、フッ素洗口《そせんこう》（フッ素《そ》のうがい）をしたことがありますか。	2	0
テレビゲーム以外《いがい》にすきなこと（趣味《しゅみ》）がありますか。	2	0
子《こ》どもの歯《は》と大人《おとな》の歯《は》の違《ちが》いがわかりますか。	1	0

生活習慣およびう蝕治療率（MIES G1-3HD）

項　　目	はい	いいえ
フッ素《そ》を塗《ぬ》ってもらったり、フッ素洗口《そせんこう》（フッ素《そ》のうがい）をしたことがありますか。	4	0
ねる前《まえ》に歯《は》をみがきますか。	3	0
外《そと》から帰《かえ》ると手《て》を洗《あら》いますか。	2	0
乳歯《にゅうし》で治療《ちりょう》した歯の数が治療していないむし歯の数より多いですか。	1	0

4-6 年生用

生活習慣のみ（MIES G4-6H）

項　　目	はい	いいえ
外から帰ると手を洗いますか。	4	0
朝ごはん後、歯をみがきますか。	3	0
ねる前に歯をみがきますか。	3	0

生活習慣およびう蝕治療率（MIES G4-6HD）

項　　目	はい	いいえ
ねる前に歯をみがきますか。	3	0
外から帰ると手を洗いますか。	2	0
永久歯で治療した歯の数が治療していないむし歯の数より多いですか。	5	0

5点以下の場合、要保護児の可能性ありとする（森田一三ら、2009）[21]

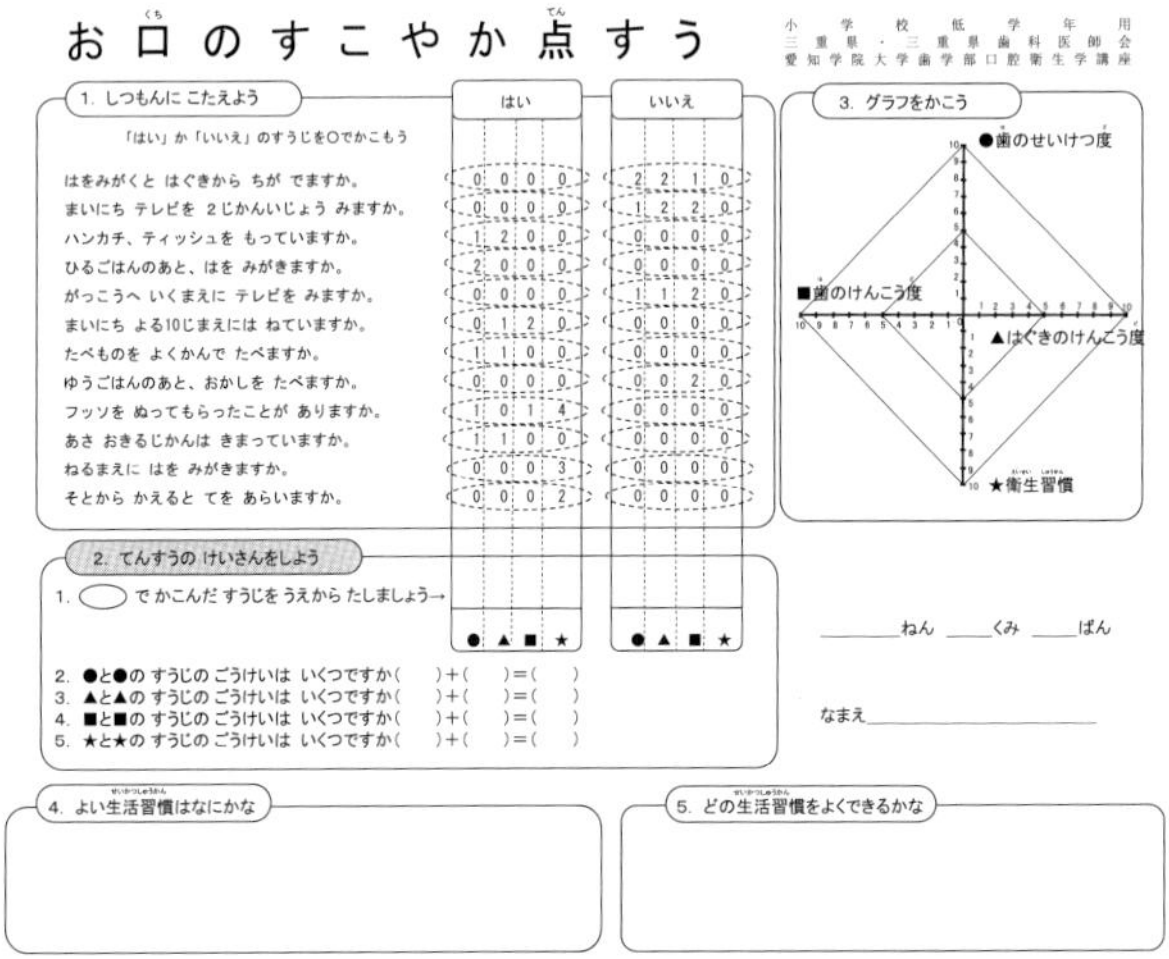

図 3-11　要保護児童用に開発されたお口の健康づくり得点（低学年用）（三重県歯科医師会 2014）[22]

係数からスコアを計算して、要保護児童のスクリーニング指数が作成されました[21]。

このスクリーニング指数（**表 3-4**）は児童自身が回答するもので、小学校低学年用と高学年用があります。要保護児童スクリーニング指数は生活習慣や口腔の状況から、虐待を受けている児童をスクリーニングするためのチェック票（**図 3-11**）です。お口の健康づくり得点の「フッ素を塗ってもらったことがありますか」「ねる前に歯をみがきますか」「朝おきる時間はきまっていますか」および「外から帰ると手を洗いますか」の4つの質問を

「衛生習慣」の軸として要保護児童の指標としています。

また、スクリーニング指数ではう蝕経験がある児童用とない児童用の2種類があります。う蝕経験について、低学年では乳歯の、高学年では永久歯の処置歯率を指標にするものです。う蝕罹患経験のある歯のうち、処置歯の割合を評価し、半数以上が治療されている状態をよい状態としています。歯の処置状況や生活習慣には得点がつけられていて、合計得点が5点以下になると虐待を受けている可能性が高くなるものです。

質問項目は口腔の健康や日常の生活についてたずねるもので、歯科健康診断や診療所で用いることのできる内容になっています。ただし、本指数のみで虐待の有無を判断することを勧めるものではありません。名古屋市（学校医歯科医会）では、この指数に「不自然さチェックシート」を加えて活用しています。

ここでお話しました要保護児童のスクリーニング指数と「お口のすこやか点すう」は、本来「しつけられるべき生活習慣がしつけられていない」という生活習慣に注目し、要保護児童の虐待を疑った時に、あるいはその身体症状が現れるのを予防するツールとして役に立つと考えています。

七　職業による歯の健康格差

日本にも職業別に歯の健康格差があるのか、職業格差について行われた研究から考えてみます。

名古屋市およびその近郊に勤務する20～69歳の男性産業従業員一、六〇〇名における職業分類（職種）と、歯の健康水準が調査されています（職種は厚生労働省の職業分類の9つから保安、農業漁業を除いた、①専門的・技術的職種、②管理的職業（会社団体の役員など）、③事務的職業、④生産工程・労務職業、⑤販売の職業、⑥サービスの職業、⑦運輸・通信の職業の7つに分類[23,24]）。

その結果、職種間に歯や歯周組織の健康状態に差がありました[23,24]。保有歯数は、年齢とともに減少しましたが、④は①～③⑤より少ない、⑤、⑥そして⑦の運輸・通信職種の順で減少しています。喪失歯数も①～④を除いて、⑤、⑥、⑦へと増加する傾向がありました。喪失歯の相対危険度も⑦は2.1倍となっています。中程度以上の歯周病者の相対危険度は、同様に①～④を除いて、増加していく傾向が認められました（**図3-12**）。そして、20歯以上（反対に19歯以下）保有するのは①を基準の1として相対危険度でみると、④が、0・6倍（同1・68倍）、⑥0・53（同1・88倍）、⑦0・32倍（同3・12倍）となっていました（**図3-13**）。

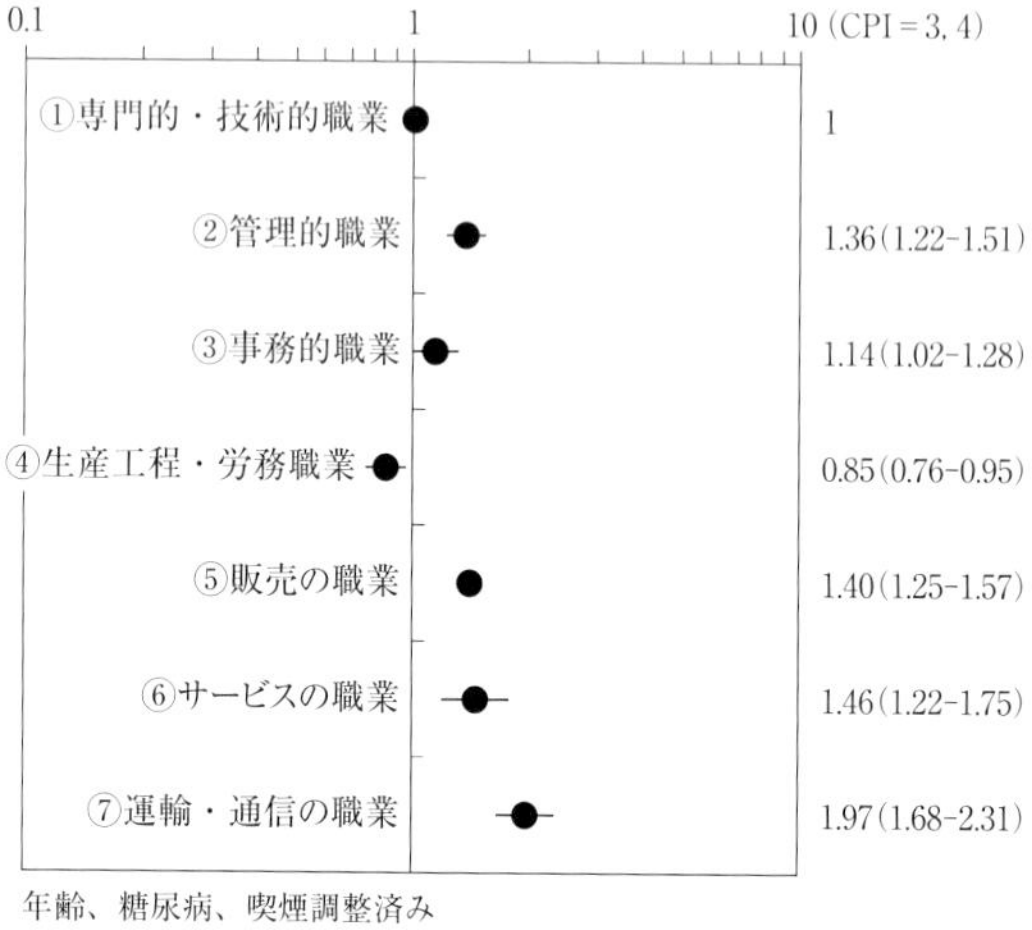

図 3-12　職種別中等度以上の歯周病の者のオッズ比 (Morita, et al, 2007)[24]

以上から、日本人の20～69歳の産業従業員において、はっきりと歯の健康水準(8020の状況)が職業分類に従って差があることがわかりました。

イギリスのマーモットは、日本人の平均寿命が長い理由として、日本ではイギリスに比べて所得の格差が少ないのが関係しているとしました[25]。しかし、日本は一九八〇年代までは人びとは貧富の差(格差)がなく、ほとんどの人が中流であるという意識を持っていましたが、それ以降は貧富の格差が拡大しています[26]。今後の日本の平均寿命や健康寿命の推移が気になります。というのは健康は社会的影響を受けるため、健康の格差は社会格

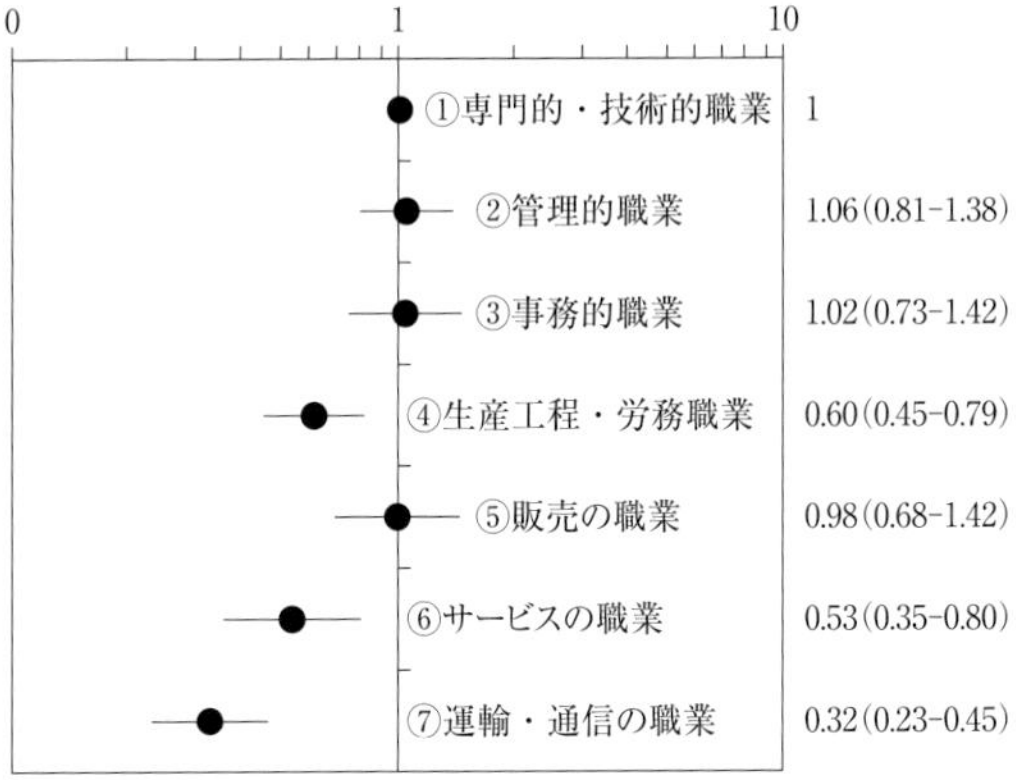

年齢調整済み

図 3-13　職種別保有歯数20歯以上のオッズ比（50、60歳）
（Morita, et al, 2007）[23]

差の反映であるとされているからです[27~30]。イギリスでは、健康格差は拡大し、所得の格差は解消していないという報告もあります[27]。

　このような健康の格差の縮小対策として、ノーマン・ダニエルズら[30]は次の四つを提案しています。すなわち、①幼児期の発達への投資、②妊婦への栄養プログラム、③労働環境の質的向上、および④所得格差の縮小です。

　健康の格差を考える時、私は次の二つのことを思います。一つは、一九七八年に出された有名なWHOのアルマ・アタ宣言の宣言文Ⅱの「人々の健康状態に関しては存在している大きな格差、特に先進国と開発途上国間の格差は、国内のそれと同様、政治的、社会的、経済的に容認できないものであり、それゆえすべての国に共通の関心事である」（大谷藤郎訳）という健康や医療の南北問題の解消を目指す宣言です。

もう一つは、アルマ・アタ宣言は世界の国々の健康政策づくりに影響を及ぼし、日本では珍しく迅速に国が対応し、発表年の一九七八年に「第一次国民健康づくり運動」が発表となったことです。

米国では、日本より1年遅く、翌一九八九年に「Healthy People」が発表されました。日本が、二〇〇〇年の第三次国民健康づくり運動（健康日本21）で「目標値」を参考にした、二〇〇〇年に発表された米国の「Healthy People 2010」には、二つの中心目標があげられました。[31]それは、「健康寿命の延伸」と「健康の格差（不均衡）解消」でした。日本は健康日本21で目標値を導入しましたが、なぜか、健康の格差の解消については触れられませんでした。それは、二〇一二年第四次国民健康づくり運動（健康日本21（第二次））（二〇一三―二〇二二）で、健康寿命の延伸と健康格差の縮小が柱として初めて取り入れられました。

八　産業従業員の歯の健康づくり

一般的に学校に在学中は学校保健法に従って健康が教育とともに管理されますが、学校を卒業した後の成人の生活習慣や歯・口腔の健康はどのような状態であるか心配です。

　ここでは、人生の½を過ごす職場での健康および歯の健康は、児童生徒・学生期と同様に、生活習慣と深く関係していることをいくつかの職場の歯の健康づくりの例や調査からみてみます。

　まず、産業保健分野における歯や口腔の健康づくりはどのようになっているか少しみてみましょう。わが国の産業保健分野における健康管理は、産業医を中心とした健康管理体制が法制化し、事業者の責務となり確立されています。一方、歯科健康管理については、酸を扱う有害業務に従事する産業従業員に対しては、特殊歯科検診が義務づけられています。しかし、一般歯科保健においては、一九八八（昭和六三）年に労働安全衛生法の改正により努力義務が課せられているトータル・ヘルスプロモーション・プラン（ＴＨＰ）推進により「口腔保健」指導が導入され、一九九六（平成八）年の法改正で「労働者の歯周疾患予防対策の推進」の行政通達が出されましたが、事業者の義務とはなっておらず、一般歯科保健活動に取り組んでいるのは一部の事業所にすぎません。その理由としては、歯科保健は緊急性に乏しいという意識と個人の問題としてすまされてきたことが推測されます[32]。二〇〇八（平成二〇）年から老人保健法、改め「高齢者の医療の確保に関する法律」に基づき40～74歳の者を対象に内臓脂肪蓄積に着目した「特定保健指導」が実施されています。前者のＴＨＰの指導とは、すべての産業従業員を対象にするほか、メンタルヘルスケアも含めた健康指導を実施する点で異なっているといえます。しかし、一般歯科保健が含まれていないのは同じ問題です。

産業従業員の歯や口腔に対する組織的な健康づくり体制がないことが、現状であるとわかりましたが、数少ない産業従業員の歯や口腔に対する健康づくりの調査報告[33、34]はあります。それをもとに、産業従業員の生活習慣と歯や口腔の健康づくりについて考えてみます。

岡山県のＨ製造業者従業員の健康づくりの一環として承諾を得て、質問紙法による調査が二〇〇一年になされました[33、34]。全従業員五三〇名のうち回収できた四五九名（回収率86・6％）に対して、森本[35]の健康習慣と歯の健康については、前述した「歯の健康づくり得点」で調査し分析されました[2、3]。また、歯の健康に対するストレスの関連性も調査されました。ストレス調査票は「社会的再適応評価尺度（ＳＲＲＳ）」に準拠し、夏目らが開発したものを用いたものです[35]。

（一）生活習慣の結果は「0～4点」の不良なライフスタイルを示すものが77・8％と最も多くを占め、「5～6点」の中庸は17・8％、「7～8点」の良好はわずか4・4％でした。性別では大差がみられ、女性は中庸が多く、男性は不良が多くいました。年齢別（40歳以上・

表 3-5　歯の健康習慣得点の結果

	全体		性別				無回答
			男性		女性		
	数	%	数	%	数	%	
10 点以下	117	25.8	98	27.5	17	20.2	2
11～15 点	209	46.1	170	47.6	35	41.7	4
16 点以上	127	28.0	89	24.9	32	38.1	6
無回答	6		4		2		0
合計	459		361		86		12

	年齢別				無回答
	40 歳未満		40 歳以上		
	数	%	数	%	
10 点以下	66	26.4	51	26.3	0
11～15 点	117	46.8	87	44.8	5
16 点以上	67	26.8	56	28.9	4
無回答	1		4		1
合計	251		198		10

（忠津佐和代ら、2003）[33]

※数・％は「不明」・「非該当」を除く
（歯の健康づくり得点、10 以下：不良、11～15：中庸、16 以上：良好）

40歳未満）では、両者とも不良が80％前後と多く、そのなかでも40歳未満の者が５％多くいました。

（二）歯の健康づくり得点の結果（**表3-5**）では、10点以下の不良が25％、11～15点の中庸が46・1％、16点以上の良好が28％で、年齢が上がるごとに得点が高くなる傾向でした。

（三）森本の健康習慣と歯の健康づくり得点は、相関性がありました（スピアマンの順位相関係数＝0.361、p＜

表 3-6 20～40 歳代、50 歳代以上のストレスと歯の健康づくり得点

a．ストレス状態と「歯の健康づくり得点」との関連性
＜20～40 歳代＞－Mann-Whitney の U 検定－

ストレス状態	数	%	平均ランク	U	p
過剰ストレス無群	126	53.6	126.70	5765.5	＊
過剰ストレス群	109	46.4	107.90		

＊：p＜0.05

b．ストレス状態と「歯の健康づくり得点」との関連性
＜50 歳代以上＞－Mann-Whitney の U 検定－

ストレス状態	数	%	平均ランク	U	p
過剰ストレス無群	30	60.0	30.15	160.5	＊＊
過剰ストレス群	20	40.0	18.52		

＊＊：p＜0.01　　(忠津佐和代ら、2006)[34]
過剰ストレス無群：判定で過剰ストレスを認めない者
過剰ストレス群：過剰ストレスが疑われるまたは過剰ストレス状態と判定された者

001）。

以上から、生活習慣の良い人ほど歯の健康づくり得点も高くなるといえます。

次に産業従業員のストレスと歯の健康は関連があるのでしょうか。

（四）ストレス（20～40歳、50歳以上）では、それぞれ過剰ストレスを認めない53・6%、60・0%、過剰ストレスが疑われる11・5%、10・0%、過剰ストレス状態34・9%、30・0%でした。

（五）ストレス状態と歯の健康づくり得点との関連性（**表3-6**）では、ストレス過剰状態は歯の健康づくり得点が低くなることが認められました。

以上から、産業従業員においても生活習慣の不良の人、また、ストレス過剰の人は歯の健康づくり得点が低くなる。すなわち、生活習慣と歯科の健康づくりは関連しているといえます。また、産業従業員の健康づくりに、歯の健康づくりのシステムが制度化することの必要があると思います。

産業従業員の歯の健康づくりに関して、労働衛生コンサルタントである歯科医師の興味ある提案がありますので最後に紹介します。労働安全衛生法では、塩酸、硫酸、フッ化水素、黄りんなどを扱う職場の従業員に対して、6カ月に一回、歯科医師による健康診断が義務付けられています。愛知県の金山敏治は、フッ化水素作業の被ばく度を、エナメル質生検法（エナメルバイオプシー）を用いて、疑問の歯のエナメル質表層のフッ化物イオン濃度を測定することの有用性を提案しています。

九　歯周病罹患とBMI、糖尿病と保有歯数

生活習慣病（がん、脳卒中、虚血性心疾患など）の危険因子（基礎疾患）として高血圧症、糖尿病（耐糖能異常）、高脂血症、肥満等が考えられますが、近年は歯周病を含む慢性炎症もそれらに加えられつつあるといえます。これら危険因子が集積した状態は「メタボリックシ

ンドローム」と呼ばれているのは周知のとおりです。二〇〇八（平成二〇）年からは「高齢者の医療の確保に関する法律（旧老人保健法）」に基づき、40～74歳の人を対象に内臓脂肪蓄積に注目した特定保健指導が実施され、「メタボ健診」として医療費削減が期待されています。ここでは、炎症マーカー、肥満、糖尿病と歯周病との関係を考えてみます。

炎症がある時に血液中に現れる「炎症マーカー」であるC反応性タンパク（CRP）が医学領域では使われていますが、歯周病も慢性炎症の一つとすると、歯周病の人は、はたしてこの値が高まるのかが気になるところです。結論を述べますと、歯周病に罹患すると年齢、喫煙、糖尿病、肥満の因子に関係なく（調整して）、一年後の血液中のCRPは高くなります[36、37]。生活習慣病のリスク因子に「肥満」が含まれていると述べましたが、肥満の人は歯周病になるリスクが高いのでしょうか？　名古屋市とその近郊に住む人が毎年受診する人間ドック（歯科検診もある）受診者について、五年間追跡し分析したところ、肥満の人は歯周病罹患のリスクが高いことがわかりました[37]。肥満の区分にはBody Mass Index（ＢＭＩ）を用いています。その結果、ＢＭＩ21を歯周病になるリスクを1とすると、ＢＭＩ22～25では、男性で1.0倍、女性では1.2倍、ＢＭＩ25～30では、男性で1.3倍、女性で1.7倍、ＢＭＩ30以上では、男性で1.4倍、女性で3.2倍、歯周病になるリスクが高いことが判りました（**表3-7**）[38]。この結果

表 3-7　「肥満」の人を５年追跡した結果、歯周病になるリスクが高かった

BMI	男性		女性	
	調整ハザード比	95％信頼区間	調整ハザード比	95％信頼区間
22 未満	1		1	
22～25	1.0	0.9～1.2	1.2	0.9～1.6
25～30	1.3	1.1～1.5	1.7	1.6～2.5
30 以上	1.4	1.0～2.1	3.2	1.3～7.9

喫煙、糖尿病歴調整済み（Morita, et al, 2011）[38]

は五年間追跡していますので、コホート研究で因果関係を意味します。

次に今まで「糖尿病」に罹患していると歯周病にも罹患しやすいといわれてきましたが、反対に歯周病に罹患していると糖尿病に罹患しやすいのでしょうか？　これを証明するため、前述した名古屋市とその近郊に住む人が受診する、人間ドックにおいて分析がされました。[39]歯周病はポケットの深さによって、正常歯肉：0、プロービングで出血：1、歯石あり：2、4～5 mm：3、6 mm 以上：4と区分し（ＣＰＩ分類は改正前の区分）、0を歯周病なし、4 mm 以上の区分（3、4）を歯周病ありとしています。糖尿病は血液中のグリコヘモグロビン A1c（HbA1c）で6・5％（国際基準値ＮＧＳＰ）をありなしの区分に使用しています。追跡結果は、糖尿病なし（HbA1c 6・5以下）を1とすると、糖尿病あり（HbA1c 6・5を超える）は、1・

表 3-8　5年間観察すると歯周病と糖尿病の発病関係は双方向にある

①糖尿病があるとCPIがコード3または4（D→P）になる相対危険度（n＝5,856）		
HbA1c	相対危険度	95％信頼区間
＜6.5％	1	
≧6.5％	1.17	1.01〜1.36

②歯周病があるとHbA1cが6.5（NGSP）％以上（P→D）になる相対危険度（n＝6,125）		
CPI	相対危険度	95％信頼区間
Code 0	1	
Code 3 Pocket 4〜5 mm	2.47	0.78〜7.79
Code 4 Pocket 6 mm〜	3.45	1.08〜11.02

性別、年齢、喫煙、BMI、飲酒調整済み（Morita, et al, 2012）[39]

17倍（1・17、信頼区間1・01〜1・36）歯周病になるリスクが高かったことになりました。

一方、歯周病がなく健康歯肉の人を1とすると、ポケット4〜5mmの人は2・47倍（傾向あり）、6mm以上の人は3・45倍（3・45、信頼区間1・08〜11・02）糖尿病になりやすい結果でした[39]（**表3-8**）。以上から、糖尿病があると歯周病になりやすく、歯周病があると糖尿病になりやすい、双方向で罹患（発生）リスクがあるといえます。分析はコホート研究ですから、因果関係を表しています。

次に、メタボの人はメタボでない人に比べて保有歯数の差があるでしょうか？ **図3-14**をみてください。これはまだ分析中のデータですが、50歳以上で約2歯の差があります。肥満か

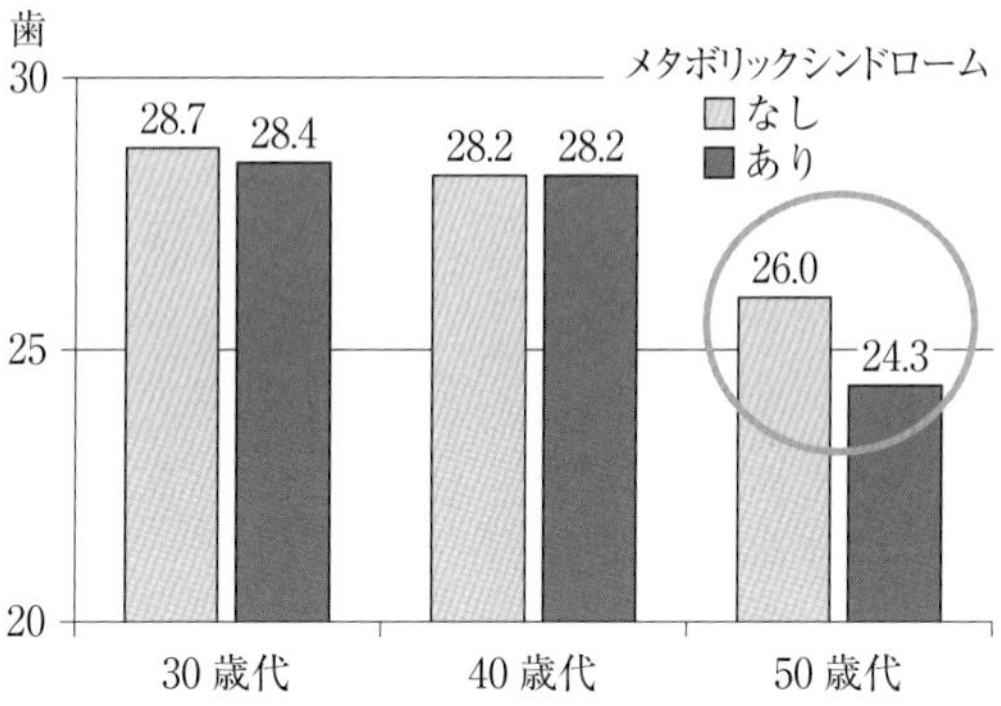

図 3-14　メタボの人は保有歯が少なくなる傾向がある（メタボの人はメタボでない人に比べて、50歳代で差があった）（Morita, 2012 未発表）

ら歯周病発生、歯周病から歯の喪失という経路が考えられます。ここでは詳しくは述べませんが、歯周病がある人はそうでない人に比べ、糖尿病などの治療費が高いという結果でした[40]。

生活習慣病の危険因子として高血圧症、糖尿病、高脂血症、肥満、それに歯周病も含め、「共通した生活習慣病リスク[18、19]」への対応と考え、医療関連職種間での連携が始まっています。日本糖尿病協会の「糖尿病連携手帳」にはすでに、二〇一〇年八月からかかりつけ歯科医の欄が加えられました。また、各都道府県、地区で医療連携のネットワークが構築されつつあり、歯周病、糖尿病を始め生活習慣病が予防されると思うと、それを知ることができる時期に口腔衛生学を学んでよかったと思います。

文献

(1) 水野照久ほか：80歳で20歯以上保有するための生活習慣、日本公衛誌、四〇：一八九〜一九五、一九九三
(2) 森田一三ほか：住民の8020達成のための市町村「歯の健康づくり得点」の作成、日本公衛誌、四七：四二一〜四二九、二〇〇〇
(3) Morita I, et al：Development of an Oral salutogenic checklist to promote lifelong oral healthiness in Japanese adults. Oral Health Prev Dent 6：287〜294, 2008
(4) 熊谷法子ほか：住民の歯の健康づくり支援のための「歯の健康づくり得点」と「8020歯のさわやか手帳」の活用、日本歯科評論、七三一：一四九〜一五六、二〇〇三
(5) Breslow L.：Prospects for health promotion/disease prevention among the elderly. 90長寿科学シンポジウム（proceeding）：154〜170, 1991
(6) 熊谷法子ほか：「歯の健康づくり得点」（T村さわやか得点）の8年後の住民の歯の喪失予測性、第69回日本公衆衛生学会総会、東京、二〇一〇・一〇・二八
(7) 榊原康人ほか：住民の歯の健康づくり得点向上のための歯科衛生士訪問およびリーフレット郵送による介入研究、日本公衛誌、五六：七九五〜八〇四、二〇〇九
(8) 岩崎隆弘ほか：岐阜県多治見市における小中学校の児童生徒の生活習慣、愛院大歯誌、四六：一五〜二四、二〇〇七
(9) 各務和宏ほか：児童・生徒用歯の生活習慣セルフチェック票「お口の健康づくり得点」の作成、学校保健研究、四八：二四五〜二五九、二〇〇六
(10) 外山恵子ほか：「高校生 歯・口腔の健康づくり得点」の作成、学校保健研究、四九：一九九〜二〇八、二〇〇七

(11) 森田一三ほか：幼稚園児用歯の生活習慣セルフチェック票「歯のけんこうつくり得点」の作成、学校保健研究、五一：九五～一〇一、二〇〇九

(12) Kuh D. et al：Life course epidemiology, J Epidemiol Community Health, 57：778～783, 2003

(13) Daly B. et al：Essential Dental Public Health, 161～162, Oxford Univ Press, Toront, 2002

(14) 中島伸広ほか：児童における一日の生活リズムとう蝕経験、学校保健研究、五〇：九八～一〇六、二〇〇八

(15) 加藤考治ほか：中学校生徒の実力試験における学力の低い者と歯の健康に係わる生活習慣との関連、学校保健研究、五〇：一〇七～一一五、二〇〇八

(16) 外山恵子ほか：高校生における口腔の衛生状態とヒトパピローマウイルス（ＨＰＶ）保有に関する研究、東海学校保健研究、三二：三～一二、二〇〇八

(17) ヒトパピローマウイルスとは、厚生労働省ホームページ（http://www.mhlw.go.jp/bunya/kenkou/kekkaku-kansenshou28/hpv/index.html）（2018.1.3）

(18) Sheiham A., Watt RG.：The common risk factor approach：a rational basis for promoting oral health, Community Dent Oral Epidemiol, 28：399～406, 2000

(19) Watt RG：Stragegies and approarches in oral disease prevention and health promotion, Bulletion of the World Health Organization, 83：771～718, 2005

(20) 芝田登美子ほか：要保護児童のう蝕と生活習慣の状況、子どもの虐待とネグレクト、一〇：二二五～二三四、二〇〇八

(21) 森田一三ほか：小学生児童の歯と生活習慣により作成した要保護児童のスクリーニング指数試案、日本公衛誌、五六：一四五～一五四、二〇〇九

(22) 三重県歯科医師会：ＭＩＥＳ＋活用マニュアル、歯科の視点から子どもの見守り、2014

(23) Morita I. et al：Is there a gradient by job classification in dental status in Japanse men? Eur J Oral Sci, 115：275～279, 2007

(24) Morita I. et al：Gradients in periodontal status in Japanese employed males, J Clin Periodontol, 34：952～956, 2007

(25) Marmot MG. et al：Why are the Japanese living longer? BMJ, 299：1547～1551, 1990

(26) 橘木俊詔：格差社会　何が問題なのか、岩波書店、東京、二〇〇六

(27) イチロー・カワチほか（西　信雄ほか監訳、社会疫学研究会訳）：不平等が健康を損なう、日本評論社、東京、二〇〇四

(28) 近藤克則：健康格差社会、何が健康を蝕むのか、医学書院、東京、二〇〇五

(29) 川上憲人ほか編：社会格差と健康、社会疫学からのアプローチ、東京大学出版会、東京、二〇〇六

(30) ノーマン・ダニエルズ、ブルース・ケデディ、イチロー・カワチ（児玉　聡監訳）：健康格差と正義、公衆衛生に挑むロールズ哲学、勁草書房、東京、二〇〇八

(31) 中垣晴男ほか：Healthy People 2010と口腔保健、日本歯科評論、六九〇：二〇五～二〇八、二〇〇〇

(32) 木村浩之ほか：事業所における歯科保健活動と関連要因、口腔衛生会誌、五一：三七～四七、二〇〇一

(33) 忠津佐和代ほか：産業従業員における「歯の健康づくり得点」と生活習慣との関連、口腔衛生会誌、五三：一八八～一九九、二〇〇三

(34) 忠津佐和代ほか：産業従業員の歯の健康に対するストレスの関連性、口腔衛生会誌、五六：一一八～一三六、二〇〇六

(35) 森本兼曩：ライフスタイルと健康、日衛誌、五四：五七二～五九一、二〇〇〇

(36) Takami Y. et al：Blood test values and community periodontal index scores in medical check up recipients, J Periodontol, 74：1778～1784, 2003

(37) Yoshii S. et al：Temporal association of elevated C-reactive protein and periodontal disease in men, J Periodontol, 80：734〜739, 2009

(38) Morita I. et al：Five-year incidence of periodontal disease is related to body mass index, J Dent Res, 90：199〜202, 2011

(39) Morita I. et al：Relationship between periodontal status and levels of Glycated Hemoglobin, J Dent Res, 91：161〜166, 2012

(40) 森田一三ほか：男性産業従業員における歯周疾患有病と医療費の関係、第71回日本公衆衛生学会総会、山口、二〇一二、一〇：二四〜二六（日本公衆衛生雑誌五九（一〇）特別付録二七九頁）

第四章　歯の健康づくりと社会

一　歯科医療の社会的イメージ

一般の人々が歯科に対してどのようなイメージをもっているかを知ることは、歯や口腔の健康づくりを進める際に有用と思います。そこで、我々は人々の歯科に対するイメージ（社会的）について、いくつかの調査研究を行いました。その結果、「歯科は『怖い』が、大切である」こと、「歯科と内科が『近い』イメージである」ことなどがわかりました。人々が歯科に対してどのような社会的イメージをもっているかお話しします。

名古屋市郊外地域で歯科に関係のない職業の男女三四四名（年齢15～64歳）に、心理学者オスグッド（Osgood, CE）らが考案したイメージ調査法（SD法と呼ばれる手法）で調査しました。[1]　SD法とはある概念と関連のある形容詞とその反対の意味をもつ形容詞で一対の尺度を作り、その尺度を変数として因子分析し、共通する最小の因子でイメージを説明するものです。

その結果、歯科の社会的イメージは、情感（好き・嫌い）、評論（誠実・不誠実）および力動（熱心・冷たい）の三因子で形成されていることがわかりました（**図4-1**）。

第一の情感（好き・嫌い）をつくる因子は、歯科治療への恐怖感、職業、学歴などによって左右されていました。当たり前ですが、歯科治療への恐怖感が強いほど嫌いになるというものです。学生や主婦は「嫌い」が強く、自由業の人は「よい」イメージをもつ傾向にありました（**図4-2a〜c**）。

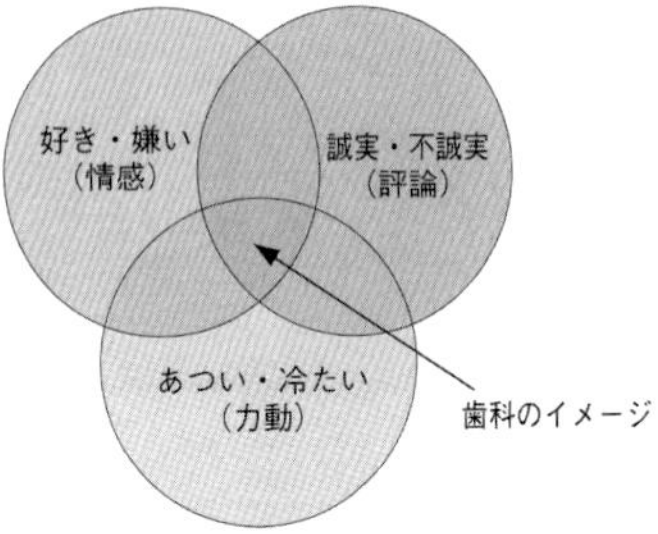

図4-1　歯科のイメージ形成の3因子（國崎拓，1991より作成）[1]

第二の評論（誠実・不誠実）をつくる因子は、学歴や職業が大きく関連していました。すなわち、高学歴ほどよく、学生は悪く、自由業の人はよい傾向にあることがわかりました（**図4-2d、e**）。

第三の力動（熱心・冷たい）をつくる因子は、年齢と卒業形態が関連していました。すなわち、年齢が高くなるほど、また学校を卒業した人ほど、そうでない人より「よい」イメージをもつことがわかりました（**図4-2f、g**）。

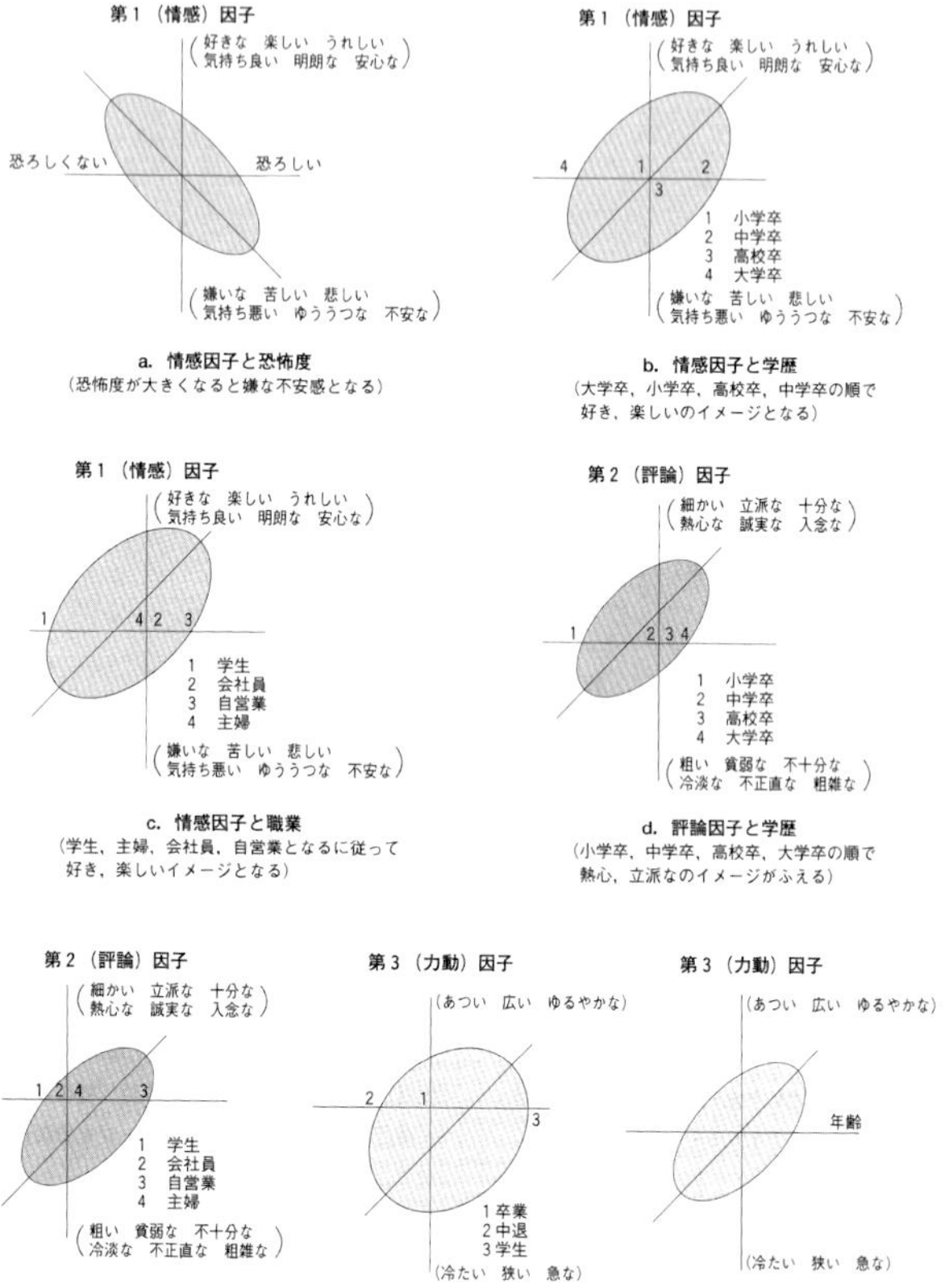

a. 情感因子と恐怖度
（恐怖度が大きくなると嫌な不安感となる）

b. 情感因子と学歴
（大学卒、小学卒、高校卒、中学卒の順で
好き、楽しいのイメージとなる）

c. 情感因子と職業
（学生、主婦、会社員、自営業となるに従って
好き、楽しいイメージとなる）

d. 評論因子と学歴
（小学卒、中学卒、高校卒、大学卒の順で
熱心、立派なのイメージがふえる）

e. 評論因子と職業
（学生、会社員、自営業の順で
イメージがよくなる）

f. 力動因子と卒業形態
（中退、卒業、学生の順で
よいイメージとなる）

g. 力動因子と年齢
（年齢が高くなるに従って熱心
な、あついイメージとなる）

図 4-2　情感因子と恐怖度（國崎拓, 1991）[1]

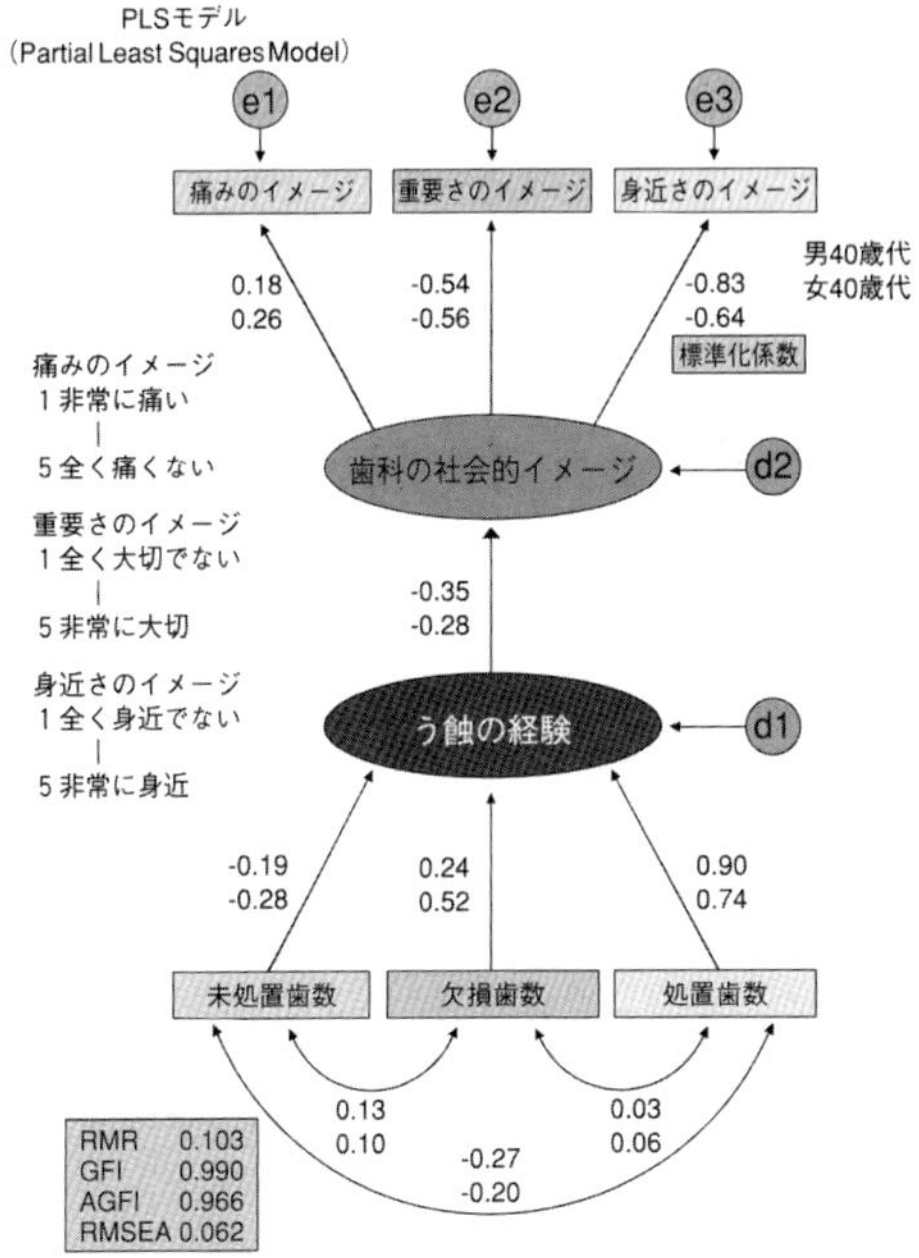

図 4-3　う蝕経験による歯科の社会的イメージ形成（Tanaka, et al. 2008）[2]
（痛くない、怖くない診療が求められている）

次に、歯科の社会的イメージ形成に歯科の治療経験がどのくらい寄与しているかを知るため、共分散構造分析という手法で、年に一回人間ドックを受診した、名古屋市とその郊外に住む30～69歳の男女三、五〇七名に、質問紙法で調査し解析しました（**図4-3**）。その結果、「むし歯」、「歯を失う」、

「つめる」という経験は歯科のイメージ形成に寄与し、痛みはマイナスに、反対に身近さと大切さはプラスの影響があることを示しています。不可逆的な処置を避ける方向が歯科に対する評価と支持が得られ、歯科のイメージアップに寄与することが判りました。

前述の二つの調査研究から、歯科の進むべき方向が示されました。一つめは歯科への恐怖感を取り除くように努めること、二つめは予防管理や歯の健康づくりを積極的に進めることです。歯科関係者には信頼される品位ある姿も大切だと思います。人々から支持が得られる歯科とは、人々の健康づくりに寄与する歯科であるといえます。[3] なお、歯科が「大切」、「身近である」、「内科に近い」イメージについては次に述べます。

二　一般医科9科と歯科の社会的イメージ

人々の歯科のイメージ（社会的）について調査したところ、「歯科は怖いが、身近で大切である」ということが判りました。[1]

人々の歯科に対する社会的イメージは他の医科と比べてどのようであるかを知るために、歯科を含め医科10科（内科、皮膚科、精神科、外科、耳鼻科、眼科、小児科、産婦人科、整形外科および歯科）の社会的イメージ調査[4]を行いました。調査は一九九二年四月〜一九九三年三月までの一年間、対象は名古屋市とその郊外に住む7歳から80歳までの男女二六一名です。対象者には、医科の社会的イメージを自由に記載してもらい、それをコード化し一六三項目としました。最初に10科それぞれの社会的イメージに対して対応分析、五次元の得点を重回帰分析しました。その予測変数（関係するもの）は、①それぞれの人がどれほどの治療経験があるか、②性別、③年齢でした。五次元のうち、少なくとも一つの重相関係数が統計的に認められたものは、歯科、精神科、産婦人科、整形外科の4科でした。クロス表に対する対応分析の結果、皮膚科と眼科の社会的イメージが近く、外科と整形外科、および歯科と内科の社会的イメージが近いことが分かりました。産婦人科は、他の科とは独立していました（**図4-4**）。我々の予測では、『歯科は外科と近い位置にある』でしたが、結果は正反対、内科と近いことが明らかになり驚きました。そこで、分析手順に間違いがないかと共同研究者である心理統計の専門家に確認しましたが、間違いないといわれ、やっと安眠できました。

次に、人々の社会的イメージがなぜ歯科と内科が近いかを明らかにするという難問にとり組みました。我々は、愛知県のT村で、20～80歳代の男女八二〇名（平均年齢52・7歳）について、質問紙法にて社会的イメージ調査を行い、24～39歳と50～59歳の二つの世代別、男女別にクラスター分析（クラスター：群れ）という分析法にて、各科を群に分ける樹形図（デ

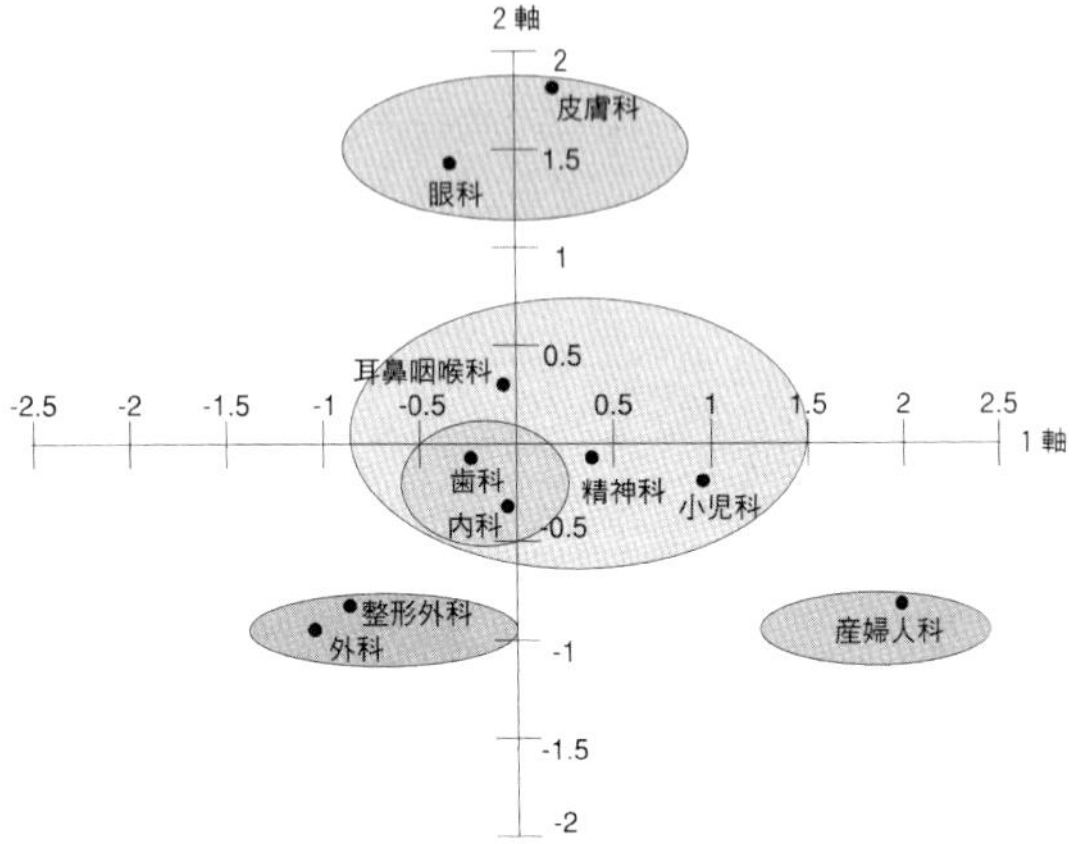

図 4-4　歯科を含む医科10科の社会的イメージ（Kimata, et al. 2000）[4]
（歯科のイメージは内科に近い位置にある）

ンドログラムと呼ばれる）を作成しました。[3、5] 調査は、二〇〇二年五月に医科歯科10科に対して、「痛み」、「大切さ」、「身近さ」の三つの社会的イメージを質問し、**図4-5**がその結果です。上段の24～39歳の、男性では、歯科は内科と最初に併合されました。もう一群として眼科、皮膚科、耳鼻咽喉科、小児科、精神科とが併合され、整形外科、産婦人科、外科が併合され、この両者が一つのクラスター（群）を作りました。女性については、歯科は最初に産婦人科と併合し、さらに内科と小児科の群と併合されました。歯科は産婦人科と近く、そして、歯科と内科、小児科も近く、それ以外は遠いことがわ

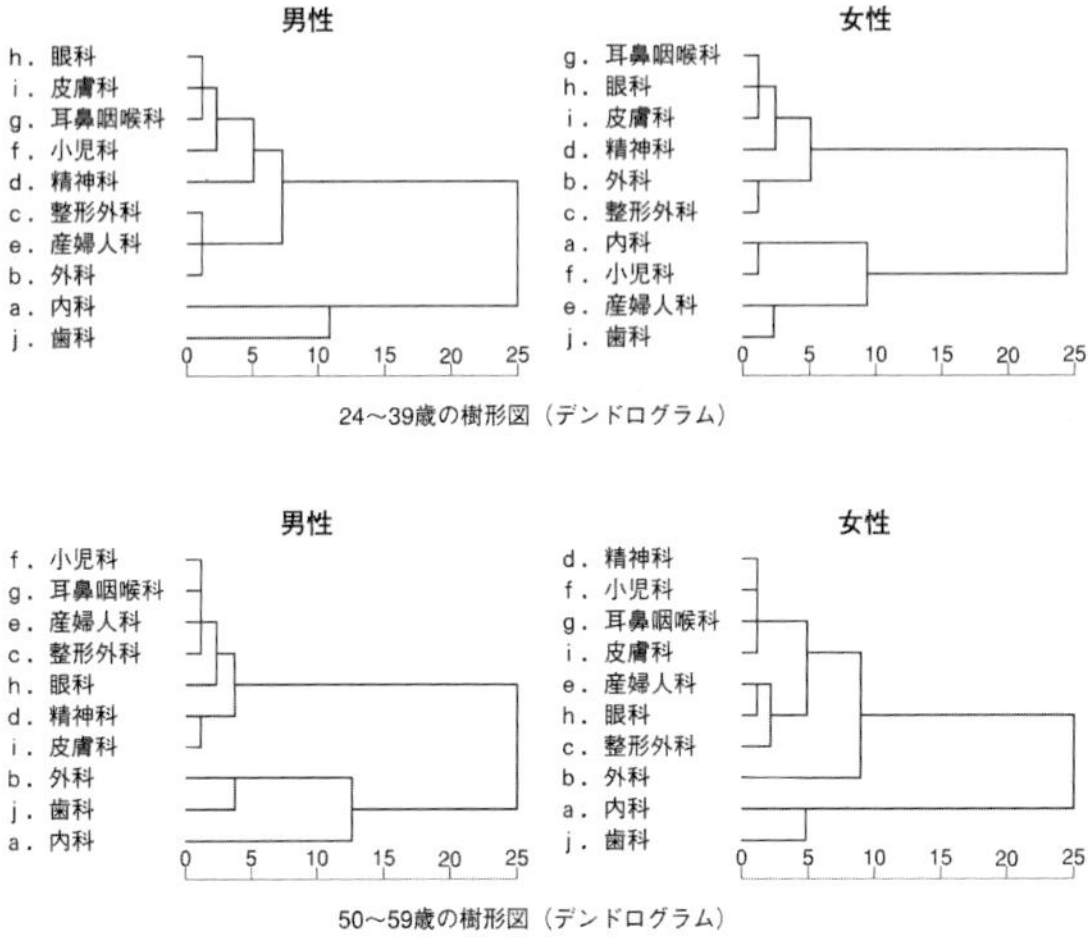

図 4-5　歯科を含む医科 10 科の社会的イメージ（Fukuzawa, et al. 2005）[(5)]
（歯科のイメージは、24～39 歳代の若い世代では男性は内科、女性は産婦人科に近く、50～59 歳代の熟年世代では男女とも内科に近い位置にある）

かりました。先の研究で、歯科と内科が近い結果で驚きましたが、つぎに、女性では産婦人科がもっとも近いことがわかり、また驚きました。

図4-5下段、50～59歳男性では、歯科は最初に外科と併合し、さらに内科と併合しました。女性では、歯科は内科と併合されました。若い世代である24～39歳の女性において、歯科が産婦人科、小児科と近いのは、これらの科についての知識より、受診頻度による影響ではないかと考えられます。男性において

は、24~39歳も50~59歳も、特に世代の差がありません。歯科は、二つの世代を通して、内科と近いという結果は、前述した結果と同じです。結論的には、歯科、医科の社会的イメージは、日常における受診の日数や頻度から形成されているのではないでしょうか。その意味で歯科は人々にとって〝メイン〟の科といえます。

歯科の社会的イメージ調査から約20年くらい経っていますが、今日では、愛知県民の60%が8020運動を知っています。人々の歯や口腔の健康意識も向上していると思います。また歯科の社会的イメージ調査を行えば、この20年間の歯科界の努力を知ることができると思います。

三　8020調査と健康創造(サルトジェネシス)

愛知県や常滑市で80歳で20歯以上保有する人とそうでない人(対照者)に訪問インタビューし、歯の保有のための因子、すなわち、生活習慣や態度がどう関係していたのか疫学的調査が行われています。

80歳で20歯以上保有している人はそうでない人に比べ、①両親のしつけが厳しかった、②歯肉が腫れることが少なかった、③歯の治療を早めに受けた、④かかりつけの歯科医院があった、⑤甘い物を食べないよう心がけた、⑥タバコをすわない、⑦摂取食事カロリーが少なめ、⑧摂取食品数が多い、⑨魚と野菜が多いなどがあげられました。それらをもとに飛島村で歯を失わないための生活習慣（歯の健康づくり得点の開発）を行いました[6〜9]（122頁）。

常滑市を例に8020者の疫学調査をどのように行ったか述べます。常滑市は愛知県知多半島に位置する五二、四四五人（一九九二年三月三一日現在）の市で、一九九二（平成四）年に常滑市に在住80歳以上の全員を予備調査対象とし、20歯以上か、19歯以下か簡単に選定できるように質問を設定して往復はがきにより質問調査をしました。調査は、愛知県、常滑市、愛知県歯科医師会、および愛知学院大学の四者で行いました。その結果、郵送総数は一、八八九通、回収総数一、二二〇通で、回収率は64・6％でした。回答者から、20歯以上と推定された76名を選びました。対照として、年齢、性、地区が同じである76名を住民票のリストより対照者として選びました。調査は同年七、八月の2カ月間に歯科医師会と愛知学院大学口腔衛生学講座のいずれか一名と、常滑市保健センターに常勤・非常勤、愛知県歯科衛生士会のいずれかの歯科衛生士一名のペア検診チームをそのつど作り訪問調査しました[6〜9]。

実はその分析で我々はある考え方をしました。8020運動は健康な歯を保有するのが目的の運動であるから、8020者が、そうでない人に比べどのくらい8020になりやすかったかを調

症例 ＼ 要因	肺がん（症例）	対照（健康者）	計
喫煙 非喫煙	85（a） 15（c）	60（b） 40（d）	145（a＋b） 55（c＋d）
計	100 （a＋c）	100 （b＋d）	200 （a＋b＋c＋d）

オッズ比
（95% CL）
＝3.78
（1.92〜7.46）

図 4-6 肺がんケースコントロール研究（大野良之，1988）[10]

症例 ＼ 要因	8020者（症例）	隣人（対照者）	計
歯肉腫脹なし 歯肉腫脹あり	42（a） 7（c）	16（b） 15（d）	58（a＋b） 22（c＋d）
計	49 （a＋c）	31 （b＋d）	80 （a＋b＋c＋d）

オッズ比
（95% CL）
＝5.63
（1.94〜16.33）

図 4-7 8020ケースコントロール研究（水野照久ら，1993）[6]

べました。**図4-6**は疫学研究法の大野良之教授の著書[10]から引用したケースコントロール研究分析の例です。すなわち、肺がん患者をケース（症例）、健康者をコントロール（対照）として、オッズ比と95%信頼区間を計算し、喫煙していた人は非喫煙者に対して、3・78倍肺がんになるリスクがあったとするものです。これは95%信頼区間も1・92〜7・46で一を超えているので有意です。一方我々の行った**図4-7**は、8020になるには要因はどのように影響したのか調べ、ケース（症例）は8020者で、コントロール（対照）は近くに住んでいる平均的な方がよいと考えました。したがって、図4-7は歯肉の腫れがなかったかを要因とすると、オッズ比5・63で信頼区間が1・94～16・33で、一をまたがないので、歯肉の腫れがないと5・63倍8020になるという結果になりました。

すでに第一章　六（22頁）で触れたように、このデータをみた世界的な歯科の疫学者、ロンドン大学UCLのシェイハン（Sheiham, A）教授は、近年注目されつつあるサルトジェネシス（salutogenesis）の考えや手法を使っていると述べられました。我々は、その考え方の方向を再認識し、アントノフスキー（Antonovsky, A）に出会うことになりました。以後、〝8020運動は健康創造（サルトジェネシス）の研究だ〟といってきましたが、そのような経緯があったからです。

ここで健康創造をまとめてみます。医学は今まで人がなぜ病気になるか、病気になる原因を調べる病理志向（pathological orientation）を研究してきました。しかし、近年、医療社会学者のアントノフスキーは健康科学とは、人はなぜ健康でいられるかを研究する健康創造志向（salutogenic orientation）を提唱したのです[11、12]。まさに、〝8020運動〟は健康創造（サルトジェネシス）の研究なのです。

四　8020者は長寿か？

常滑市で80歳で20歯以上保有する人とそうでない人（対照）に訪問インタビューする疫学的調査を行い、生活習慣や食習慣、そして個人歴から8020、すなわち、歯の保有のための生活習慣を明らかにし、愛知県飛島村では、その結果を基に歯の健康づくり得点（さわやか得点）を作成しました。また、その得点を住民が6カ月毎にセルフチェックし記録する歯の健康手帳（歯の8020さわやか手帳）を作成し、用いたことはすでに述べました。

次に、8020者、すなわち、80歳で20歯以上自分の歯を保っている人は果たして長寿か？という、80歳の人も、調査側も10年間の〝命がけ〟でこのテーマに取り組むことになりました。

愛知県における8020疫学調査は、愛知県、愛知県歯科医師会と愛知学院大学の三者が共同して行い、8020者と対照者の追跡調査も継続しました。特に常滑市では8020者と対照者を毎年、生存状況の追跡を行っていました。一九九二年から二〇〇二年までの10年間、8020者（男性24名、女性35名、計59名）と対照者（男性24名、女性35名、計59名）について、80歳から90歳までを追跡することによって、8020者と長生き（長寿）との関係を、生存率（累積生存率）、喫煙、アルコールを調整因子として分析を行ったので結果を述べます。

8020者と対照者の毎年の生存調査から、生存率をカプラン・マイヤー法という手法で算出し、差を3カ月ごとにログランクという検定法で検定し、8020者と対照者で差があるか分析しました[8]。その結果、男性においては、歯の有無、すなわち8020者と対照者では生存率に有意の差が認められました（**図4－8**）。しかし、一方、女性は差が認められませんでした（**図4－9**）。男性は長寿に関係し女性は関係がないという結果は予想できませんでした。80歳からの生存率は歯の有無のみならず、他の因子も影響し、歯だけで人生は語れず、人生は深淵であるということでしょうか。それを考えるにあたり、未発表データ[13]を見直しました。とくに、ベースライン80歳のときに、「食事を一日に一回は自分でつくりますか？」という質問に注目して分析したところ、男性は食事をつくる者が少なかったためか、有意差が認められませんでしたが（**図4－10**）、女性においては、はっきり有意差が認められ、食事を自分でつくる者は長生きという結果が認められました（**図4－11**）。男性では歯の有無は生存率に影響しているが、女性の場合は、歯より食事を自分でつくることの方が、生存に影響することを示しています[13]。すなわち、80歳以上の女性が食事を自分でつくるというのは、その人の生きがいと関係していると考えられます。

80歳からの歯の有無は男性において長生きに関係しているが、女性の場合は食事を自分でつくることが長生きにつながっていて、生きがいとなっている可能性があるといえます。男

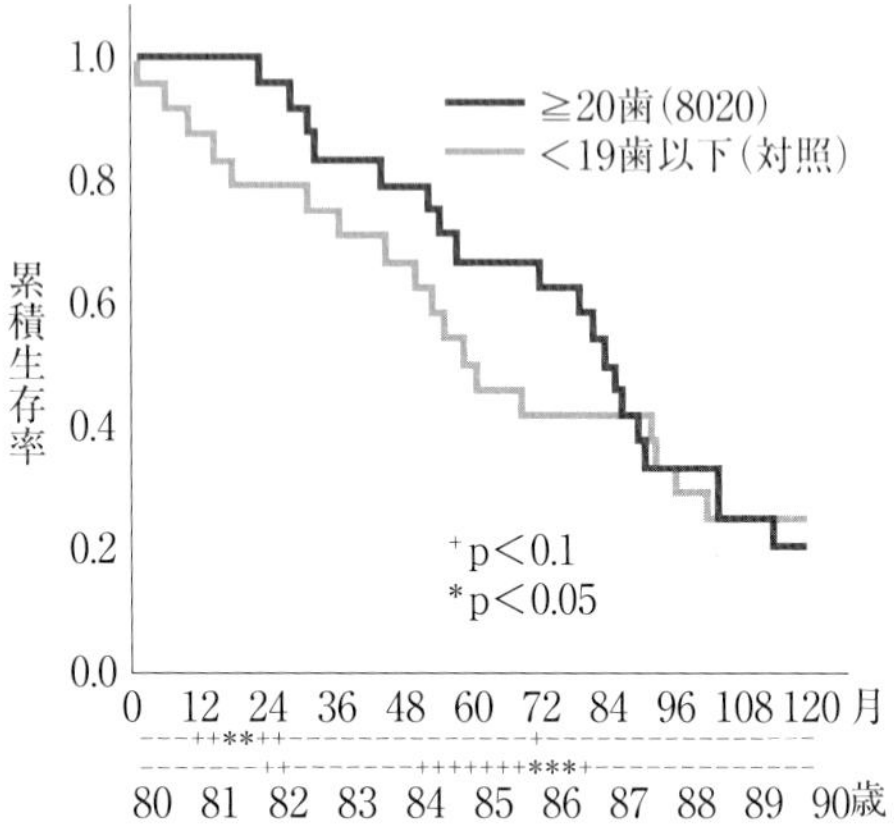

図 4-8　8020 者と対照者の生存曲線（男性）[8]
(Morita, et al. 2006)

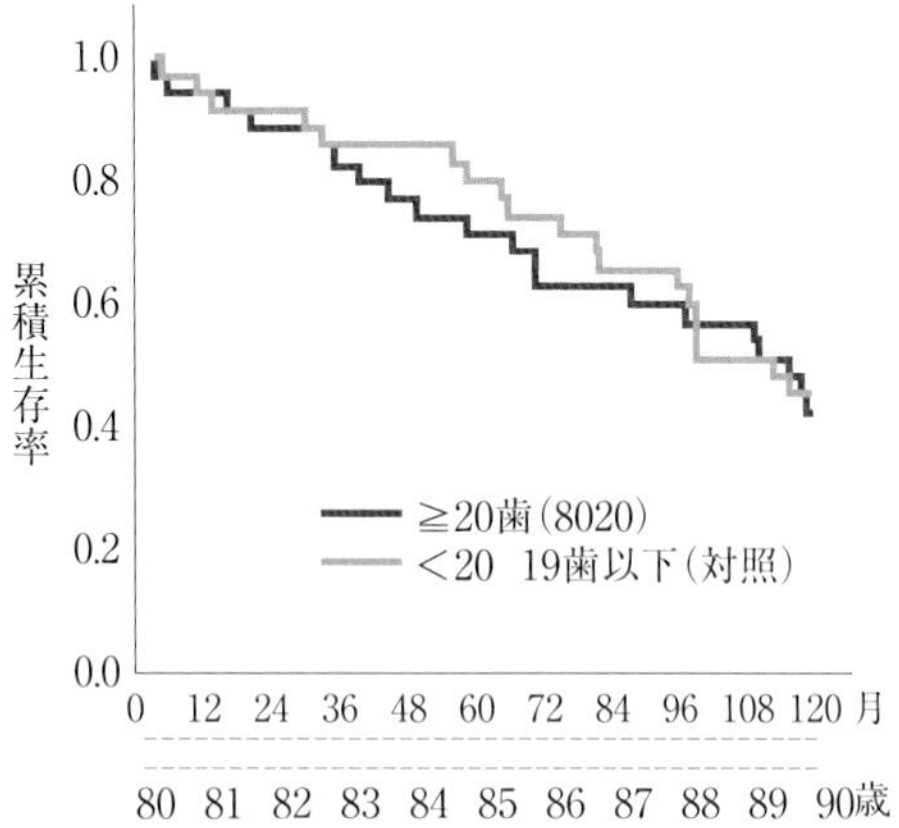

図 4-9　8020 者と対照者の生存曲線（女性）[8]
(Morita, et al. 2006)

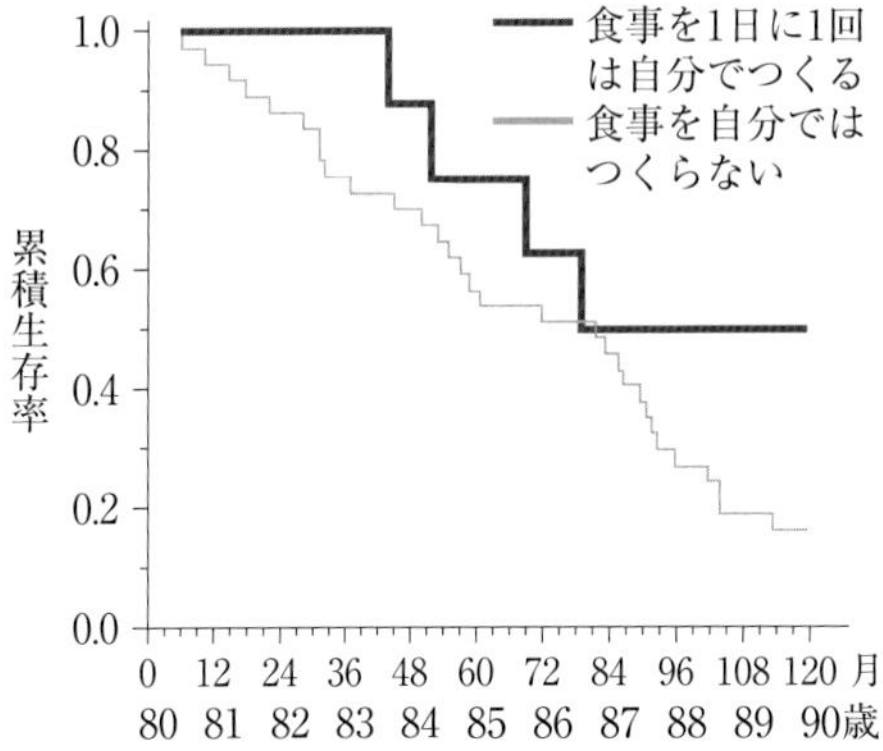

図 4-10　食事を自分でつくる者とつくらない者の生存曲線（男性）[13]
（Morita, et al. 2006）

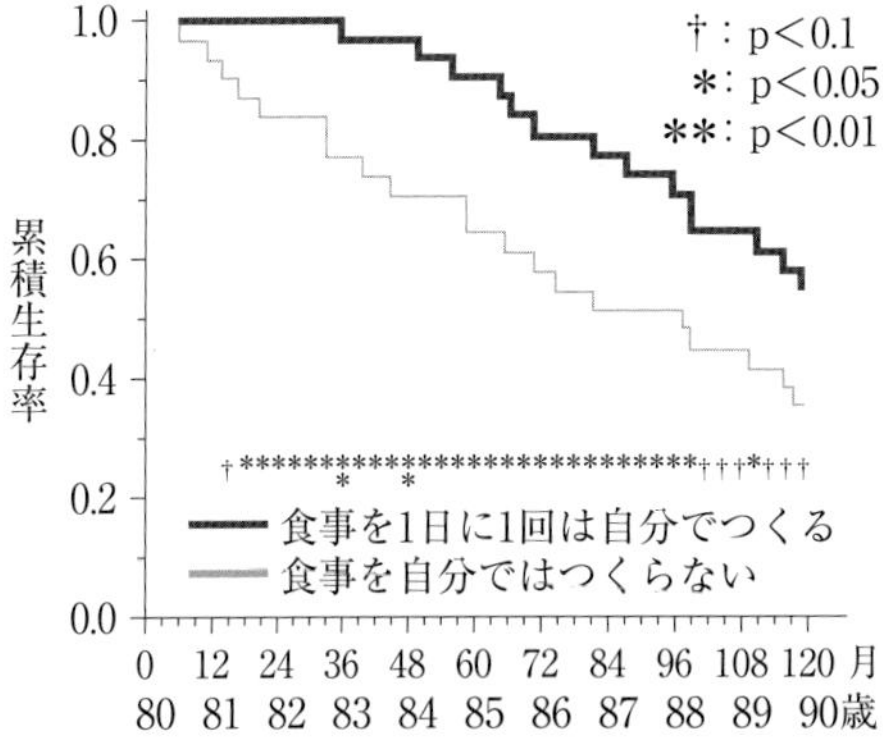

図 4-11　食事を自分でつくる者とつくらない者の生存曲線（女性）[13]
（Morita, et al. 2006）

性でも長生きのためには、歯の保有とともに、食事をつくるとよいかもしれません。

〝生きがい〟と〝健康〟はどのような関係があるでしょうか。二つが関係していることが、健康の考え方の変遷、すなわち、健康観の転換[14]とその研究でも明らかです。身体的、精神的、および社会的によりよい（well-being）というＷＨＯの有名な健康の定義に、〝動的なもの（ダイナミック、dynamic）〟、〝霊的、精神的なもの（スピリチュアル、spiritual）〟という語を加えることが一九九八年に提案[15、16]されたくらいです。また、生活の質（ＱＯＬ）でも生きがいや受け止め方を大切にするようになってきています[14]。

80歳の対象者と、我々の〝命がけ〟の追跡調査から、8020運動は男女とも、高齢になっても、食事や日常生活を楽しみ、〝生きがい〟のある人生を過ごすことを支援する運動であるといえます。

五　8020とライフコース

〝ライフコース〟という言葉を聞かれたことがありますか？　〝ライフサイクル〟という言葉は知っているが、ライフコースは初めてという方もおられるかもしれません。

ライフコースの考え方は、一九七〇年代頃からスタートし、一九九〇年代に書物が出され、人生の過程を記述・説明しようとする学際的研究分野です。健康・医学分野では、一九九〇年後半からその手法を取り入れた研究が現れるようになりました。

ライフコース（life course）は、年齢によって区分された生涯期間を通じての道筋であり、人生での出来事の時期（timing）、移行期間（duration）、間隔（spacing）、および順序（order）に見られる社会的パターンであると定義されています。[17] ライフコースは人がたどる足跡、すなわち「人生（life）」ではなく、一定の頻度で出現する複数の道筋を社会学的なライフコース・パターンとみなして観察していくものです。[17〜19] よく使われている「ライフサイクル」という言葉がありますが、皆が同じような人生をたどれる社会は、ライフコース・パターンが高い頻度で再生産されるといいます。近年は、多様な人生を送る社会へ移行し、人生パターンが複数用意されています。そこで、登場したのがライフコースの視点です。[20]

すでに述べた8020調査結果を、[21] ライフコースの視点から読むとどのようになるでしょうか。甘味嗜好、歯ブラシ習慣および喫煙習慣に焦点をあててみます。

表4-1は甘味嗜好、歯ブラシ習慣、および喫煙習慣について、80歳で20歯以上の歯を保有する生活習慣をロジスティック回帰分析という手法で分析しました。[9] 子どもの時、20、40、60歳時、甘味嗜好が「いいえ」の人が8020になるのは、それぞれ3・14、2・91、4・81、

表 4-1 80 歳で 20 歯以上の歯を保有する生活習慣のロジスティック回帰分析[9]

			(オッズ比)	(96%信頼区間)
母親が甘味嗜好であった		はい	1	
		いいえ	4.35	1.22-15.56
甘味嗜好であった				
	(子ども時代)	はい	1	
		いいえ	3.14	1.23-8.04
	(20 歳時)	はい	1	
		いいえ	2.91	1.20-7.08
	(40 歳時)	はい	1	
		いいえ	4.81	1.88-12.35
	(60 歳時)	はい	1	
		いいえ	4.32	1.61-11.54
歯ブラシ回数/日				
	(子ども時代)	1 回かそれ以下	1	
		2 回かそれ以上	2.02	0.35-11.53
	(20 歳時)	1 回かそれ以下	1	
		2 回かそれ以上	1.18	0.44-3.21
	(40 歳時)	1 回かそれ以下	1	
		2 回かそれ以上	1.50	0.62-3.65
	(60 歳時)	1 回かそれ以下	1	
		2 回かそれ以上	1.69	0.72-3.96
喫煙した				
	(20 歳時)	はい	1	
		いいえ	1.94	0.72-5.44
	(40 歳時)	はい	1	
		いいえ	2.20	0.79-6.13
	(60 歳時)	はい	1	
		いいえ	2.49	0.89-6.96
喫煙した (20-60 歳)		はい	1	
		いいえ	3.06	1.04-8.97

(Morita, et al. 2007)[9] (性別調整済み)

4・32倍であったことがわかります。さらに興味があるのは、甘味嗜好でないお母さんの下で育った人は、4・35倍、8020になるという結果でした。なお、8020調査の対象者は、代替甘味料のない時期なので、甘味は砂糖含有食品であると考えられます。甘味嗜好は母親から影響し、小児期や成人期のいずれも、歯の保有に影響していることがわかります。喫煙する習慣をみてみると、20、40、60歳時では、いずれも吸わない人が8020になる傾向はありますが、それぞれ有意ではありません。20～60歳の成人期を通した蓄積結果では、吸わない人が3・06倍ほど8020になりやすいことが証明できました。これをライフコース疫学から図式化したのが**図4-12**です。フッ化物は児童期の第一大臼歯、小学校高学年や中学校の第二大臼歯、そして、成人期の歯の健康に関係します。甘味嗜好についての食生活形成は80歳の人はその母親の甘味嗜好がベースになり、小児期、思春期、成人期と生涯を通して、歯の健康（歯の喪失）に関係します。喫煙などの習慣は、思春期、成人期と続いて蓄積して歯の健康に関係します。途中の時期にやめると、歯の健康が保たれることになります。歯の外傷は児童、生徒、学生のときの運動、スポーツ、また、生活習慣のスタイルが蓄積して結果が生じます。

少し前に出版された「アンデルセン、福祉を語る」（エスピン―アンデルセン著、林　昌宏訳）[22]という本があります。フランスでベストセラーになったコーエン（Cohen, D）という人の

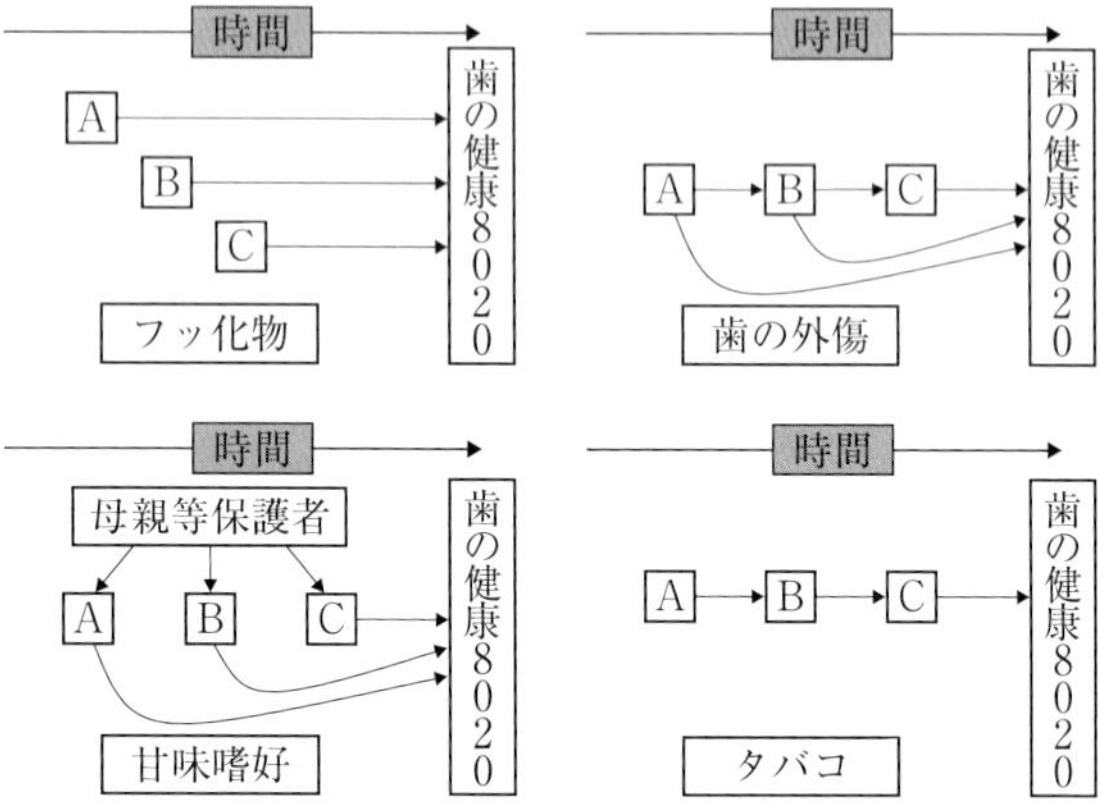

図 4-12　ライフコースと 8020・歯の健康[21]

本を福祉制度のあり方について解説した興味ある本です。社会保障制度のあり方として、①家族を支援する、②子ども達が明日の経済への人材になるようにする、さらに、③世代間に公平な社会保障制度をつくる、の三つを提唱しています。

興味があるのは、ライフコース視点が各所に入っていることです。たとえば、世代間の公平の例として、「所得の高かった恵まれた人々の平均余命は長い、より長い余生を楽しむことになる。つまり、彼らが我々の年金財源から引き出す金額は、平均より多いということである。これは社会的不公平の原因となる」という表現があります。ご一読をお勧めします。

コーヒーブレイク④

8020と〝びんろう〟

〝びんろう〟（檳榔、ビーテルナッツ、betel-nut palm）は、熱帯産のヤシ科の常緑高木で、インド、マーレシアが原産です。びんろうの葉で、実のナッツ（アレカナッツ、areca nut）、消石灰、地域によってはタバコの葉などを包んで噛んだり、頬粘膜と歯肉の間に入れる習慣が東南アジア、南アジアにあります。これは、一種のアルカロイドの働きで、覚醒作用があるためです。

このびんろうの実には、発がん物質（3-（methyl nitrosamio）propionitrileのニトロサミンなど）を含むため、粘膜下線維症をおこし、高頻度で口腔粘膜のがんが発生します[1]。口腔粘膜がんの予防を研究している愛知学院大学の長尾 徹教授によると、南アジアや環太平洋諸国では、口腔がんが全がん中最も多いとしています。

二〇〇七年八月に、台湾高雄医学大学口腔医学院で、「びんろう噛みによるがん予防と健康づくりワークショップ」（謝天渝学会長）が、世界の口腔がんの研究者を集めて開催されました。学会の終了後、高雄市の東の山地に住むアボリジナルピープルの人村へ、謝会長と高雄医学大学でこの地区の支援をしている保健師の先生と訪問し、女性住民のびんろう噛みをしている場所に案内していただきました。住民と酋長さんから、日本語でびんろうの噛みかた（**図A**）の説明を受けました。特に驚いたのは、歯のない人はすり鉢（小）とす

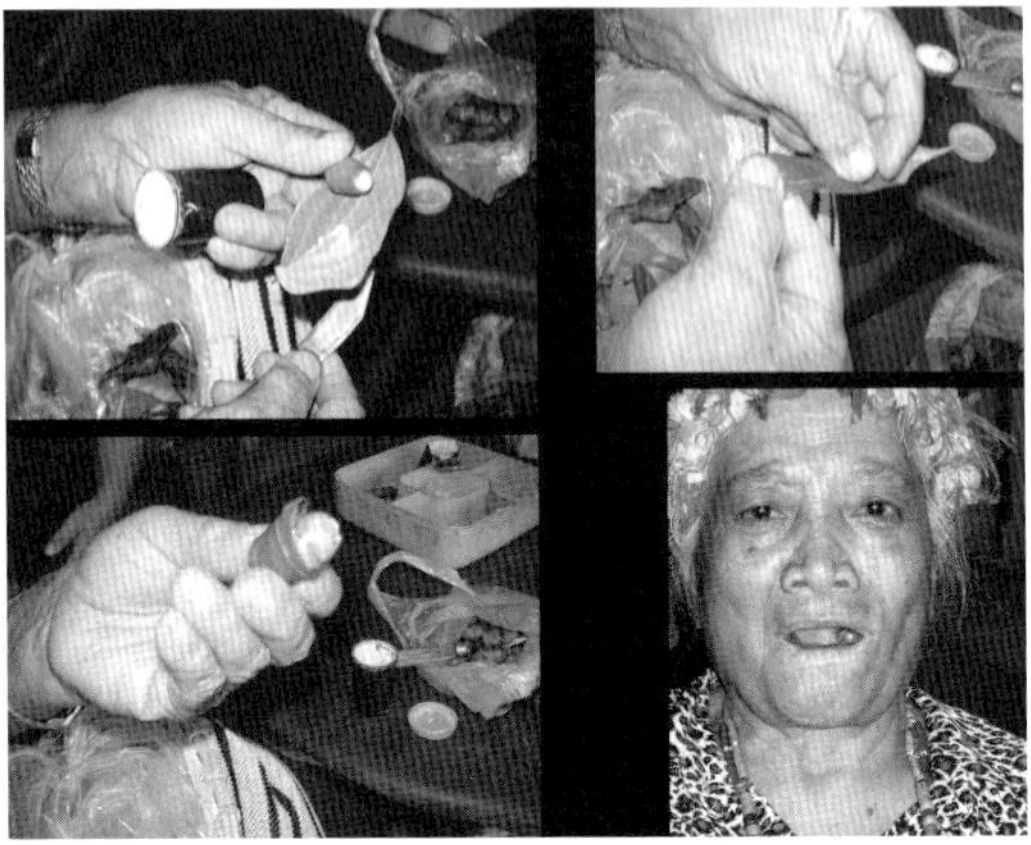

図A　びんろう噛み（台湾南西部山地）
左上：石灰をびんろうの葉に塗る、右上：葉を折りたたむ
左下：びんろうの実に葉を巻く、右下：口腔へ入れ臼歯部で噛む
（謝天渝、張進順、張峰鳴先生と山地訪問の際夫人が写真を撮れとの指示（許可）で撮影、2007）

りこ木（小）（**図B**）でびんろうの葉を巻いた実をすりつぶし、チューイングするとのこと。私は、その学会では、8020のために歯を残す生活習慣と口腔がんの予防のためにもびんろう噛みをしないことが大切と話をしましたが、この村では、「びんろうを噛むためにも、噛まないためにも、歯が必要で8020運動が大切ですよ」とお話しすることになりました。改めて生活習慣の変容は大変なことと学びました。それで

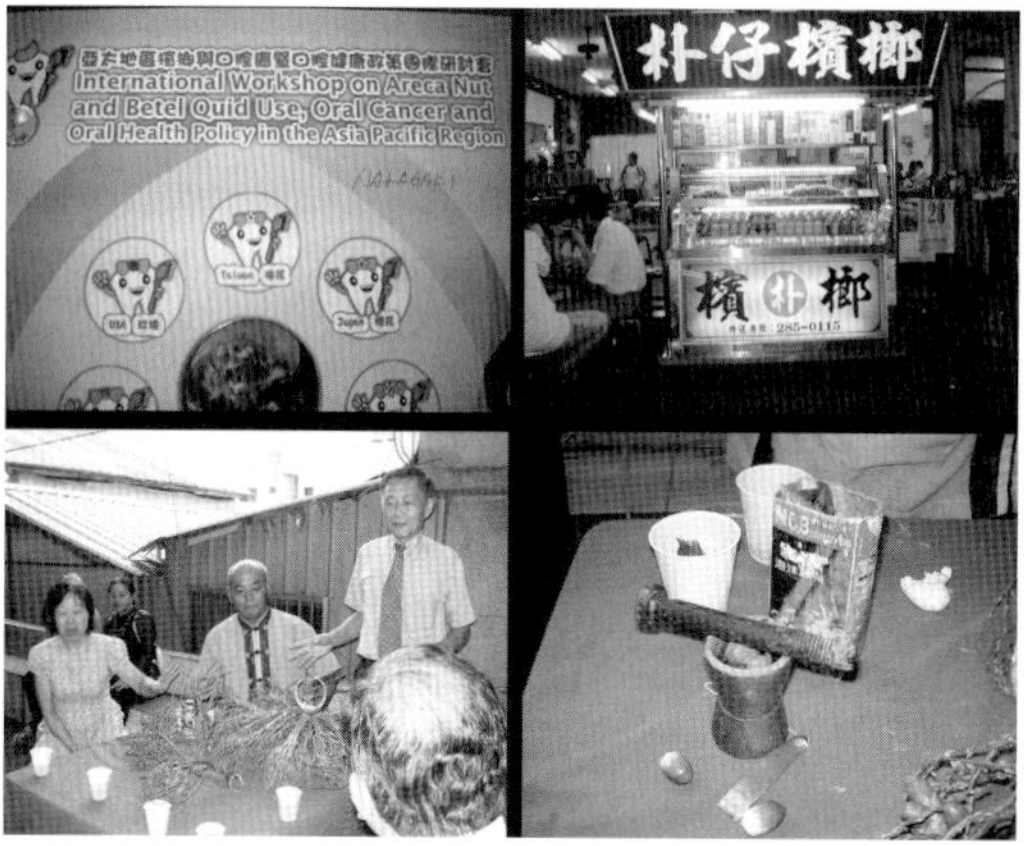

図 B　びんろう噛みと 8020（台湾南西部山地、2007）
左上：びんろう噛みによるがん予防と健康づくりワークショップ抄録集表紙（謝天渝学会長 2007.8）
右上：高雄市のびんろう売り屋台
左下：高雄医学大学の保健師の先生（左）、酋長さんとびんろう樹、葉と実（中央）、元台湾衛生省の張峰鳴先生（右）
右下：無歯顎の人がびんろう噛みに使うすり鉢とすりこ木

も、「最近はびんろう噛みの人々が減ってきています」と、うれしそうに話しをされる謝先生の努力に敬意を表します。またびんろう噛みを見せていただいた住民の方、高雄医学大学の先生方にあらためて感謝を申しあげたいです。

六　8020とソーシャル・キャピタル

8020達成のためには、信頼できる社会でルールがあり、人々のネットワークが必要だと今まで述べてきました。この考え方は〝ソーシャル・キャピタル〟と呼ばれ、豊かな社会づくりがその基盤です。ここでは8020とソーシャル・キャピタルとの関係について述べてみます。

二〇〇〇年に、ハーバード大学のロバート・パットナム（Putnum, R）教授は[23]、一人で黙々とボーリングをしている孤独な姿を、米国におけるコミュニティの崩壊の危機として、「ボーリング・アローン[23]」（邦訳『孤独なボーリング』（柴内康文訳[24]））という著書を出版しました。その中で、信頼社会を表す指数として、「ソーシャル・キャピタル（社会関係資本）」という概念を提案しました。ソーシャル・キャピタルとは、社会的な繋がり（ネットワーク）とそこから生まれる規範・信頼であり、共通の目的に向けて効果的に協調行動へ導く社会組織の特徴としています[25]。

ソーシャル・キャピタルが豊かな社会は次のようであるとしています[23〜25]。①人々の結びつきがあるコミュニティとなる、②人間的価値の集積やその厚みがある、③人々の社会的ネットワークがある、④相互主義（互酬性）の規範（ルール）が守られている、そして、⑤そこから生まれる信頼感がある、としています。一方、ソーシャル・キャピタルが衰退している社会とは、①人間関係が希薄になる、②安心と信頼で結ばれていた地域が「顔の見えない社会」となる、③他人の子どもを怒れない大人が増加する、④アパートの一室で誰かが亡くなっても数週間気づかれない、⑤乳児、小児を殺害したりする異常者が現れるとしています。

8020とソーシャル・キャピタルはどのような関係でしょうか？　公衆衛生分野では、ソーシャル・キャピタルが豊かな地域ほど、住民の主観的健康感が高く、死亡率は低い傾向があります。地域保健法改正（二〇一二年）、健康日本21（第二次）計画（二〇一三〜二〇二二年）にも取り入れられています。

日本における都道府県別の趣味・娯楽の参加率、およびボランティア・社会活動の参加率と、小児のう蝕経験なしの者の割合、および12歳児一人あたりのう蝕経験歯数との関係をみると、いずれも趣味・娯楽の参加率、およびボランティア・社会活動の参加率と健全歯率とは正の相関、反対にＤＭＦＴ歯数とは負の相関がありました（**図4-13、14**）[26]。また、男性のスポーツ参加率と喫煙者率にも負の相関がありました[27]（**図4-15**）。スポーツ行動者率と心疾患の年齢調整死亡率（ＳＭＲ）には負の相関係数（r＝−0.29, p＜0.05％）があり、交際・つきあい行動者率（r＝−0.49, p＜0.001％）と脳血管疾患および心疾患（r＝−0.38, p＜0.01％）に負の相関がありました。女性も同様な関係がみられました[27]。

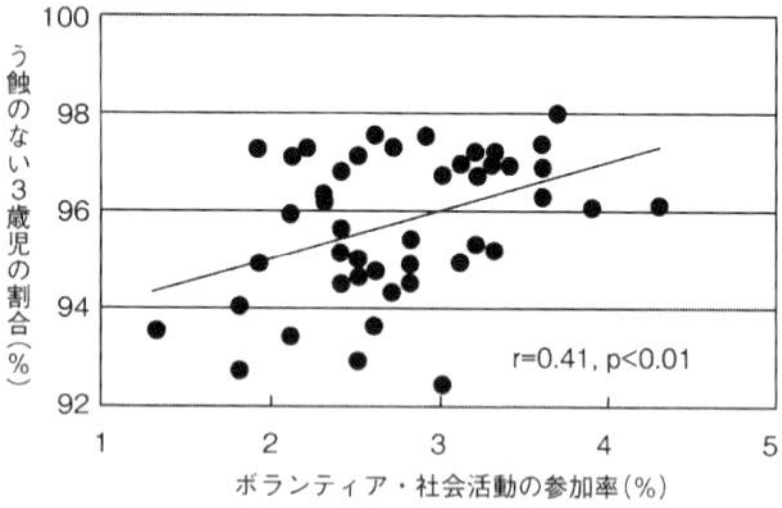

(森田一三, ら 2007)[26]

図 4-13　ボランティア・社会活動の参加率とう蝕のない3歳児の割合（都道府県別）

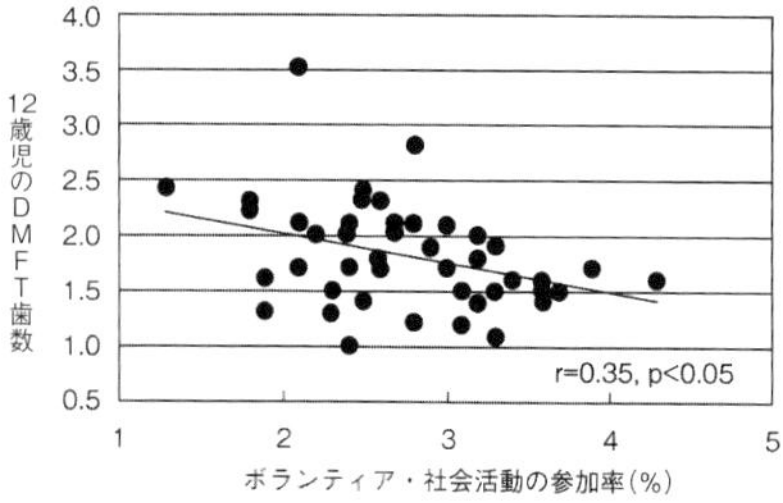

(森田一三, ら 2007)[26]

図 4-14　ボランティア・社会活動の参加率と12歳児のう蝕経験歯数（DMFT）（都道府県別）

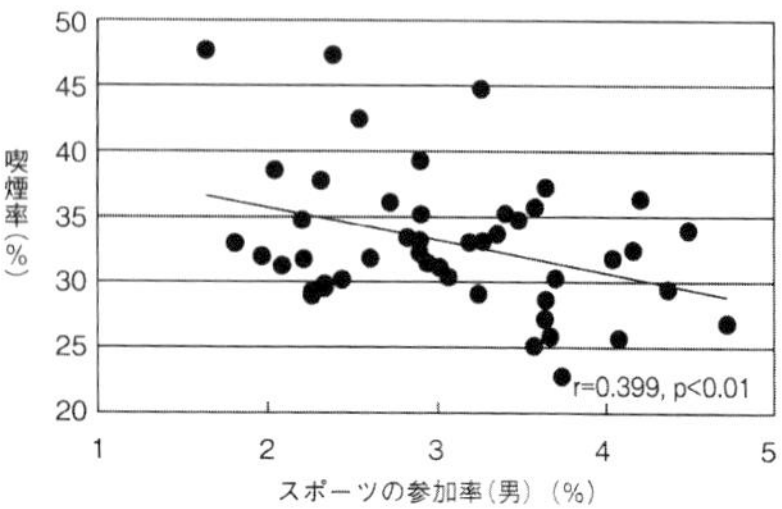

(森田一三, ら 2007)

図 4-15　スポーツの参加率と喫煙率（男性）（都道府県別）

朝日新聞（名古屋本社版朝刊、二〇一六年九月六日）で、米国のトランプ大統領（候補者）の誕生をロバート・パットナムにインタビューした記事が載りました。

（Q）トランプ氏はなぜあそこまで支持を集めるのでしょうか。

（A）トランプ氏は非常に珍しいタイプの候補者でとても危険です。トランプ氏の支持層には二つの特徴があります。一つは低学歴、低所得層からの支持です。これは労働者である白人男性が顕著です。社会の成功者はこのように苦しむ人たちに向き合ってこなかったのも事実です。もう一つの特徴は、社会的につながりが少ない人たちです。『孤独なボーリング』という本でも説明しましたが、人々のつながり度合「社会関係資本」が欠乏している地域であればあるほどトランプ氏が強い傾向にあるとメディアでも指摘していました。

私がソーシャル・キャピタルに興味を持つようになったのは、愛知学院大学法学部梅川正美教授から「社会学ではソーシャル・キャピタルが注目されているが、公衆衛生分野ではどうですか」とお話があってからです。学際的視点の研究の大切さを知らされました。梅川教授に感謝しています。

七　8020と国の健康力比較

8020のために開発した「歯の健康づくり得点」の国際比較を行ったところ、歯の健康力ばかりでなく、一般的な健康力も表しているという結果が得られていますので紹介したいと思います。

最初に、歯の健康8020国際調査の方法を述べます。歯の健康の国際比較[28~29]をするために、「歯の健康づくり得点」の英語版（Fukuzawa, K. et al : Oral Healthines Score, Morita, I, et al. Oral Salutogenic Score）[30]を、ヨーロッパう蝕研究学会（ORCA）の研究者仲間に、その研究者の所属する大学生について二〇〇〇年と二〇〇五年の二回調査をお願いしました。調査対象国は、アジアではフィリピン、韓国、ベトナム、タイ、ミャンマー、モンゴル、日本、ヨーロッパでは、ギリシャ、ドイツ、オーストリア、スイス、南アメリカではブラジルの12カ国です。大学生で医学部と歯学部を除く学生（18~25歳）に対し、歯の健康づくり得点の英語版（**図4-16**）を用いて調査を行いました。ちなみに、二〇〇〇年調査の合計は六、四八四名（男子三、五三〇名、女子二、九五四名）でした[28~30]。

まず、「歯の健康づくり得点」調査結果において、回答割合の違いを述べます。各項目については、全体では（一）「かかりつけの歯医者さんがいますか」を「はい」と答えたのは日本

A

No.________

Oral Health Score for 8020

Name: __________ Sex: Male / female

Date of birth: ________ Age: ____ Executed date: ________

PLEASE CIRCLE YES or NO.

Item	YES	NO
Do your gums sometimes swell?	0	4
Dose your tooth sometimes ache?	0	3
Do you often eat between meals?	0	3
Do you have any hobbies?	3	0
Do you have your family dentist?	2	0
Do you try to have dentist check your teeth soon after your tooth ache?	1	0
Do your gums sometimes bleed?	0	1
Do you brush your teeth twice or more a day?	1	0
Do you have your own teeth brush?	1	0
Do you smoke?	0	1

Total ( ) + ( )
= ( ) points

Sum up numbers your circled.

Points 16 or more

Your current life style is good for your oral health, and your teeth seem to be healthy. Try improving the condition. Try to eliminate items with no points.

Points 11-15

Your current oral condition and life style will cause troubles for your oral health. Review your life style to maintain healthy teeth. Try to eliminate items with no points.

10 points or less

Your current oral condition and life style are not good for your oral health. You had better make a dentist check your teeth, and review your life style. Try to decrease the number of items with no points.

Department of Preventive Dentistry and Dental Public Health, School of Dentistry, Aichi-Gakuin University

図 4-16　世界の「歯の健康づくり得点」調査に用いた質問票 (Oral Healthiness Score, 2005)[28,29] (2008 年に、Oral Salutogenic Score[30] と改称)

38・2%に対し、ドイツ86・2%、オーストリア82・4%、ギリシャ68・5%とヨーロッパが高値でした。しかし、タイ、ベトナム、韓国は7%以下と低値でした。(二)「歯の治療は早めにうけていますか」を「はい」と答えたのは日本35・0%に対し、オーストリア61・6%、ドイツ48・0%、フィリピン46・7%、ギリシャ45・2%と高値でした。男女別では、(一)「歯磨きは一日二回以上していますか」では平均して女性は男性より磨いていました。特に日本の男性は58・4%と最も低値でした。(二)「たばこは吸いますか」は男性では、韓国57・5%、日本45・9%、オーストリア39・6%が高値で、女性ではオーストリア38・5%、ギリシャ24・3%、ドイツ22・9%、フィリピン13・1%、日本11・1%と男性より低値でした。また、タイ1.1%、ベトナム2.4%、韓国2.9%は低値でした。合計得点の累積パーセントは、「歯の健康づくり得点」の合計平均得点の最も低い韓国が得点カーブの立ち上がりが最も早く、ヨーロッパの三国は得点カーブの立ち上がりが遅い結果を示しました。また、二〇〇五年の結果も韓国を除いて、ほぼ同様の結果でした。

次に歯の健康とともに、一般の健康観および心の健康の調査結果を述べます。「Measuring Health」という成書[31]にあるMOS(Medical Outcome Study Form-20)という社会的健康の指数を用いて測定しました。これは①身体的機能、②日常的機能、③社会生活機能、④心

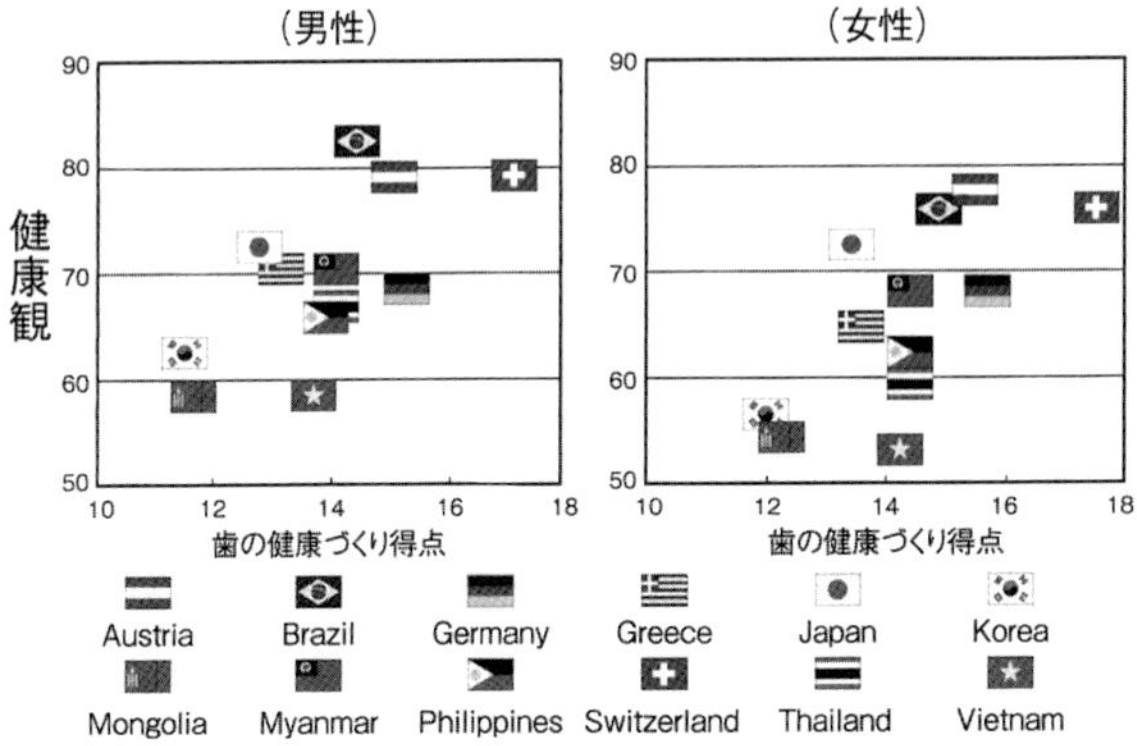

図 4-17　世界の「歯の健康づくり得点」と「健康観」の関係
（福沢歌織, 2005, Fukuzawa, et al. 2006）[28,29]

の健康、⑤健康観（Health perception）、⑥痛み、の六つの部分から構成されています。その中で健康観は、「あなたの健康であてはまるものはどれですか」に対して、大変よい、人並みである、最近よくない、病気であると回答するものです。一方、歯の健康には「歯の健康づくり得点」を用いて、両者の相関を求めました。

その結果、前述の6項目のうち、歯の健康づくり得点と心の健康（r＝0.76, p＜0.05）と健康観（r＝0.72, p＜0.05）の二つの項目において有意な相関が認められました（**図4-17**）。言い換えれば、歯の健康、すなわち、歯の健康づくり得点が高いと、一般の健康観が高いこと、また、心の健康が高いことが明らかになりました。歯の健康は一般の健康観や、心の健康を現し、健康のバロメータとなることを意味すると思われます。

人々が全身の健康や歯・口腔の健康についてどのように考えているかを知ることは、その国や地域の健康水準を知るひとつの指標になると考えます。すなわち歯の健康はその国の教育、経済、人々のＱＯＬのとらえかたと深く係っていることが知られています[32]。主観的健康のほうが、客観的健康より全人的表現に近いものがあります。また、主観的健康は、客観的健康をある程度反映するとともに、その他の状況も反映し、総合的指標という点では客観的健康よりも優れているのではないかと考えられています[33]。

今回の 8020 国際調査から、8020 すなわち、歯の健康づくり得点は、世界の国々の人の、歯の健康水準を比較することのみならず、心の健康や一般の健康観も比較することができると結論できました。

八　8020 と「川の上流・下流」の視点について

ロンドン大学（ＵＣＬ）では日々のテキスト[34]を使用して、学生に面白い例を示し健康政策の大切さを討議させています。その内容は、「川の流れの上流—下流」の図と物語について議論させるものです。

（図では川が上流から下流に流れています）

川の上流には、健康に良くない環境要因（たばこ、間食食品、ビール）と病気製造工場があり、その悪環境の中で疲れて川に落ちる、また病気製造工場から川に落ち込む人の姿があり、中流には「助けて！」と叫ぶ溺れた人がたくさん浮いていて、下流では、溺れた人を担架で助け、救急車で病院へ運んでいるのが描かれています。

（それは次のように解説されています）

「私が流れの速い川の岸に立っていると、溺れた男の人の悲鳴が聞こえた。そこで、私は川に飛び込み、腕で彼を捕まえ、岸に引き揚げ、人工呼吸をした。彼が息を吹き返したとき、また助けを求める悲鳴が聞こえた。したがってまた、川に飛び込み、彼にたどり着き、彼を岸に引き揚げ人工呼吸をした。彼が息を吹き返したとき、また助けを求める悲鳴が聞こえた。また川に戻ることが、終わりなく続く。あなたがわかっていますように、私は、川に飛び込み、人工呼吸するのが忙しく、誰が、とんでもなく、彼らを上流で投げ込んでいるか知る時間がない」

（議論は次の点について行います）

問一　上流では、健康を守る点から、病気になるようなどんな社会要因が作用していますか。

問二　下流では、健康支援者にとっての方策にどんな限界がありますか。口腔の健康増進のためにどのような方向づけをしなければならないですか。

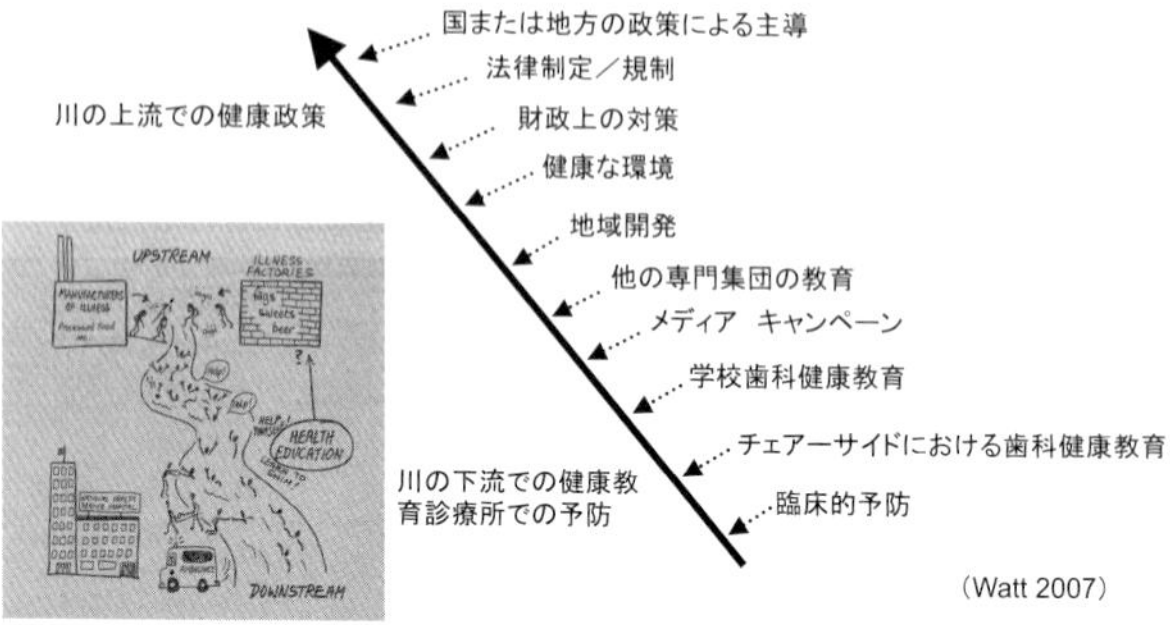

図 4-18　川の上流・下流における口腔疾患の予防の選択
（Watt 講義ノートより、森田訳）

人の健康状態は、個人的な健康に関する要因に加えて、その人を取り巻く社会の経済的、環境的要因が関係して決まります。これを健康の決定要因といいます。その人が健康でないのは、個人の努力不足で、責任は個人にあるという視点からのアプローチには限界があるといえます。この考え方では、治療は一種の救急車で運ばれる状況といえます。

健康づくりのためには、川の下流（医療機関）だけではなく、川の上流（健康政策や法律づくり、環境づくり）での対応に焦点を当てることが大切です。**図4-18**は、川の上流・下流における口腔疾患の予防の選択を示したものです。

歯や口腔の健康づくりの方法は、川下から上流へ、臨床の中における予防、チェアサイドの歯科健康教育、学校歯科健康教育、メディアキャンペーン、他の専門集団（専門職）への教育、地域開発、健康な環境、財政上の対策、法律制定と規制、そして国または地方の政策による主導へ、というものです。小児、青少年、成人、そして高齢者まで、生涯を通じて食習慣や生活習慣に気をつけることが重要といえます。

九　健康創造の前向き志向と8020との関係は？

第一章　六で（26頁）述べたように、アントノフスキーは、健康科学は健康を維持できることを研究する健康創造（salutogenesis）学であることを提唱しました[11]。語源は、ラテン語でsalus：health 健康、ギリシャ語で genesis：創造（起源）です。これは、かつての強制収容所から帰還した女性の研究から、死と隣合わせの極めて過酷な状況におかれていても、3割の女性が良好な健康状態を保っていたこと、この健康状態の良好な人に特有な感覚、前向き姿勢（首尾一貫感覚[35]、sense of coherence：SOC）を保持していたことを発見したことが起源となっています。今日まで医学や公衆衛生は病気になる理由を解析することが中心でした。しかし、アントノフスキーによると、健康はそれを維持した人の理由が解析されるべきで、両者が研究の両輪であるべきとしています。

この健康創造（山崎嘉比古は「健康生成」と訳している[35]）は医学、歯学、看護関係の保健医療関係、心理学、教育学などの分野で関心がもたれはじめています。

アントノフスキーは、人はストレス、すなわちストレッサーに対して緊張状態になり、緊張処理を左右するものを、汎抵抗性資源（GRRs）と呼び、このような状況は人に絶えずふりかかることにより、SOCを生み出すことになるという。SOCの強さで健康を維持できるとしています。SOCの内容は次の三つとしています。①自分の置かれている状況が理解できる、把握可能性（co）、②何とかやっていけるという、処理可能性（ma）、そして、日々生きる意味が感じられるという、有意味性（me）の三つです。

フィンランドの成人についてSOCと口腔のQOLとの関係を報告したサボライネンら[36]の研究があります。井手[37]はSOCは口腔のQOLを左右していると結論しています。

愛知県常滑市で8020の疫学的調査を行い、飛島村で10項目の質問文からなる「歯の健康づくり得点」[38]を開発応用しました。その中に「趣味がありますか」という質問があり、点数も20点中3点をセットしています。常滑市でも、飛島村の調査でも、趣味をもっている人は歯が多いということが明らかになっています。榊原[39]は、この「趣味がありますか」は、ストレス耐性を表す質問であることを明らかにしています（**図4-19**）。

80歳で20歯を保つためには、生涯を通じて規則正しい食習慣や生活習慣を維持する、それ

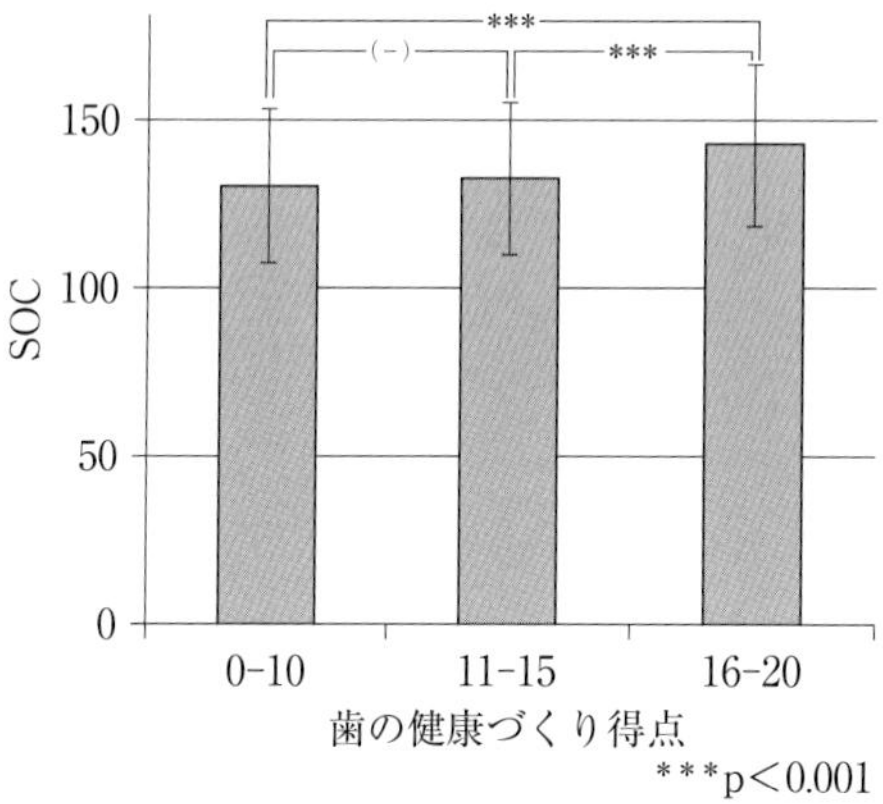

図 4-19　歯の健康づくり得点と SOC（飛島村）（森田一三，2009 未発表）

表 4-2　歯科衛生士業務の認知度得点および歯の健康づくり得点と SOC の相関係数

		男子	有意差	女子	有意差
歯科衛生士業務の認知度得点	SOC	0.103	***	0.042	ns
	co	0.038	ns	−0.030	ns
	ma	0.116	***	0.059	ns
	me	0.094	**	0.071	ns
歯の健康づくり得点	SOC	0.183	***	0.182	***
	co	0.116	***	0.124	**
	ma	0.140	***	0.157	***
	me	0.182	***	0.161	***

（co：把握可能性、ma：処理可能性、me：有意味性；SOC を構成する三要素）　**p＜0.01、***p＜0.001、ns：有意差なし、a：Pearson の積率相関係数）
（合場千佳子，ら 2011）[40]

は小児、青少年から必要であり、8020者とＳＯＣとの関係については今後の研究が必要ですが、明らかに前向きの姿勢、すなわち、生涯を通して前向きの姿勢が必要と考えられます。大学生を対象に、ＳＯＣの強さと歯科衛生士の業務の認知度との関係が調べられています[40]。その結果、歯科衛生士の業務を認知している学生は、認知していない学生より、ＳＯＣ得点は高い傾向にあり、歯の健康づくり得点も高いと報告しています（**表4-2**）。

この点に関して、注目されるのは、「思いやりのある子」すなわち、「向社会的行動」をとる子は、やはり、両親、家庭で大事にされて育つこと、子どもが大切にされる社会で育ち向社会的行動が形成されることが明らかにされてきています[41]。私はＳＯＣの育成とともに興味をもちます。健康づくりには、『星の王子さま』や『モモ』を読み直す必要があると思っています。

コーヒーブレイク⑤

耳、歯、喉、舌、鼻の大切さの順位は?

少し前ですが、歯科の社会的イメージを愛知県歯科医師会と行った興味ある調査を紹介します。愛知県歯科医師会調査室から「歯科がどのくらい大切に思われているか知りたい、とくに、目、耳、歯、喉、舌、鼻の六つ（般若心経のお経のよう?）の大切さの順位を知りたい」と相談を受けました。そこで、その調査は、すべてが大切で回答できないと考えられ、調査にならないのではと私の意見を述べましたが、どうしてもやりたいという〝熱の塊〟の意志に合い、実施することになりました。[1] 調査は一九九四年、県下の歯科医院において20〜70歳代、男女八六三名について、上記の六つの器官の大切さの順位を付けてもらいました。歯科医院の患者である〝偏り〟を知った上でも大変興味ある結果が得られました。調査終了分析の前に「未記入という回答はどのくらいありましたか?」と質問したところ、「心配はいりません、すべて回答されています」との返事で驚きました。その結果は、**図A**です。まず、図上を見て下さい。大切さでは、目、耳、喉、歯、舌、鼻という順位で大切であるという結果でした。次に、図下を見て下さい。40歳代まで歯は第四位、50〜70歳代では第二位に上がりました。したがってこの調査は、「今、何か困っていますか?」という調査をしたようでした。例えば、50〜70歳代で第二位となった理由は、40歳代から歯の喪失が始まったことと一致しているからと考えられます。歯科医師会の先生方のように単刀直入に

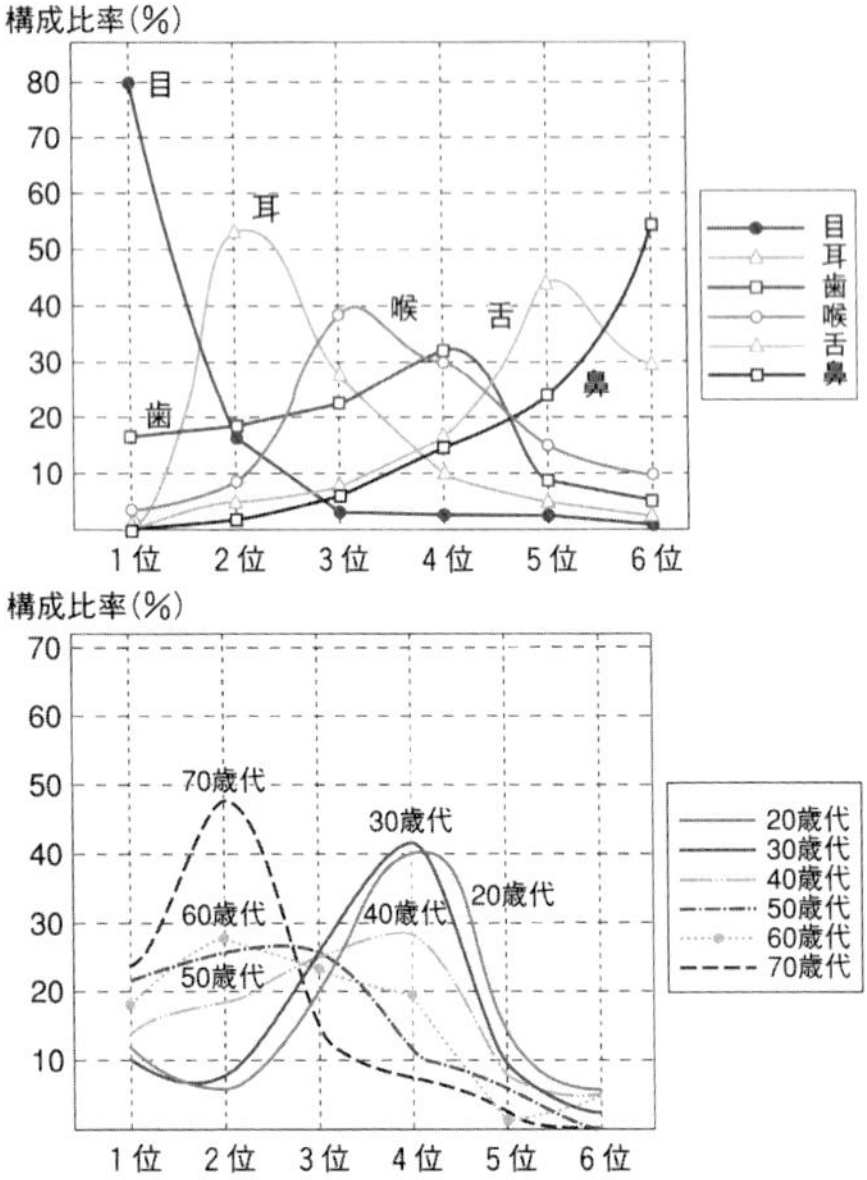

図A　大切にする順位（上）と歯の大切さの年齢別順位（愛知県歯科医師会、1994）[1]

調査をすると、予想に反する結果が得られることもあると学びました。

文献

(1) 愛知県歯科医師会調査室（林清重室長）：93あいち歯科健康白書46-47頁、愛知県歯科医師会、一九九四

文献

(1) 國﨑　拓：〝歯科治療〟に対する社会的イメージの研究、口腔衛生会誌、四一：一五八～一七四、一九九一

(2) Tanaka D. et al : The social image of dentistry : effects of dental experiences and dental caries status. Aichi-Gakuin Dent Sci 21 : 9~14, 2008

(3) 中垣晴男ほか：人々は「内科」と「歯科」が近いと感じている―歯科の社会的イメージ研究から、日本歯科評論、六五：八一～八八、二〇〇五

(4) Kimata N. et al : Social images of medicine and dentistry in Japan. An exploratory study using correspondence analysis, Int Dent J 50 : 257~261, 2000

(5) Fukuzawa K. et al : Age and gender variations in people's social image of internal medicine and dentistry 2005 (unpublished paper)

(6) 水野照久ほか：80歳で20歯以上保有するための生活習慣、日本公衛誌、四〇：一八九～一九五、一九九三

(7) 水野照久ほか：常滑市における80歳歯科健康調査、口腔衛生会誌、四四：一六一～一六九、一九九四

(8) Morita I. et al : Relationship between survival rates and numbers of natural teeth in an elderly Japanese population, Gerodontology 23 : 214~218, 2006

(9) Morita I. et al : Salutogenic factors that may enhance lifelong oral health in an elderly Japanese population, Gerodontology 24 : 47~51, 2007

(10) 大野良之：臨床家のためのがんケースコントロール研究、理論と実際、三九頁、篠原出版、東京、一九八八

(11) アントノフスキーA（山崎喜比古、吉井清子監訳）：健康の謎を解く―ストレス対処と健康保持のメカニ

ズム、有信堂、東京、二〇〇六
(12) Yamanaka K. et al：Comparison of the health condition between the 8020 achievers and the 8020 non-achievers. Int Dent J 58：146～150, 2008
(13) Morita et al.（unpublished）
(14) 園田恭一ほか：健康観の転換―新しい健康理論の展開、東京大学出版会、東京、一九九五
(15) 厚生省：WHO憲章における「健康」の定義の改正案について、（斎藤　寛：第44回全国歯科大学口腔衛生学教授協議会講演資料、一九九九、八、三一）
(16) 小田　晋ほか：健康と霊性―WHO（世界保健機関）の問題提起に答えて―、宗教心理出版、東京、二〇〇一
(17) 嶋﨑尚子：ライフコースの社会学、早稲田社会学ブックレット〔社会学のポテンシャル2〕、一九～二三、四四～五〇、六四～六七頁、学文社、東京、二〇〇八
(18) エルダーHほか（本多時雄ほか監訳）：ライフコース研究の技法、多様でダイナミックな人生を捉えるために、明石書店、東京、二〇一三
(19) 山田昌弘ほか：ライフスタイルとライフコース、データで読む現代社会、新曜社、東京、二〇一五
(20) Kuh D. et al：A life course approach to chronic disease epidemiology, 2nd ed. Oxford University Press. Oxford. 2004
(21) 中垣晴男：学校歯科保健活動とライフコース―生涯にわたる歯や口腔の健康増進を支援する学校歯科保健展開のための基盤的視点―、日学歯誌、一二一：四九、二〇一七
(22) G・エスピン-アンデルセン（林　昌宏訳）：アンデルセン、福祉を語る　女性・子ども・高齢者、NT

T出版、東京、二〇〇八
(23) Putnam RD.：Bowling alone, the collapse and revival of American community, Simon & Schuster, New York, 2000
(24) パットナムR（柴内康文訳）：孤独なボーリング、米国コミュニティの崩壊と再生、柏書房、東京、二〇〇六
(25) 内閣府国民生活局：ソーシャル・キャピタル―豊かな人間関係と市民活動の好循環を求めて、二〇〇三
(26) 森田一三ほか：都道府県別にみたソーシャル・キャピタルと乳幼児の歯の健康、口腔衛生会誌、五七：四四五、二〇〇七（第56回日本口腔衛生学会総会抄録）
(27) 森田一三ほか：都道府県別にみたソーシャル・キャピタルと口腔および全身の健康、日本公衛誌、五四（一〇）：三一二～三一三、二〇〇七（第66回日本公衆衛生学会総会抄録）
(28) 福沢歌織：世界11カ国の大学生における健康観と歯の健康観、愛知学院大学大学院歯学研究科博士（歯学）論文、二〇〇五
(29) Fukuzawa K. et al：University students' responses to oral health questionnaire in 10 countries, Dentistry in Japan 42：90～92, 2006
(30) Morita I. et al：Development of an Oral salutogenic checklist to promote lifelong oral healthiness in Japanese adults, Oral Health Prev Dent 6：287～294, 2008
(31) McDowell and Newell C.：Measuring Health, a guide to rating scales and questionnaire p456-460, Oxford University（2nd ed）, Oxford, 1996
(32) Shou L.：Oral health, oral health care, and oral health promotion among older adults：social and

behavioral dimensions, Disease prevention and oral health promotion-socio-dental sciences in action. Cohen L et al ed, Munksgaard, Copenhagen, 1995
(33) 山崎喜比古編：健康と医療の社会学、三五頁、東京大学出版会、東京、二〇〇一
(34) Day B. et al：Essential dental Public Health, 137～141, Oxford Press, 1922
(35) 山崎喜比古ほか：ストレス対処能力ＳＯＣ、有信堂、東京、二〇〇八
(36) Savolainen J et al：Sence of coherence as a determinant of the oral health-related quality of life：a national study in Finnish adults, Eur J Oral Sci, 113：121～127, 2005
(37) 井出玲子ほか：口腔にかかわるＱＯＬ評価の試み―Oral Health Impact Profile-49 日本語版の信頼性の検討、口腔衛生会誌、五二：三六～四二、二〇〇二
(38) 森田一三ほか：8020 達成のための市町村「歯の健康づくり得点」の作成、日本公衛誌、四七：四二一～四二九、二〇〇〇
(39) 榊原康人ほか：「歯の健康づくり得点」の質問「趣味がありますか」の意義についての検討、日本公衛誌、五四（一〇）：五六九、二〇〇七（第66回日本公衆衛生学会総会抄録）
(40) 合場千佳子ほか：大学生の Sense of Coherence（SOC）と歯科衛生士業務の認知度に関する研究、口腔衛生会誌、六一：二二～二九、二〇一一
(41) N．アイゼンバーグ（二宮克美ほか訳）：思いやりのある子どもたち、向社会的行動の発達心理、北大路書房、京都、一九九五

第五章　歯科の専門家の役割

一　歯学教育の今後のあり方

近年の医学や歯学の進歩発展に伴い、今後は医学の基礎を修得した歯科医師の育成が必要ではないかと論議されることがあります。例えば、歯科医師を口腔医師として育成するというものです。現在、日本を含め世界の多くの国では医師は医学部、歯科医師は歯学部で育成されていますが、いくつかの国では、医師と歯科医師を一緒に育成しています。前者を二元論、後者を一元論といい、明治以降の歯科界で議論されてきたのも事実です（**表5-1**）。今後の歯学教育のあり方にも関係すると思いますので、歯学・医学の一元論、二元論について少し述べてみます。ケンブリッジ大学で講義をしていた歴史家のカー（Carr, EH）は、「歴史をみるとは今後の方向を見るということである」と述べています。一九〇六年に旧医師法と旧歯科医師法が成立するまでは議論が交わされました。それ以後も、先人たちは歯学の確立に努力してきました。現在の法体系では、刑法以外の日本の法律では、医師と歯科医師ははっ

表 5-1　国民医療体制で一元論、二元論が論争される（1942 年）

医歯一元論の実際 （歯科医学専門学校同窓連合会）	われわれの主張（1942） （東京歯科医学専門学校同窓会）
1．歯科学は医学、歯科医は医師であるべき 2．補綴はう蝕の結果、補綴をやってもう蝕はなくならない 3．う蝕予防は栄養、発育、身体全体を診察し対策する必要性→医学 4．予防をやると収入（補綴）が減るが、医学でも共通 5．国民医療法では保健指導を重視 6．歯科医師をなくすのでなく、医師の資格を加えること 7．このために歯科医師会の役割は重要、期待	1．歯科医師をなくして、内科・眼科等の医師に歯科医療を任せてはならない 2．歯科は医学的素養と応用理工学的素養が必要 3．ドイツは歯科医師の資格を維持 4．江戸時代まで、口中科であったが、これは医師で、補綴はやっていなかった 5．医学の一分科とすると、医学のみにとらわれ、歯科の技術をなくす 6．既体制を否定しても新体制は生まれない 7．歯科医師は医師より地位は低くない、歯科医師の内面的教養向上で解決できる

（長尾　優：一筋の歯学への道普請，p134〜140，医歯薬出版，1966 より作成）

きり区別されています。また医学、歯学、薬学とはっきり分けられています。法で医師というと歯科医師は入りません。歯学が全身の健康と関係あることが証明されるに従って、最近は歯学ではなく、口腔医学にするべき、すなわち一元論と提案されています。その際は、メリット、デメリットで分けて整理することも必要と思います。

愛知学院大学歯学部三年生（二〇一一年）が、クラスのグループワークで作成した一元論と二元論の結果では、①国民の利便性の視点で考える必要があること、②生活、身近であるという歯科医療の特異性を理解すること、③医学、歯学、薬学と法制度が完成していること、④歯科医師の職業としての確立に努力して今日があること、⑤現在の歯科医師の医学の教育充実で対応できること、⑥医療関係者の連携：医療の専門性・連携の教育や医療連携づくりという視点が必要と結論づけています。

私の意見も、現在の体制を維持し、歯学教育の中で、医学について教育を十分に行うこと、医療チームワークがとれる医療連携の教育を充実することによって十分に対応できると思っています。その方が国民は幸せと思います。また国民の大部分は歯科医師に「きちんとした」歯科診療を求めていると思います。

二　生活習慣病リスクの予防と関連職種の連携

生活習慣病は、「食習慣・運動習慣・休養・喫煙・飲酒等の生活習慣が、その発症・進行に関与する疾患群」とされ、生活習慣病のリスク因子（高血圧症・糖尿病・高脂血症・肥満・

歯周病）の集積がメタボリックシンドロームであり、歯周病はそのリスク因子の一つです。近年、歯周病は心疾患・糖尿病・脳血管疾患・低体重児出産などの疾患にも関連があることがＥＢＭに基づいて科学的に論じられるようになり、歯周病はその影響が口腔組織に限定されるという概念から、全身へ影響を与える可能性があるリスク因子として認識されるようになってきました。さらに糖尿病に関して、「糖尿病が良くなれば歯周病が改善する」という従来の考えに加えて、近年「歯周病の改善が糖尿病を改善させる」という双方向の関連が報告[1、2]されており、生活習慣病の一つである糖尿病を歯・口腔の健康を維持することから改善できるという可能性を含んでおり、意義があると思います。

愛知県の二二、五七五名の成人について、歯に関する生活習慣を歯の健康づくり得点の内訳でまとめています[3]。歯の喪失が始まる40歳の年齢を基準として、それ以上とそれ以下の年齢について男女別に調査しました。その生活習慣には大変特徴があることがわかりました。目標としている歯の健康づくりは、年齢差より男女差が大きく、女性の方が高値です。男性は、「かかりつけの歯科医がいない、歯ぐきが腫れる、早めに治療しに行かない、たばこを吸っている」人が多い傾向でした。一方、女性は、「間食する人が多く、特に40歳未満」が非常に多い傾向がみられました。年齢に関係し男女差がないのは、「歯ぐきから血が出る」で40歳未

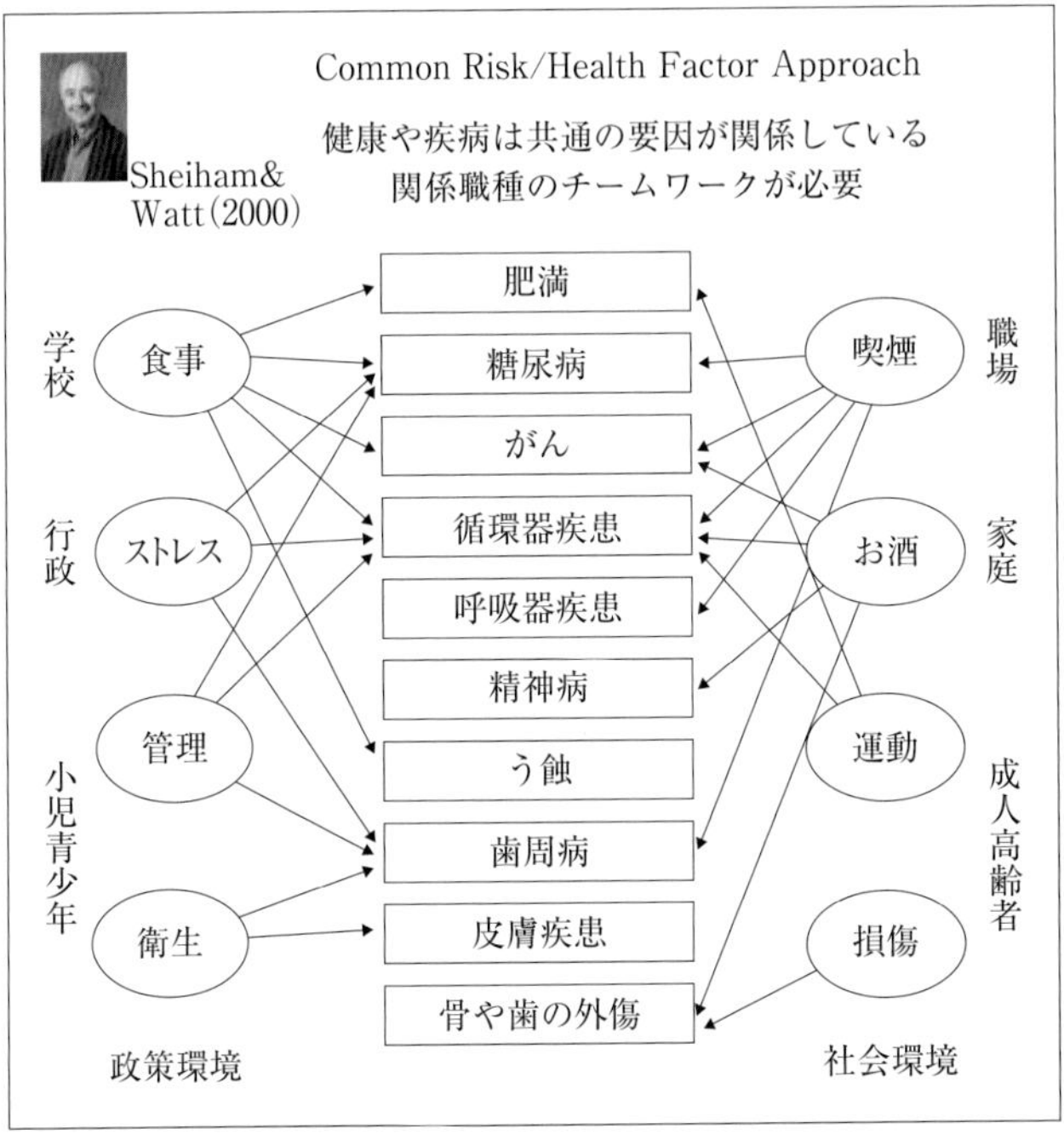

図 5-1　コモンリスク/ヘルスファクターアプローチ
(Sheiham, Watt)[4,5]

満が多い傾向でした。

このように、成人の生活習慣は年齢・男女別で異なることがわかります。8020調査から生まれた歯の保有(喪失)を予測する歯の健康づくり得点は、得点ばかりでなく、生活習慣の内訳にも役に立つことがわかります。

健康や疾病の生活習慣は、歯科疾患も含め共通の生活習慣病リスクが関わっていて、健

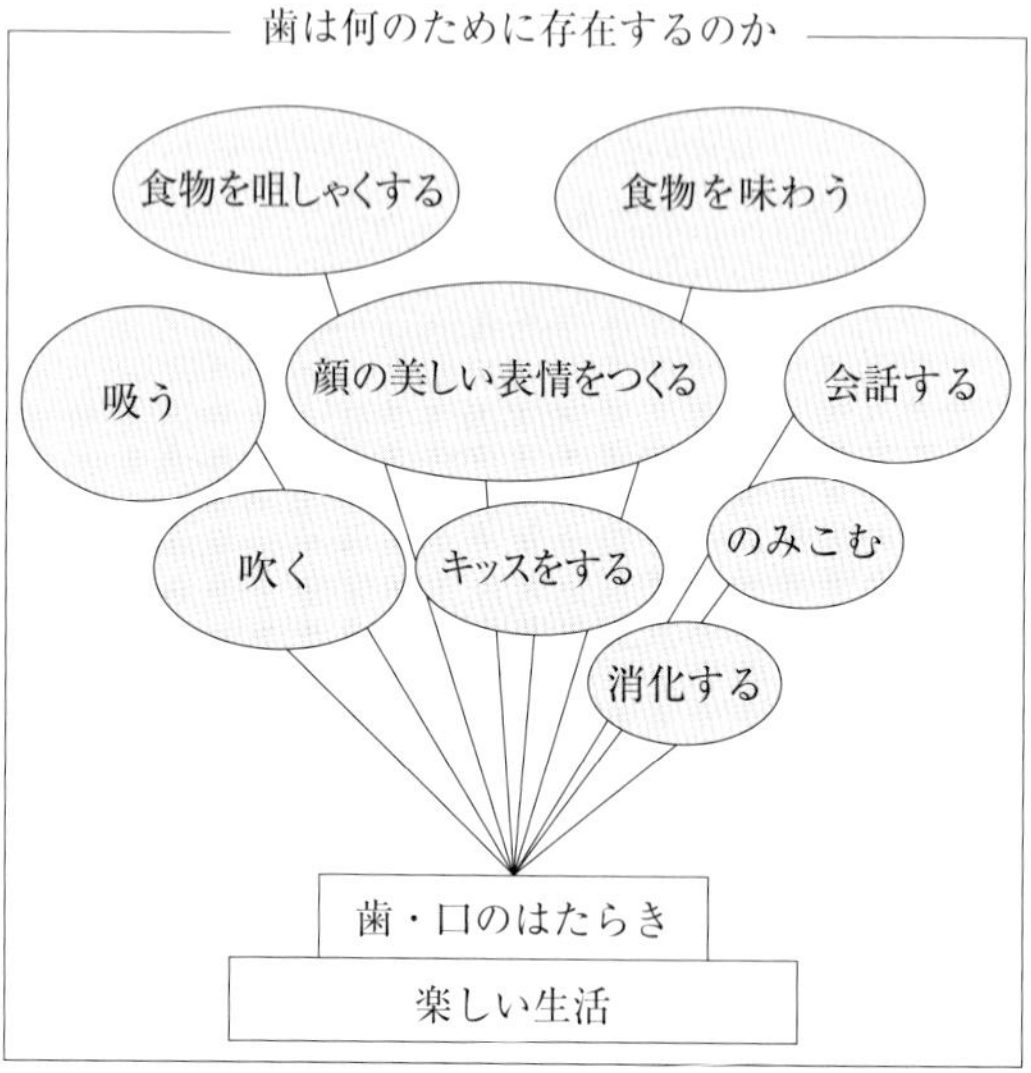

図 5-2　歯と口腔の健康とその意義（中垣晴男，2012）[6]

康づくりには、その共通の生活習慣病リスクに対するアプローチ（コモンリスク／ヘルスファクターアプローチ、The Common Risk/Health Factor Approach：CRHFA）（**図5-1**）[4、5]の考え方が大切であると、ロンドン大学のシャイハムとワット教授が提唱しています。生活習慣病は、共通した生活習慣（食事、喫煙、ストレス、アルコール、運動、衛生）対策が重要と考えられ、歯科単独では非効率的で有用でないとシャイハム教授は考えています。また、この共通の生活習慣病リスクに対するアプローチの考え方はＷＨＯでも取り入れられています。

歯や口腔の健康づくりは、生活習慣と深く関係（**図5-2**）[6]しています。歯科疾患を含め、生活習慣病に関係する生活習慣を共通の生活習慣病リスクに対するアプローチ（コモンリスク／ヘルスファクターアプローチ）として、関連職種で連携していくことが大切と思います。

コーヒーブレイク⑥

留学僧道元の入宋時の悩み

8020運動の考え方は、曹洞宗の道元禅師（一二〇〇～一二五三年）の教えの中にもあることをご存知でしょうか？　道元禅師はすでに、八百年も前に「典座教訓」で、歯口の清掃の大切さを「洗面」の巻で述べています。青年僧道元は24歳の入宋（一二二三年）の時、中国の僧について次のように述べ悩んでいます。[1]

―「わたしは、嘉定16年4月中、初めて大宋国にいたり、かの国の諸山諸寺をみたのであるが、どこにも楊枝のことを知っている僧はいなく、朝野（世の中）の貴賤のものも誰も知らないのであった。仏教の僧たるものがすべて知らないのであるから、もしも楊枝の法を問えば、色を失い度をうしなうばかりであった。（中略）。だから、かの国では、僧も一般人も、みんな口の息がたいへん臭い。二、三尺へだててものを言うときも、口臭がきこえて、嗅ぐものは堪えがたかった。長老や、人々の導師と称するかたがたも、口を漱ぎ、舌をけずり、楊枝をもちうる法がありとも知らないでいる。考えてみると、仏の正法はもうだいぶ滅んでしまっているのではないか。惜しいことである。（増谷文雄訳）」—

理想に燃える青年僧道元が、口臭に出会って面食らうありさまがしのばれます。道元禅師はその意味では8020運動の嚆矢《こうし》であるといえましょう。

文献

(1) 森本和夫：道元とサルトル、七四〜七七頁、講談社、東京、一九七四。
(2) 大谷哲夫訳注：道元「永平広録 真賛・自賛・偈頌」、一七五〜一七八頁、講談社、東京、二〇一四

三 歯科衛生士の誕生

世界で初めて歯科衛生士が生まれたのは、米国のニューヨークとボストンの間にあるブリッジポートで、一九〇六（明治三九）年（日本の最初の歯科医師法が成立した年）、ブラッシング法のフォーンズ法で知られているアルフレッドC．フォーンズ（Alfred C. Fones）（図

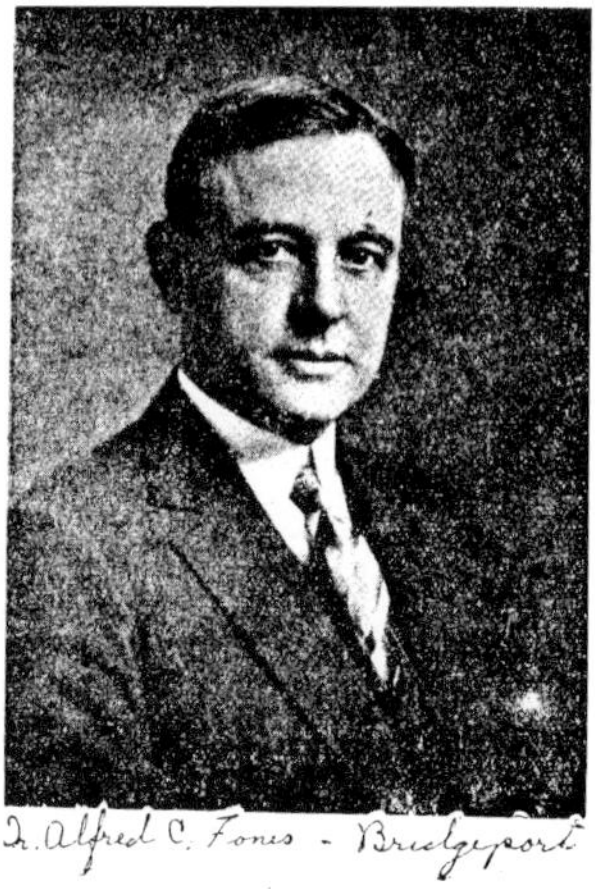

図 5-3　フォーンズ, AC[9]

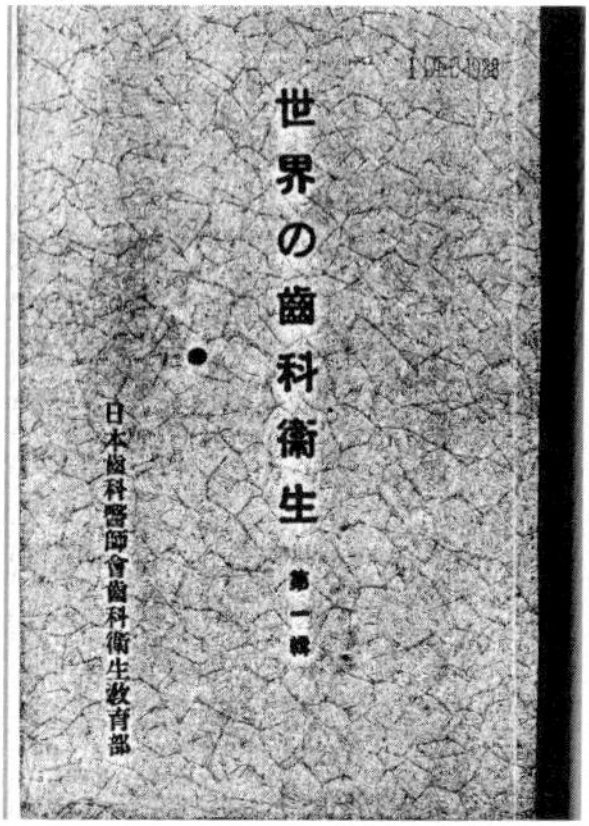

図 5-4　世界の歯科衛生[9]

5-3）が、歯科助手であったニューマン（Newman, I）女史を特別訓練して、歯科予防処置と歯科保健指導を専門にする職種、歯科衛生士（デンタルハイジニスト、Dental Hygienist）としてスタートしたのが最初です[7~9]。日本に紹介されたのは意外に早く、川上為次郎によって、11年後の一九一七（大正六）年に小学校での業務を例として、歯科衛生士はミニ歯科医師ではなく、歯や口腔疾患の予防と健康づくりの専門家として紹介しています[7]。

榊原悠紀田郎先生の著書[7、8]とクラップGWの世界の歯科衛生第一集（**図5-4**）[9]を参考に、最初の歯科衛生士がどのような目的で誕生したか、歯科衛生士の職業について考えてみます。

フォーンズ（Fones, AC）歯科医師は米国のブリッジポート（Bridgeport）市で生まれ育ち、ニューヨーク大学歯科で学び、一八九〇年の卒業とともに、故郷で父と歯科医業に励みました。当時、歯の予防的診療を受けるために歯科医院を訪れる者などきわめて稀で、多くは疼痛、その他のやむを得ない状態になって来院するのが普通でした。それでも少数ですが、口腔や歯を常に健康に保つことにより、不健康な口腔状態から脱することが患者にも歯科医師にとっても有益であると関心を示す人もいました。フィラデルフィア市のスミス（Smith, DD）医師もその一人でした。彼は一八九四年、「統制診療（Controlled Practice）[9]」と呼ぶ予防的診療を患者に実施し始めました。患者は、数週毎に予防的清掃処置を受け、その間家庭において毎日教えられた通りの口腔衛生法を励行していくものです。

一八九九年、秋に開催された学会でのスミスの講演に、学生であったフォーンズは強い衝撃を受けました。スミスの着想と方法がなぜ一般化されないかを考え、この術式に時間と努力が必要なため、臨床家は補綴的治療などの治療を犠牲にしてまでも実施しないことに気づきました。そこでフォーンズは、この予防処置技術を彼の診療所で介助婦（歯科助手）として働いていたニューマン女史に伝授しました。抜去歯を植立させた模型と、フォーンズ自身の口腔で1年間の実習を積んだ後、一九〇六年に彼女は初めて小児患者に、一九〇八年にはすべての患者に予防処置をし、6カ月毎にフォーンズの診査、必要に応じて予防処置もしました。第一回目は4週間後、第二回目は6週間後、第三回目およびそれ以後は2カ月毎に来院、予防処置を受けるというものです。患者には果物、牛乳、硬い食べ物を豊富に摂取し、牛肉、精粉製食品、砂糖を制限するよう栄養上の注意も与えました。こうして、衛生教育がすべての患者に行われることになりました。

フォーンズは、患者について歯科学的な立場と経済的な立場からの観察を忘れませんでした。彼は旧式の非統制的診療時代の費用と、同じ患者が定期統制的治療を受けるようになってからの費用を5年を一期として二期にわたって統計比較しました。その結果、患者は統制診療によって自己の全身および歯の健康と快適さを得るのみならず、経済的にも60%の費用を節約し得ることになったといいます。患者は適当な費用で、術者は骨折りなく、合理的な治療および疾病の予防や防止ができることが明らかになりました。大切なのは、患者が健康な歯や口腔を保有できることです。

フォーンズは、予防処置と衛生教育のため、学校での口腔衛生の向上に力を注ぎました。学校における児童生徒のう歯予防の効果も確かめています。

また、人材養成のため一九一三年、ブリッジポートの自宅で、世界で初めての歯科衛生士

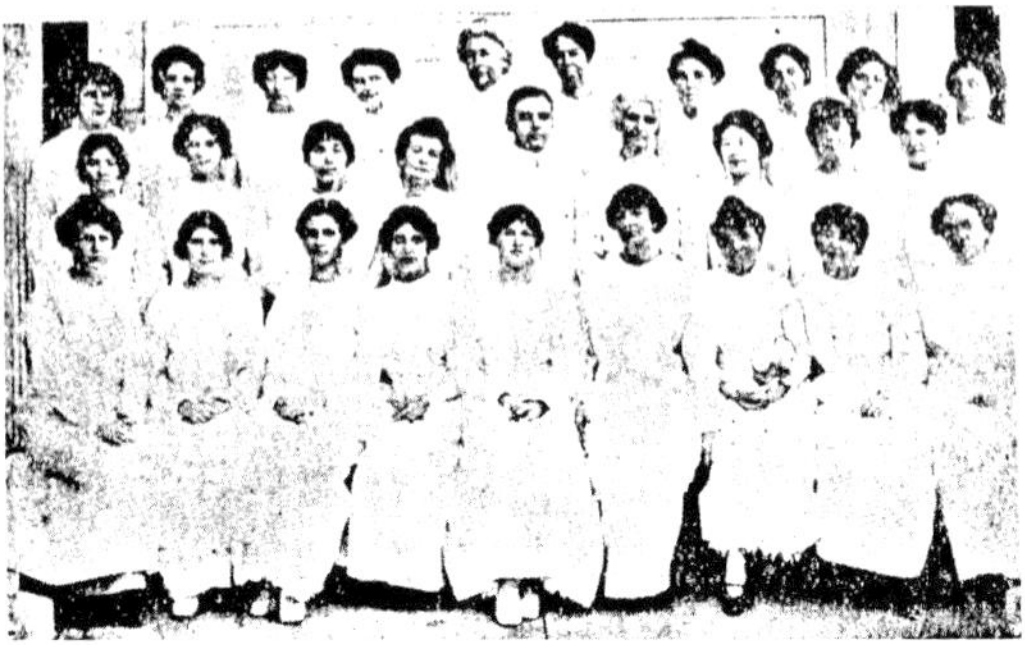

図 5-5　フォーンズ（中段左から５人目）とニューマン女史（中段同６人目）[9]

養成のためのコース（学校）を開きました。ニューマン女史（**図5-5**）はそのコースの第一回生として受講し、一九一四年に最初の卒業証書を受け、州の免許も取得しています。卒業後はフォーンズの養成所教員として83歳で亡くなるまで、養成所で後進の指導に当たりました[7]。

フォーンズはコネチカット州歯科医師会法制委員長の立場から州の法令を改訂し、一九〇七年、歯科医師が診療所で無免許の助手を雇用することは不法でないこと、特別に訓練した人に限って予防的な処置をすることが容認されることになりました。

全米でもスミス氏の考えを臨床で導入するには、女子を起用するのがよいと考える人が増えていました。フォーンズが名づけたこのような職種、デンタル・ハイジニストは以後世界中へ普及していきました[7]。

四　ウィルキンスの歯科衛生士教育への熱意

米国のボストンに、歯科衛生士教育に60年の長きにわたって心血を注ぎ、「歯科衛生士のナイチンゲール」とも呼ばれるウィルキンス（Wilkins, EM）がおられます（**図5-6**）。名著「ウィルキンス 歯科衛生士の臨床」（**図5-7**）の著者です。日本語訳版は医歯薬出版から三度発行されています（最新版二〇一五年）。

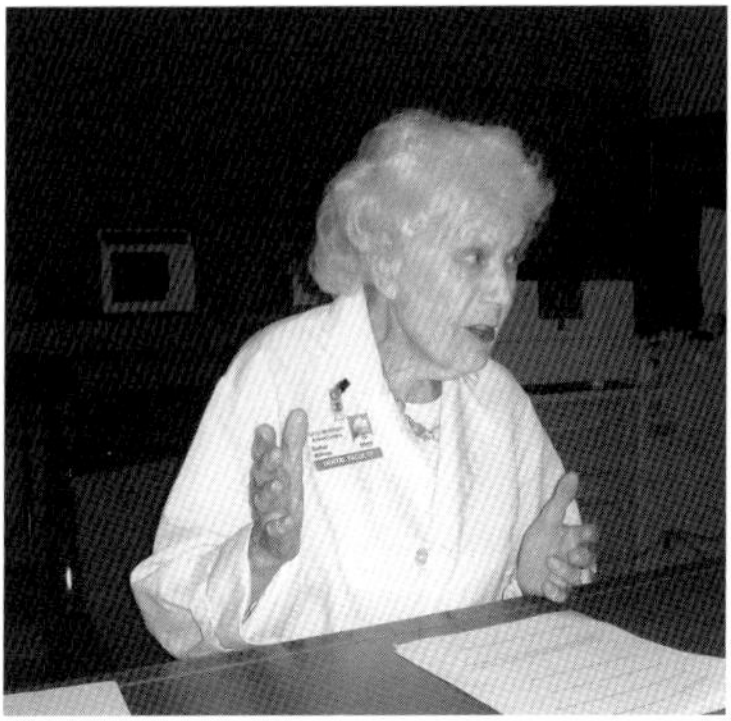

図5-6　質問に熱心に答えられるウィルキンス先生（ボストン、タフツ大学歯学部、2006.9.11）

そのウィルキンス先生にボストンでインタビューする機会がありましたので、先生の歯科衛生士教育への「熱意」をお伝えいたします。

Q　先生は世界的に有名で、日本でも先生の教科書はよく知られています。まず、先生は歯科衛生士の役割をどのようにお考えですか。

A　それは光栄です。歯科衛生士には次の六つの役割があると思います。それは、

①臨床の場で優れた力を発揮できること、②歯科衛生の尊敬される教育者であること、③人々の健康づくりの支援者であること、④仕事のマネージメントができること、⑤研究熱心であること、そして、⑥人々の健康保持や公衆衛生の向上についての役割を十分心得ていることです。米国でも健康、とくに歯の健康の価値を認識する人々が増え、歯科衛生士の職業の大切さが改めて認識されてきています。

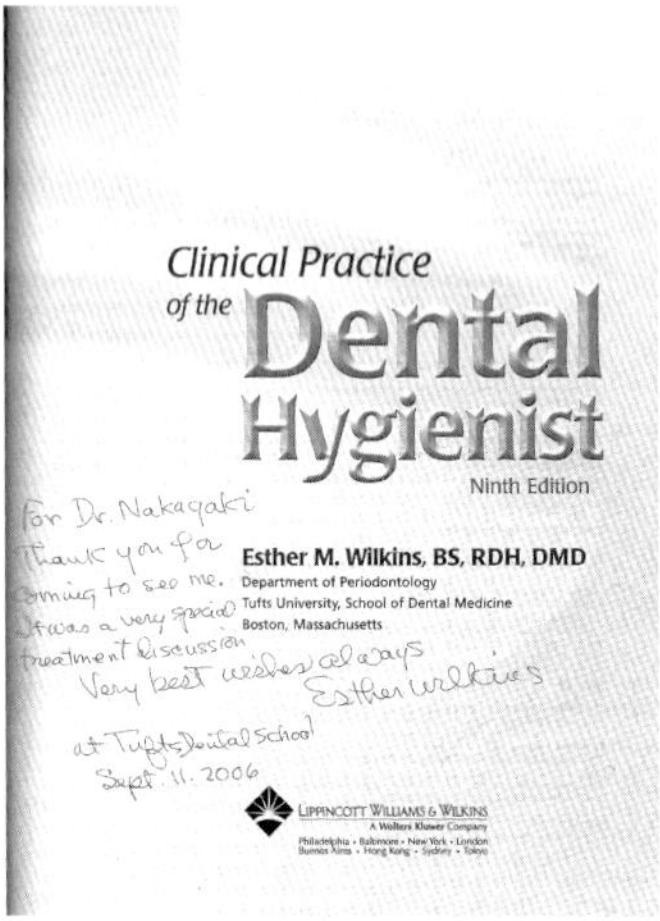

図 5-7　ウィルキンス先生のサイン

Q　歯科衛生士の仕事の手順は具体的にどのように進めたらよいですか。

A　米国では、歯科衛生士の仕事を五つのステップで進めるよう教育されています。すなわち、①最初に行う主観的・客観的なベースライン資料収集、②そのデータを分析、歯科衛生診断書をつくる、③治療手段、目標、結果予測、計画とインフォームドコンセント確立の計画立案、④計画の実施、⑤その結果のデータを分析、計画の評価や見直しです。

Q　米国では、歯科衛生士が局所麻酔をすることができると聞きましたが？

A　半数の州でできます。深いポケット内の歯石除去も、通常の歯石除去をするにも局所麻酔は必要です。局所麻酔が行えるように実技実習を十分します。

Q　米国のある州では、「高齢者施設（老人ホーム）で歯科衛生士が独立して入所者の口腔を診ることができる」と聞きましたが？

A　かなりの州で可能になっています。歯科医師の監督がなくても仕事ができることになっています。

Q　歯科衛生士が高齢者施設で仕事をすることの意義をどのようにお考えですか。

A　全身的な疾患の予防で、口からの感染で疾患になることへの予防が主な理由です。老人の死因の一番は肺炎です。また、快適で豊かな生活を送るためにも大切なことです。身体が不自由な高齢者であっても、歯があるだけで人と心地よく話すことができます。老人はさびしいのです。私は80歳をこえていますが、もし私が老人ホームに入ったらお見舞いに来てくれる人はほんの数人かしかいません。

Q　日本では、二〇〇四年に歯科衛生士教育が二年から三年になりました。四年制の大学も四つできました。先生はこれをどのように思われますか。

A　それは歯科衛生士の地位向上にとって素晴らしいことです。

Q　米国の歯科医師の歯科衛生士に対する認識はいかがですか。

A　歯科衛生士の存在をありがたがらない歯科医師はいないと思います。米国の多くの歯科医師は、深いポケット内の歯石除去（ディープ・スケーリング）があまり得意ではありません。歯科医師は「歯科衛生士がいなければ仕事が回らない」と信じています。もちろん、得をしているのは患者さんですが。

Q　歯科衛生士の仕事のやりがいについてどのように考えたらよいですか。

A　歯科衛生士は歯科業務全般、歯周病、その他の診療のかなりの部分で仕事をしています。彼女たちが生き生きと話す姿は素晴らしいものがあります。患者さんが来院し、健康になった歯を見た時の喜びは何ものにも代えられません。なぜなら、歯科衛生士が歯を救い、後々、患者さんが歯科医師を評価するのは〝歯を何歯維持できたか〟ということですから。

Q　歯学部の学生には歯科衛生士のことをどのように教育していますか。

A　私たちの学校では、歯学部の学生に歯科衛生学や歯科衛生士のことをたった三、四回の授業でしか教えられませんので、歯科衛生学の大切さや歯科衛生士のことを十分理解していない面があります。これは大変な問題です。

Q　先生が行っていた歯科衛生士としての仕事で印象深かったことは、どんなことですか。

A　私は、歯学部に入学する前に6年間も歯科衛生士の仕事をしていて、その後も通学しながらアルバイトで歯科衛生士をしていました。正真正銘の歯科衛生士らしい仕事ができたのはボストンの北の小さな町でした。そこは、とても素晴らしい歯科医師が開業している歯科医院で、彼の名前は「フランク・ウイルス」、少し変わり者だったので、皆は「クランク（変わり者）ウイルス」と呼んでいました。私が勤める前に、すでに16年間も働いていた歯科衛生士がいました。ずいぶん前から歯科医師と歯科衛生士が手を取り合って仕事をしていたのです。先生は、「自分は歯科学の専門で、彼女は歯石除去（スケーリング）の専門家ですよ」といってくれました。それは、40年も前のことです。そんな昔に素晴らしい歯科医師がいたのです。

Q　どんなタイプの人が歯科衛生士に向いていますか。また、歯科衛生士教育をするときに学生に配慮することは、どのようなことですか。

A　冷静で落ち着いた人、楽観的な人と笑顔の素敵な人ですね。生徒には絶対に「優等生であれ」と押しつけないことが大事です。

Q　日本の歯科衛生士、および歯科衛生士学校の学生にメッセージをお願いできますか。

A　"keep studying" と "smile" です。資格を得た後もすべてを学びきったように思わないこと。"keep studying" と "smile" で頑張って下さい。

このウィルキンス先生のインタビューとマサチューセッツ薬学・健康科学カレッジ歯科衛生学部（前フォーサイス歯科衛生士学校）見学は二つの偶然が重なって可能となりました。我々の見学申し込みへの返事は出発まで来ませんでした。そこで、タフツ大学に留学されていた廣瀬由紀人先生（北海道医療大学）にご相談し、タフツ大学勤務の大石幸男先生（東京医科歯科大学歯科技工士科卒）にお願いしたところ、大石先生がその翌日、ぱったりウィルキンス先生にお会いされアポイントがとれ実現できたことが一つです。もう一つ、インタビュー後、「午後の予定はあるの？　ボストンへ来てフォーサイス歯科衛生士学校を見学しなければ意味がない、案内するから、午後1時に来なさい」と指示され、偶然望んでいた見学が実現できました。ボストン行が遅れ空港に着いた時は九月一〇日、ニューヨーク貿易センタービル事件（二〇〇一年九月一一日）の前日です。厳重警戒日と重なったボストン見学九月一一日は忘れることができません。

コーヒーブレイク⑦

8020の元祖はだれ？

83歳で抜けた歯もなく、細字を読むことができたのは貝原益軒です。彼は養生訓（一七一三）[42]で歯の大切さ、8020に至った方法を書いています。[1]

—「歯をみがくとき、目を洗う方法。毎朝、まず熱湯で目を洗って暖め、鼻の中をきれいにし、次にぬるま湯で口をゆすいで、昨日から歯にたまっているものを吐きすてる。乾燥した塩を使って、上下の歯と歯ぐきをこすってみがき、ぬるま湯で口を二、三〇回ゆすぐ。そのあいだに、まず別の茶碗に、目の粗い布製の小篩《こふるい》でこしたぬるま湯をいれておき、つぎに、手と顔を洗いおわってから口に含んでいた塩水を今の小篩に吐き出し、濾過して茶碗にいれ、その塩湯で目を洗う。左右それぞれ15回ずつ行う。そのあと、別に入れておいた茶碗のお湯で目を洗い、口をゆすぐといい。これで終わりである。毎朝このようにして、さぼらずに続ければ長い間歯はゆらぎもせず、老年を迎えても歯は抜けない。虫歯にもならない。視力も衰えず、年をとっても、眼病にもならず、夜でも細かい字を読み書きできる」—

まさに、貝原益軒は8020の最初の提唱者で、実践者といえます。

文献

(1) 近藤宏二：養生訓を読む、一〇二〜一〇五頁、三笠書房、東京、1984

五　日本の歯科衛生士の認知度

日本では一九四八年に医師法、歯科医師法、保健師助産師看護師法とともに歯科衛生士法がスタートして70年になります。歯科衛生士は医療関係者の法律の中で、初めから制定された医療職種といえます。その業務は一九四八年に歯科予防処置を中心としてスタートし、一九五五年に歯科診療の補助が加わり、一九八九年には歯科保健指導が追加されました。歯科衛生士教育体制も一年制から二年、そして三年制に移行してきました。近年、就業歯科衛生士は歯科医師数を超えました。医療および歯科医療の多様性や国民の健康水準の向上に伴なって、歯科衛生士への期待が大きくなっています。しかし一方、歯科診療の補助の解釈から、歯科衛生士は時々ミニ歯科医師と考えられたり、あるいは、歯科診療の介助が主な業務と考えられる現実もないとはいえません。歯科衛生士を含め歯科医療関係者は、その国の歴史的な背景から発展してきているのも事実です。しかし、日本の歯科衛生士は歯科予防処置や保健指導の専門家として確立している西欧諸国に比べ、歯科診療の補助というより歯科診療の介助が多いのが特徴です。それでも、近年の調査によると人々の歯科衛生士の職業や業務認識についてはゆっくり向上しています。また、8020運動がスタートした一九九〇年以後、さらには健康に前向きな人ほど歯科衛生士の職業の認知度が高くなっていることを紹介しま

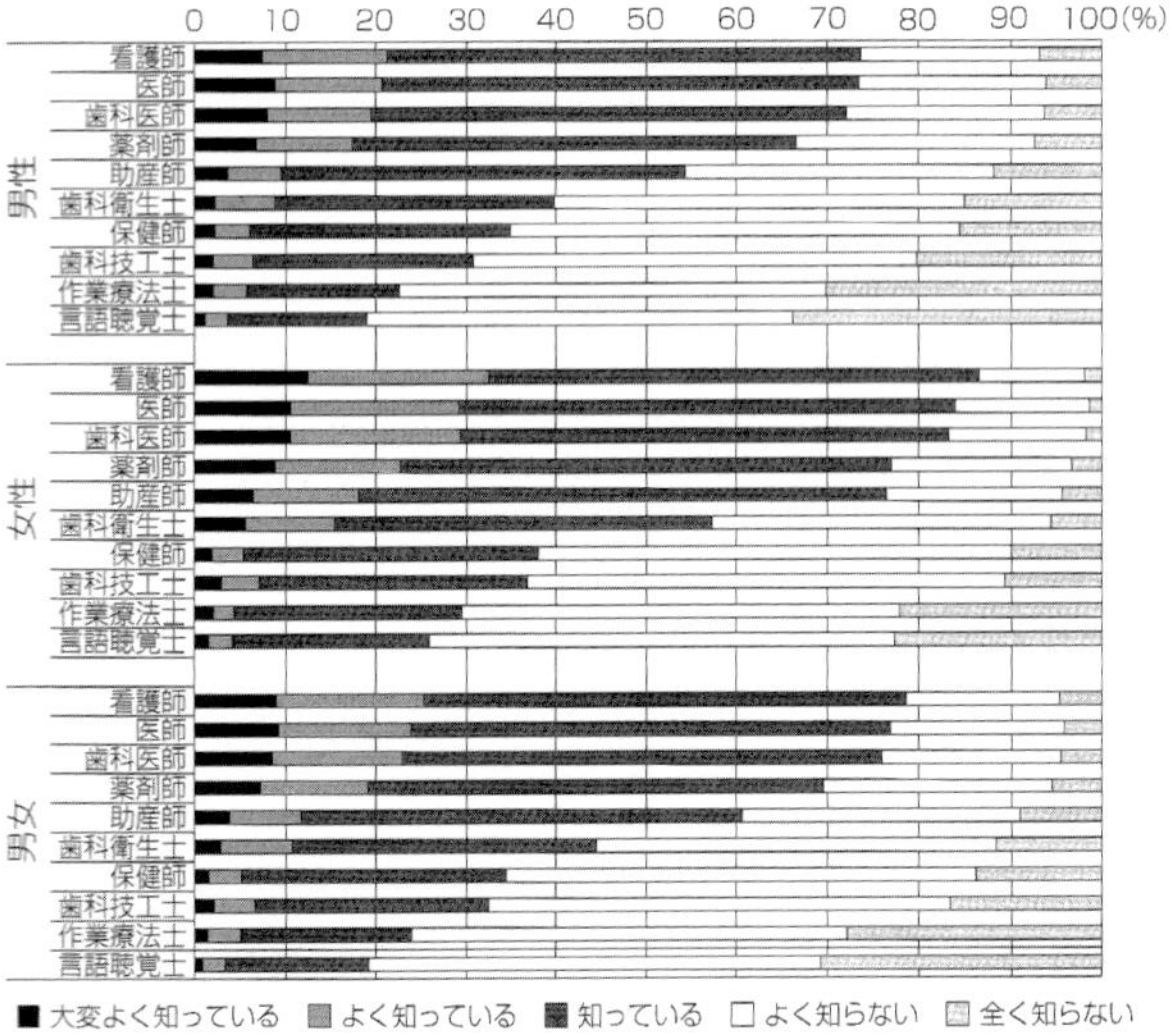

図 5-8　大学生の歯科衛生士の職業認知度

大学生の歯科衛生士の職業認知は医療職の中でも 6 位、助産師と保健師との間（松田裕子ほか，2010）[10]

す。

歯科衛生士の業務認知と健康度や健康に対する社会的関心行動について、男女大学二年生、一、五一九名について質問紙法による調査[10]が行われています（**図5-8**）。その結果、歯科衛生士の職業認知では、医療職の中でも六位、助産師と保健師との間にありました。業務内容の認知については、男女とも「歯の汚れを染めて歯ブラシ状態をチェック、指導する」が高く、男子より女子のほうが高い結果でした。また、歯科衛生士の業務認知と社会的健康観には関連がありました。

次に、成人の歯石除去の受診経験と歯科衛生士の職業認知との関連の調査[11]を報告します。対象は名古屋市A健康診査機関を受診した30~60歳代の成人合計三、一九九名です。歯科衛生士の職業については男性50・3%、女性74・1%が知っていると回答していました。また、業務は「ブラッシング指導」「歯石除去」「フッ化物塗布」が知られていました。歯科衛生士による歯石除去を受けた回数が多い人は、歯科衛生士の職業をよく認知していました。8020運動がスタートした一九九〇年以降、歯科衛生士による歯石除去経験が多い人ほど歯科衛生士の職業の認知度が高くなっていました。

さらに、健康に対する前向き行動（SOC）と歯や口腔に対する保健行動と歯科衛生士の業務の認知との関係が男女大学生一、七七二名について調査[12]されています。その結果、SOC得点の高い学生は歯の健康づくり得点や歯科衛生士業務の認知得点も高く、それぞれ関連し、健康に対して高い志向性をもっている学生は、歯や口腔に対する保健行動の志向性も高く歯科衛生士の業務に対してもよく理解していました。大学生の歯や口腔に対する保健行動や歯科衛生士業務の認知には、SOCの強さが関係すると結論しているのです。

世界的には、歯科衛生士の職業は一貫して認知され、その教育は学士教育が増加、歯科衛

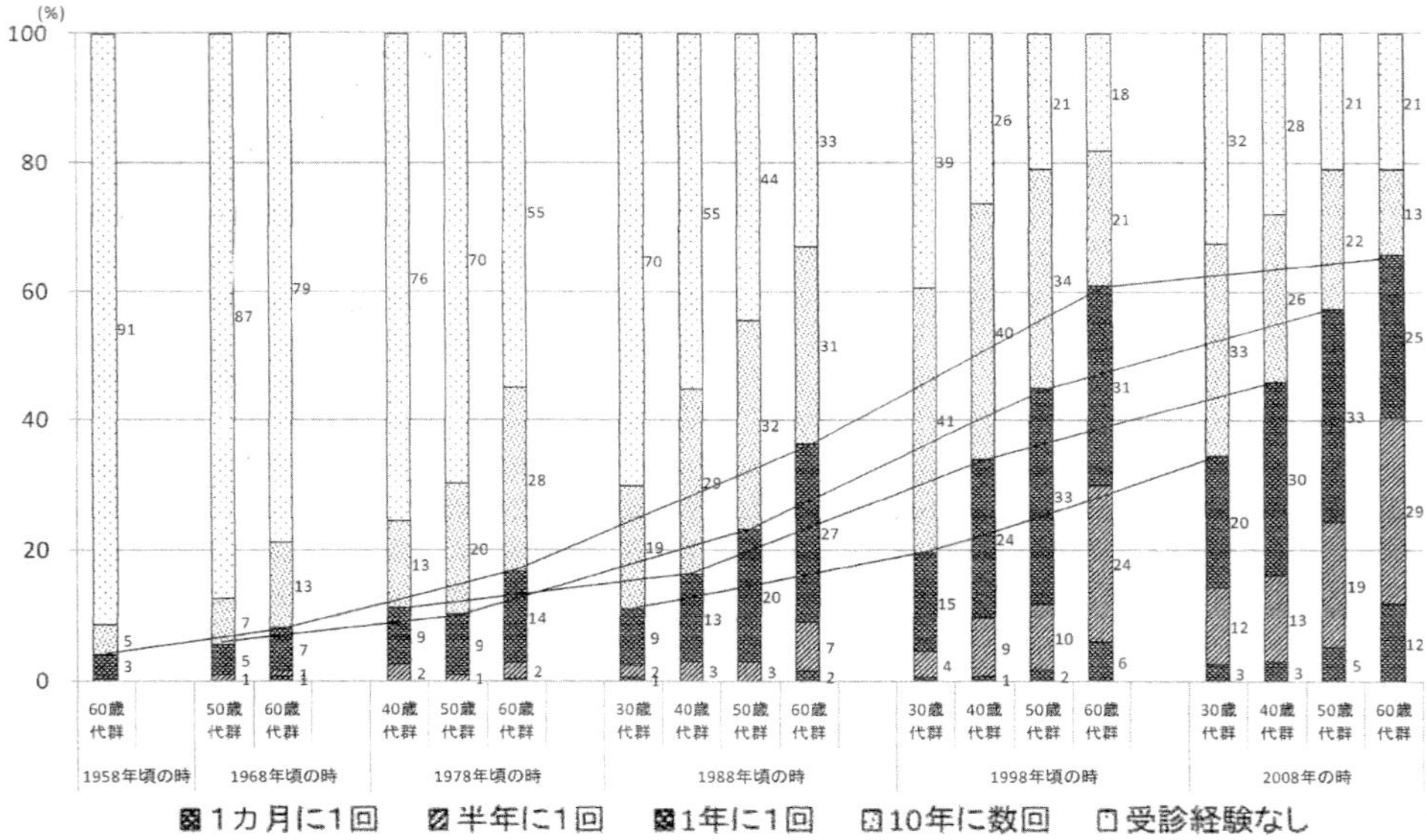

図 5-9　歯石除去受診状況の変化（男性）

歯石除去経験が多い人ほど歯科衛生士の職業を認知、また、8020 運動がスタートした 1990 年以降認知度増加（高阪利美, 2011）(11)

生士業務は自律的に行う方向へと向かっています[13]。

日本では、全国の大学・養成校からなる全国歯科衛生士教育協議会や学会の組織を中心に、歯科衛生士の職業の立場づくりが努力されています。小児から成人、高齢者と生涯を通してすべての人々の歯・口腔の健康、および特殊な疾患を持つ人への対応とともに、歯科衛生士の役割は認識されつつあり、国民の一人としてもうれしく思います。

六　世界と日本の歯科衛生士教育の比較

歯科衛生士は日本だけでなく、多くの国々が定める資格の職業です。わが国の歯科衛生士の制度は、アメリカの Dental Hygienist を参考にして制定されましたが、今日までに日本独自の歯科衛生士を輩出しています。二〇〇五（平成一七）年歯科衛生士学校養成所指定規則の一部改正により、すべての歯科衛生士養成機関の教育年限が二年から三年制以上に移行されることになり、臨床・臨地実習の在り方と到達目標を検討、見直しや標準化の必要性が問われることとなりました。三年制へ移行するにあたり、二〇〇六年厚生労働科学研究「歯科衛生士教育における臨地実習指導の在り方とその到達目標に関する研究」が、歯科衛生教育に携わる教員六名（松井、松田、櫻井、犬飼、田村、中垣）と一名の研究協力者（高阪）からなる研究班でスタートし、一年後の二〇〇七年、調査結果をまとめた報告書を厚労省へ提出いたしました[14]。報告書の内容は、①日本の臨床実習の実施状況調査、②臨地実習実施状況調査、③臨床教育実施状況調査の国際比較調査、そして④臨床実習・臨地実習の在り方と到達目標の四つの研究調査報告からなるものです。研究班では議論に従って、世界の歯科衛生士の臨床実習教育の現状調査を行い、世界と日本の歯科衛生士の業務を比較して日本の歯科衛生士の教育の方向を考察しました。海外調査は、アメリカ、カナダ、イギリス、デンマーク、スウェーデン、タイ、韓国と日本を含め8カ国を対象国とした質問紙法による質問調査実施と、米国（ボストン）、デンマーク（オーフス）およびイギリス（リーズ）の三養成学校へ3名のメンバーが訪問し、臨床実習を視察しました（**図5-10**）。さらに、その研究要旨は二〇一二年に国際誌（Int Dent J）に掲載されました[15]。

世界の中で日本の歯科衛生士臨床実習教育の特徴が明解になっていますので、国際比較の結果をレーダーチャートで示します（**図5-11**）。また、教員の臨床実習満足度の結果を示します（**図5-12**）。日本は臨床実習教育の内容がその他の国と比較して、歯科診療の補助、特に診療の介助的実習が多く、歯科予防処置や歯科保健指導の割合が少ないという大きな差がありました。さらに、臨床実習を行う施設は日本では歯科診療所が中心でしたが、その他の

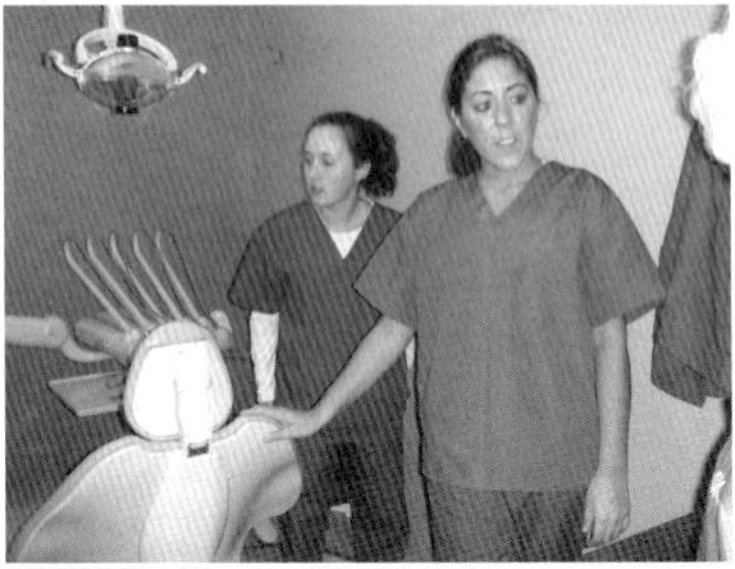

（米国、ボストン）

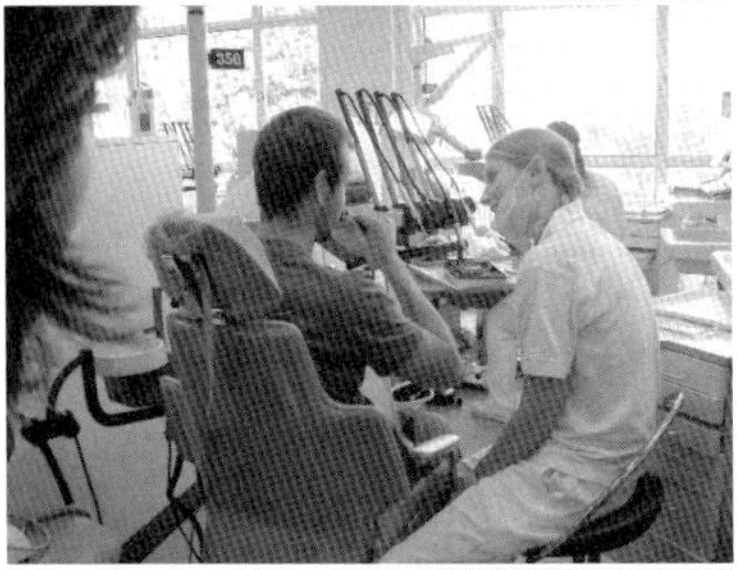

（デンマーク、オーハス）

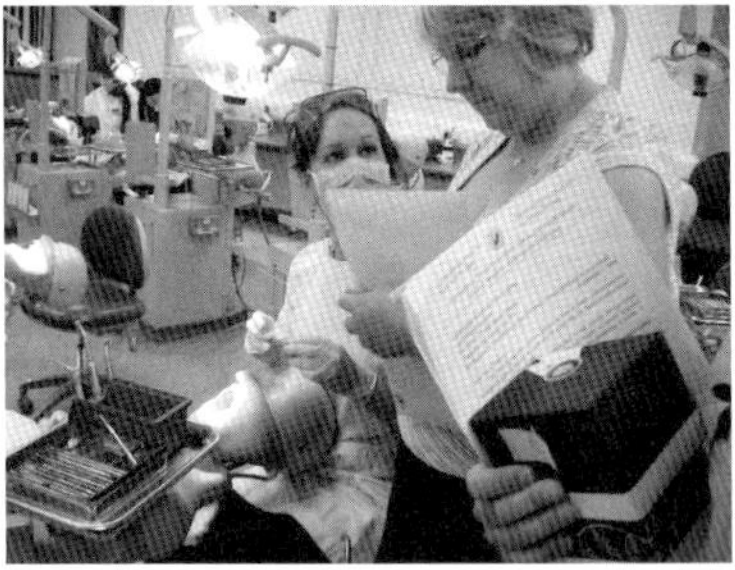

（イギリス、リーズ）

図 5-10　米国ボストン、マサチューセッツ薬学健康科学カレッジ歯科衛生学部（上）、デンマーク、オーハス大学養成校（中）、イギリス、リーズ大学養成校（下）の歯科衛生学科の臨床実習（2006）

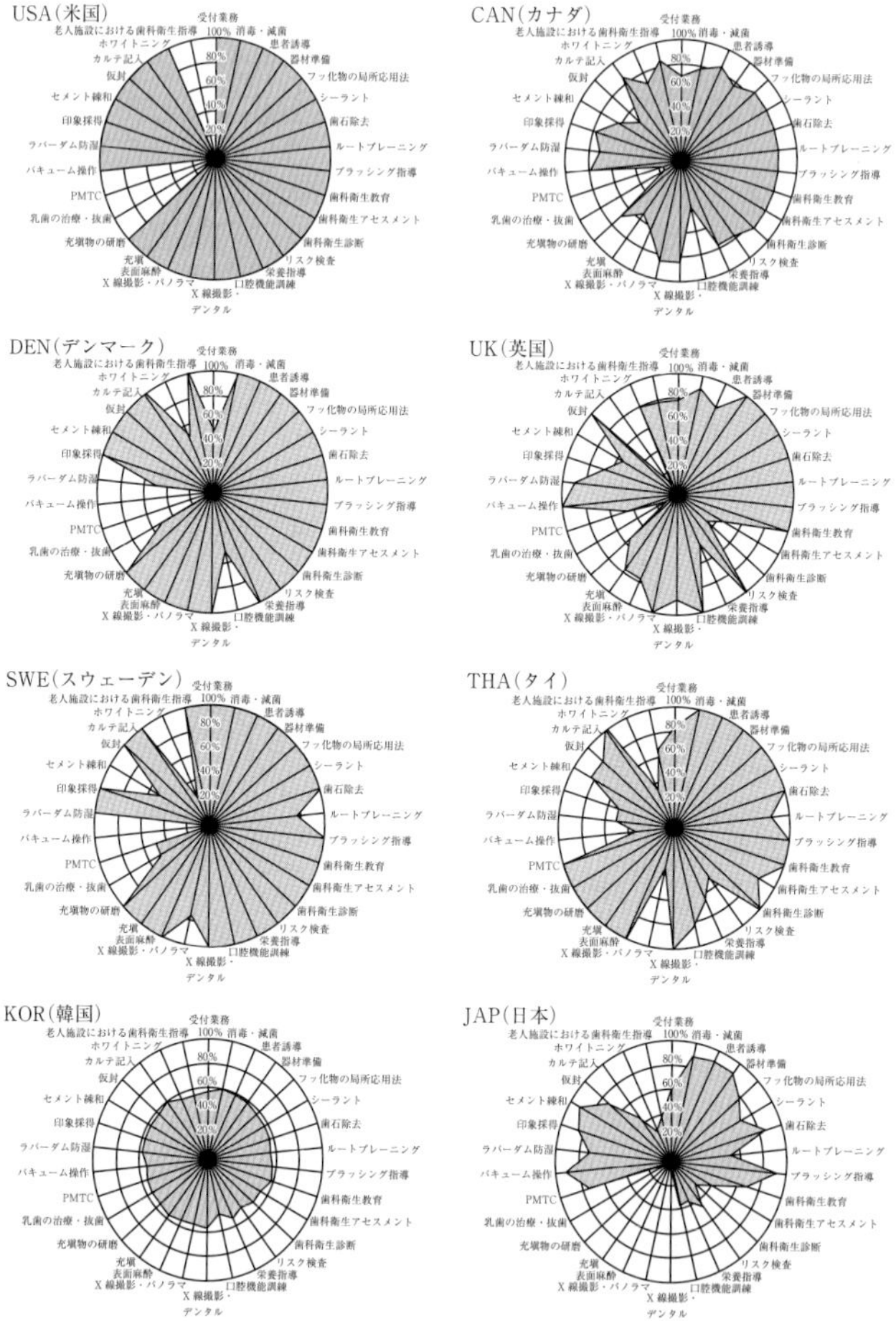

図 5-11　世界8カ国の歯科衛生士学校における臨床実習項目と実施率レーダーチャートの比較 (Inukai, et al. 2012)[15]

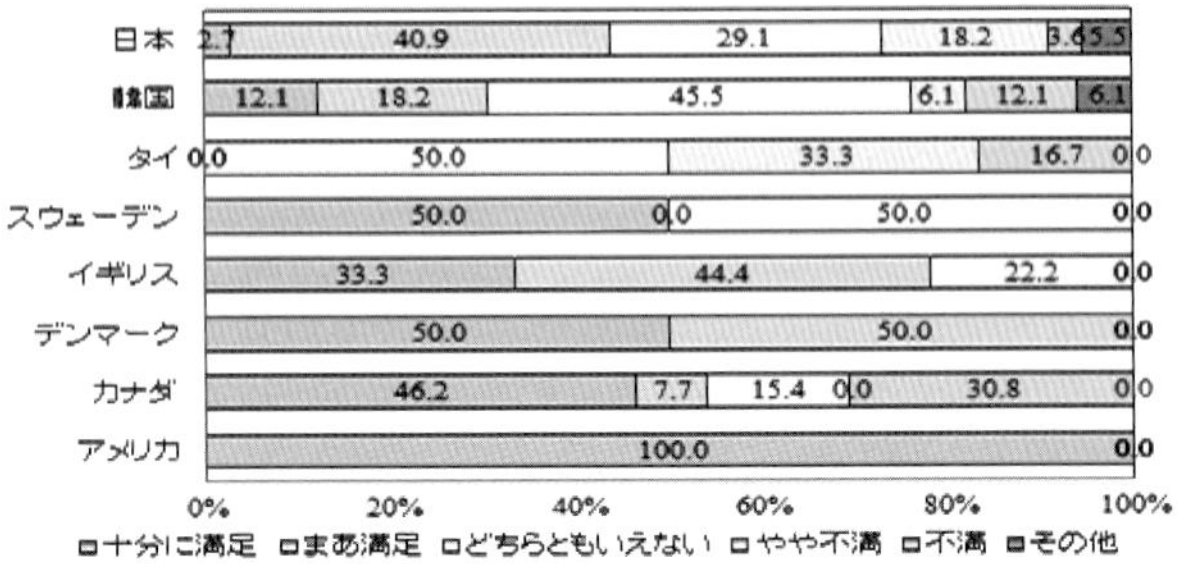

図 5-12　8カ国の歯科衛生士学校の教員の臨床実習満足度
日本と韓国の教員は現在の臨床実習に満足していない
(Inukai, et al. 2012)[15]

国では大学病院や養成機関が設置する診療所が多く、実習施設に違いが認められました。西欧は歯科予防処置、歯科保健指導、栄養指導が中心で行われていました。歯科衛生計画、歯科衛生アセスメントは日本と韓国を除くすべての国で教育がされていました。西欧では歯科衛生士の教育制度は、日本と同様三年制が中心で、自らの歯科衛生業務のために、レントゲン撮影、浸潤麻酔も行っていました。いずれにしても、日本と韓国では臨床実習内容が西欧と大きく異なっていました。一方、教員の臨床実習満足度では、西欧が「満足・十分」としているのに対して、日本と韓国は「不十分・改善が必要」と考えていることが判りました。日本と韓国の歯科衛生士の臨床教育が目標とする形で行えていないという教員の苦しい心境を表していると考えられました。

現在、日本の歯科衛生教育の現場では「歯科衛生過程」の教育が行われ始めています。歯科衛生過程とは歯科衛生士による患者のための歯科衛生業務手順（歯科衛生アセスメント・診断・計画・処置介入・評価とそれぞれの記録）をいいます。これは、歯科医師が行う歯科医療過程の手順（情報診査・診断・処置方針計画・処置介入・評価と記録）に相当するものです。歯科衛生業務をシリーズとすることで、パーツ処理でなく歯科衛生士業務が専門的業務として明確になり、歯科衛生士の専門性が明確になるといえます[16]。この歯科衛生過程の教育により、日本の歯科衛生士の教育の充実を期待します。

コーヒーブレイク⑧

ORCAから考える

世界のう蝕研究の中心的な学会に、ヨーロッパう蝕研究学会（European Organization for Caries Research：ORCA）があります。一九五三年にヨーロッパのう蝕研究者がスイスとドイツの国境ボーデン湖半のコンスタンツに集まり発足し、65年が経っています。雑誌カリエス・リサーチ（Caries Research）を年四回発行し、世界中の研究者から投稿された論文が厳しく審査され、その⅓のみが受理され掲載されることで有名です。毎年、ヨー

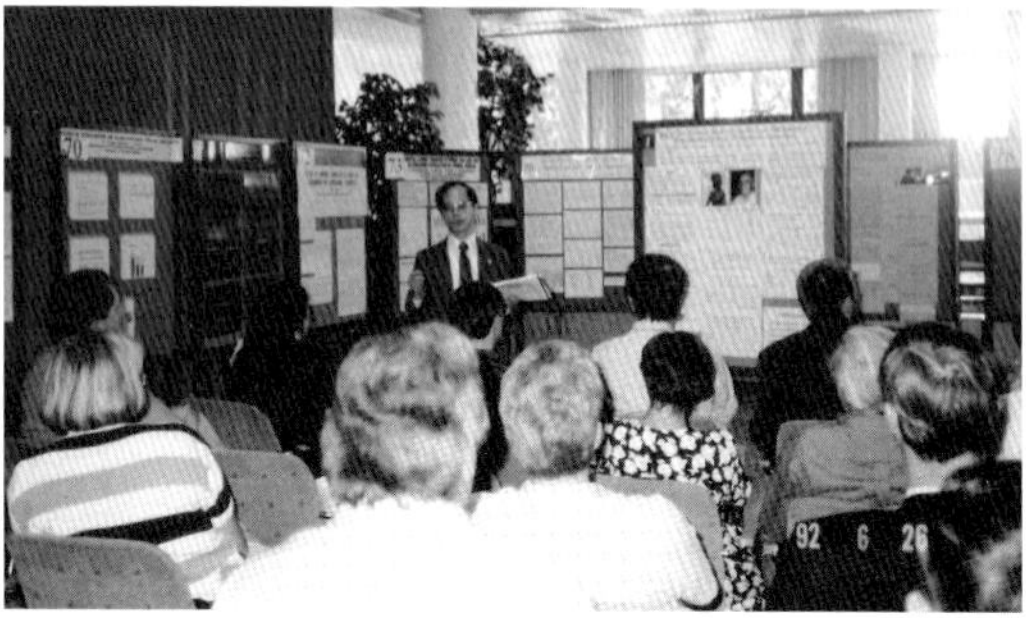

図 A ORCA の発表形式（ポスターをバックに口頭発表、質疑応答）

ロッパのどこかの国（近年例外的に米国、ブラジル）で、う蝕とその関連テーマの研究成果を発表する学術大会が開催されます。顔の見える学会として、入会にも厳しい審査があります。日本人会員が二一名を超したこともあり、日本は会員が多い国の一つです。

私も、イギリス、リーズ大学での在外研究（一九八二～一九八三年）が縁で入会、一九八九年イギリス、ヨークの学会から参加し、二〇〇九年ハンガリーのブダペスト学会まで毎年、大学の同僚と参加しておりました。学会では、イギリスのハードウック（人工唾液）、ジェンキンス（口腔生理）、イングラム（ハイドロキシアパタイト）、シェリス（う蝕）、オランダのケーニッヒ（動物実験）、アレンズ（再石灰化）、テンケイト（再石灰化）、スイスのマーサラー（う蝕疫学）、ドイツのクンツエル（う蝕疫学）、スウェーデンのアクセルソン（カリオロジー）、フィンランドのテノーボ（唾液）、アイルランドのオムラン（唾液）、米国のウイットフォード（フッ化物）、スツーキー（う蝕予防）、フェザーストーン（再石灰化）はじめ、沢山の著名な先生にお会いすることができました。真摯に議論される姿勢が印象的でした。

　この学会の発表方法には特徴があります。全てポスター発表が原則です。ポスター発表は簡単と思われるかもしれませんが、どっこい大変恐ろしいのです。内容は抄録集に載せておき、図表を示すだけです。明るい室内で10～15分間（英語で1、2分の概略説明後）、イスに座っている参加者の質問を受け、回答するのです。納得いくまで質問が続きます。ワイヤレスマイクでの質疑応答は他の室内に聞こえないよう工夫してあります。私はこの形を「ORCA形式ポスター発表」（**図A**）と呼んでいます。発表者の質疑応答を聞いているだけでも勉強になります。私も二〇〇一年別の学会を担当した際、大学の教室を5つ使い、イスを並べ「ORCA形式ポスター発表」を取り入れてみました。評判はよ

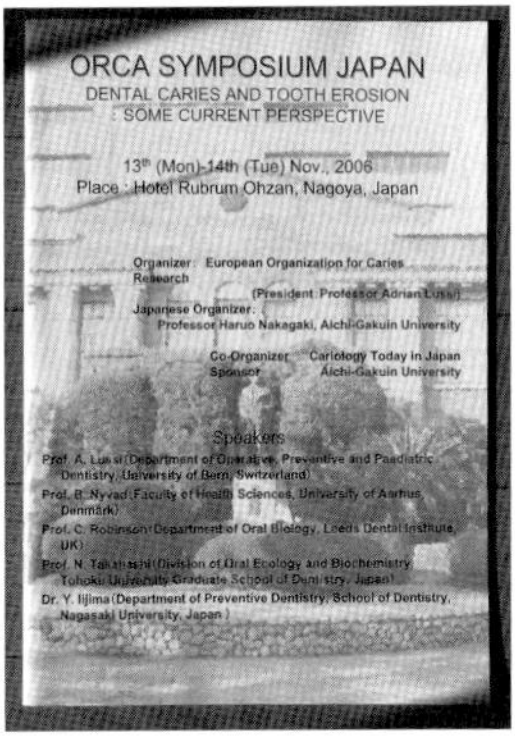

図B　「ORCAシンポジウムジャパン」抄録表紙（2006年）

かったです。

二〇〇六年、ORCAの予算で「ORCAシンポジウムジャパン」を名古屋で開催しました（**図B**）。実は、日本でのORCAの開催を提案したところ、ヨーロッパの学会だからORCA支援のシンポジウムならと許可が出て開催したのです。ORCAのルッシー（スイス）会長、ナビッド（デンマーク）、ロビンソン（イギリス）、高橋（東北大）、飯島（長崎大）の名講師で行われ盛会でした。韓国、ベトナムからも含め約80名の参加者があり、翌年ORCAでその報告ができました。

日本以外の国の研究者と知り合い、情報交換する経験は大切です。また、参加できるような環境づくりも大切と思います。

七　ビビーの潜在脱灰能と専門家の責任

東日本大震災の後、ノーベル賞受賞者の野依良治氏がインタビューで、「想定外の大津波であった」という原子力関係専門家のコメントに対して「専門家は想定外という言葉は使ってはいけない」と述べました（30頁）。確率が非常に低い事象でも無視してはいけないという専門家の責任を述べたのです。

ステファンカーブについて間食食品の個体識別の研究を発表した篠宮真琴[17]はその研究中、「専門家の責任」と関連して、間食食品のビビー（Bibby）の潜在脱灰能に関して、日本歯科評論雑誌に「ビビーの潜在脱灰能について気づいたこと」として興味ある論文を書いていますので紹介したいと思います[18]。

あるとき、保健所の熱心な歯科衛生士から「口腔衛生普及用パンフレットに載っている菓子パンの潜在脱灰能の数値が、あるものは三四四で、あるものは四三四となっているが、一体どちらが正しいのか」という質問を受けたといいます。原典の論文の表（**表5-2**）では菓子パン（Danish pastry）は四三四という数値となっていました。しかし、その表の内訳では菓子パンの停滞量（一八一）×酸産生量（一・九）を求めてみると三四四となります。四三四説は信じやすく疑わない研究者、一方、三四四説は疑い深い研究者で、実際に積算の基礎から計算し確かめていることになります。そこで、篠宮は、日本および英語（訳本も含む）の口腔衛生学、小児歯科学その他の教科書・文献一三六（数）を調べました。その結果、教科書では、口腔衛生学11（30％）、小児歯科では12（42・9％）が潜在脱灰能を扱っていました。一方、普及書では潜在脱灰能は54のうち、10（18・5％）が潜在脱灰能を扱っていました。問題の菓子パンの値四三四は成書で18、三四四は6でありました。四三四の方が多かったの

表 5-2 最後の行を見ると菓子パン（Danish pastry）434 という数値

パンおよびパン製品の潜在脱灰能の原表（Bibby, BG et al.：Evaluation of caries-producing potentialities of various foodstuffs, JADA 42：491-509, 1951）

Food	Total $C(H_2O)$ %	Soluble $C(H_2O)$ %	Food retained mg.	Acid formed ml. of 0.1 N. 4 hr.	Acid formed ml. of 0.1 N. 24 hr.	Decalcification potential
Egg noodle	71.3	9.0	16	1.1	2.0	18
Zwieback	71.3	23.4	29	1.2	2.8	35
Swedish bread	70.2	19.1	41	1.6	2.3	66
Bread and margarine	43.9	12.8	35	2.0	2.3	70
Whole wheat bread	47.3	6.5	76	1.5	2.2	114
Rye bread	50.6	13.7	67	1.9	3.0	127
Toast and margarine	55.0	6.0	73	1.8	3.1	131
Cinnamon melba toast	45.0	16.6	94	1.5	1.6	141
White bread	51.6	13.0	91	1.8	1.9	164
Potato bread	52.5	23.6	120	1.5	1.7	180
Bread, margarine and jam	56.3	11.4	99	2.1	2.8	208
Doughnut	61.9	25.7	184	1.7	3.1	313
Danish pastry	53.8	40.0	181	1.9	2.7	434 ←
Bread and peanut butter	26.2	7.1	338	1.6	2.3	541

です。一九六四年以前のものは三四四、一九六九年以降のものは四三四が用いられていました。一九六九年に発行された日大の深田英朗教授の著書「小児歯科ノート」は四三四ですが、潜在脱灰能を棒グラフ（ビビーの論文にはこの図はない）で表したもので、よく引用されました。本村静一の著書から引用したものは三四四、深田の新著書から引用したものは四三四になります。そこで、推測として、篠宮はビビーが論文校正のときにミスプリント（三四四が四三四となっていた）を見逃してしまったと考えました。歯科保健指導で使用されるビビーの潜在脱灰能にも原著でミスと思われる部分があり、このようなミスは我々も気がつかないうちに犯しているかもしれない、他山の石とすべきであろう、また、ある事柄を引用する場合には、原典にさかのぼる必要があることを痛感させられたと述べています。

この話には後日談があります。篠宮は「ビビーの潜在脱灰能について気づいたことのその後」として、再度、日本歯科評論雑誌（一九八三（昭和五八）年六月号（第四八八号）二五二〜二五三頁）に「私（篠宮）は本誌一月号に『ビビーの潜在脱灰能について気づいたこと』を書いたが、それについて二人の方から連絡をいただいた。一つは、菓子パンの値の引用について、「初期の深田の著書から引用した」と本村静一先生ご自身からの手紙であった。もう一つは、一般に流布されている潜在脱灰能の棒グラフは自分で作図して追加したという東京

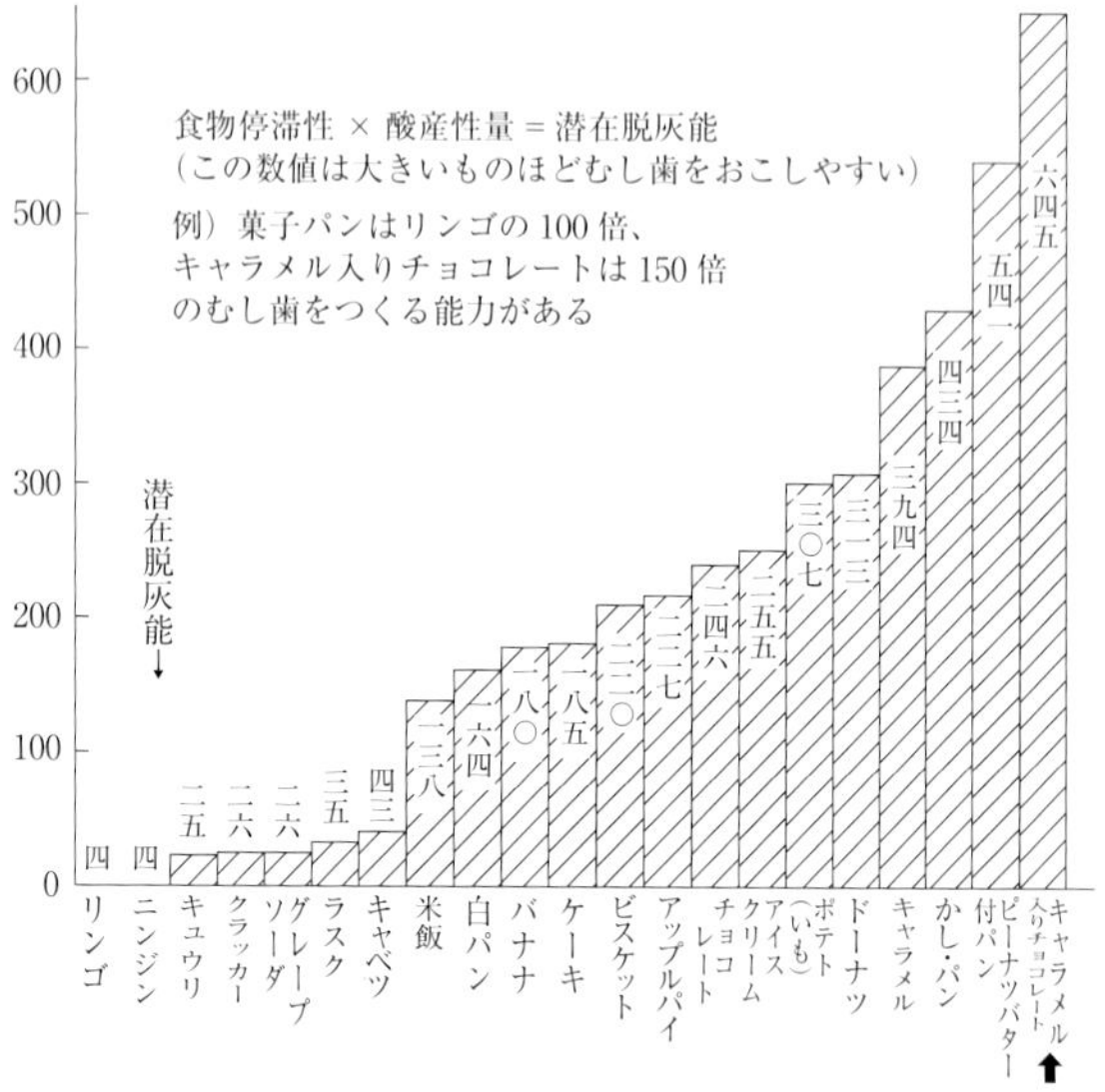

図 5-13 潜在脱灰能の棒グラフとあるが、実際は最後のキャラメル入りチョコレート645は（Bibby 1951）日本で追加したもの（篠宮真琴，1983）[18,19]

の先生からであった。図の一番右端にあるキャラメル入りチョコレートはビビーの原典にはないもので、当時日本で流行っていた「歯にくっつきやすい食品」の代表として、一般の人の注意を引くことを目的として考え、取り入れた数字であった（**図5-13**）」と述べ、お二人に感謝するとともに、ある事柄を調べる場合、細心の注意が必要であることを痛感された次第であるとまとめています[19]。専門家として引用する際は、必ず原典にあたれという耳の痛い話であると私も肝に銘じました。

八　日本におけるデンタルフロス

二〇一六年のわが国の調査では、毎日歯を磨く人の割合は、95・3％、毎日二回以上歯を磨く人の割合は77％となっています。[20] しかし、日本人の歯口清掃法は国際的に（エビデンス的に）十分でしょうか？

歯ブラシによるブラッシングは歯垢を除去するので、歯科医院はもちろん、家庭や小中高等学校で大事な生活習慣として指導されています。それでは、歯ブラシによるブラッシングで歯と歯の間の汚れはどのくらい除去できるのでしょうか？　**図5-14**は、歯と歯の間に沈着した歯垢を一〇〇％とし、歯ブラシによる

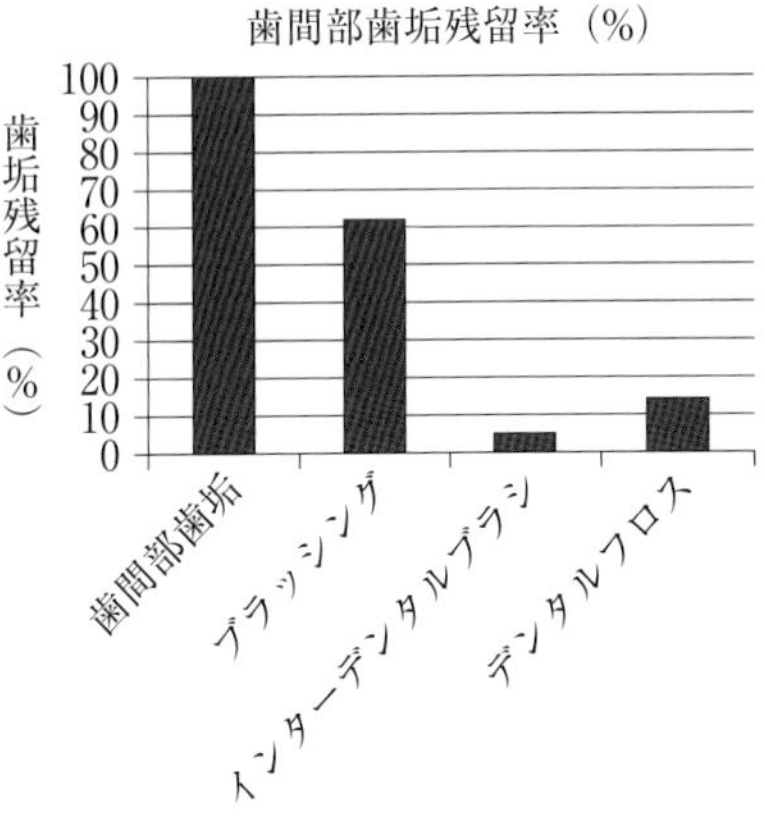

図5-14　清掃方法による歯間の清掃効果（汚れの残存率）（山本昇ら1975改変引用）[21]

ブラッシング、楔状の軟らかい木片（スティムデント）、歯ブラシの柄にあるゴム（ラバーチップ）、歯間ブラシ（インターデンタルブラシ）およびデンタルフロスによる清掃で、歯垢の残留率（％）を比べたものです[21]。歯ブラシだけのブラッシングでは、歯垢は60％も残ります。ところが、歯間ブラシかデンタルフロスを使用すれば、残留率は10％になります。歯間ブラシは隙間がある所しか使えませんが、デンタルフロスは小児からすべての年齢で使用できます。

歯肉炎をもつ者の割合は小学生で30％、中学生50％という名古屋市のデータがあります。名古屋市で、二つの小学校の四年生にデンタルフロスを使用してもらったところ、歯肉炎が半分に減りました[22]。また、デンタルフロスは児童には難しいのではと心配されましたが、指導すると子ども達は上手に使用し、心配は杞憂でした。現在、約30の小学校四年生に、デンタルフロスを使うよう指導するモデル事業が進められています[23]。

なぜ、歯と歯の間を清掃しなくてはいけないのでしょうか？　歯垢は80％が微生物で、う歯、歯肉炎・歯周炎、歯石、口臭の原因となります。特に、歯肉炎や歯周炎は歯と歯の間の歯肉（乳頭部）から生じます。この歯肉乳頭部は「コル」といい、上皮が新しくなる「角化」に乏しく感染に弱い組織です。高校生のＨＰＶの研究[24]で述べましたが、歯間部の歯肉炎や歯垢沈着は、歯肉が損傷している、ウイルスなどに生体の入り口がオープンになっている状態といえます。したがって、歯ブラシのみの歯口清掃では健康づくりに限界があります。

このように大切なデンタルフロスの日本での使用率は外国に比べてどうでしょうか。一九九一年の国際調査では、35〜44歳の成人で、米国では毎日一回以上使っている人が33％に対して、日本では1％、12〜13歳では、米国19％、日本2％でした[25]。また、一九九九年のデータでは日本では5％という報告[26]もあります。二〇一二年の大学生についての調査では、毎日使用が米国では46・5％に対して、日本は3・6％という信じがたい結果です[27]。A県調査でも、デンタルフロスを一日一回以上使用する歯科医師は37・5％、常勤歯科衛生士が三名以上のとき患者に勧める[28、29]、また、デンタルフロスを扱っているのは、住宅街では薬局（63・6％）、スーパー（62・5％）、コンビニ（28・1％）、オフィス街では薬局（84・6％）、スーパー（10・0％）、コンビニ（54・2％）でした[30]。歯科の専門家や入手しやすさにも課題があります。

日本は、デンタルフロスの使用率についても、現在も米国に比べて1/10でこの30年増えていません。口腔衛生を学んできた私としては、野依先生の「専門家の責任」を感じています。参考までに、デンタルフロス使用の基本を**図5-15、16**に示します[31]。

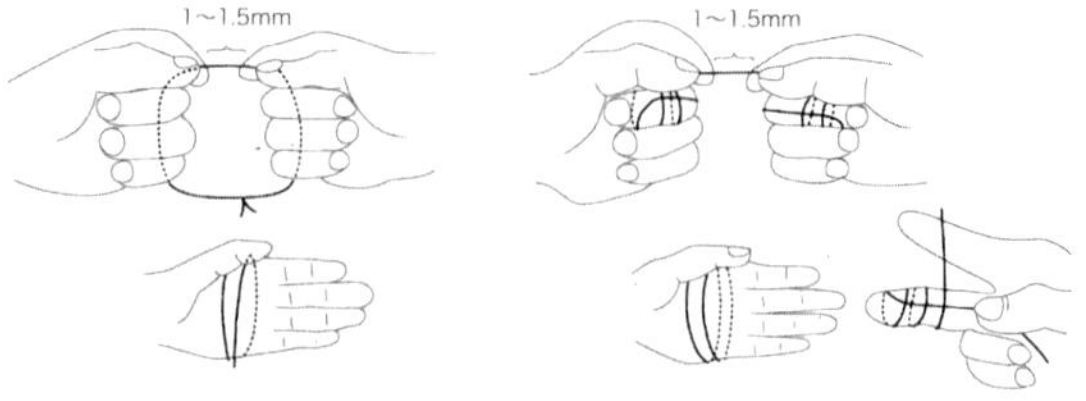

図 5-15　デンタルフロスの準備方法は2種類
（左）輪にして使用（糸の長さ手掌1½回巻）
（右）中指に巻いて使用（糸の長さ手掌2回巻）
（中垣晴男ら、2017）(31)

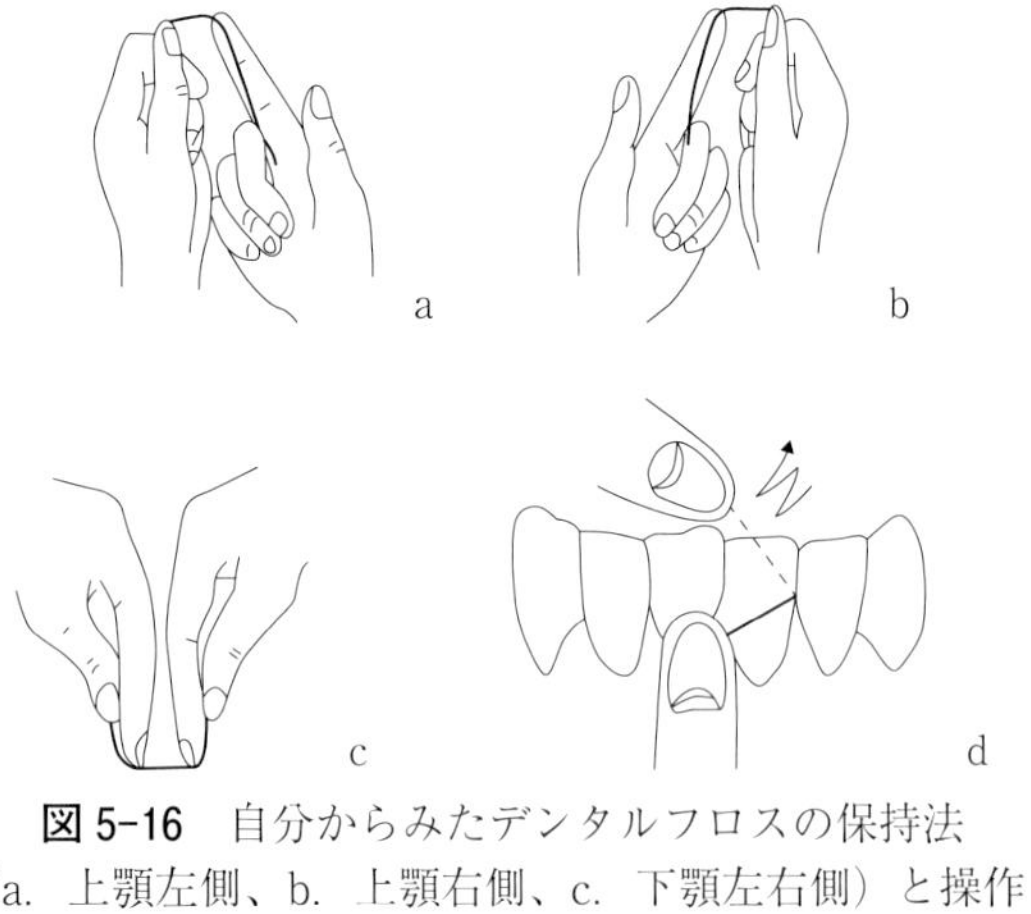

図 5-16　自分からみたデンタルフロスの保持法
（a. 上顎左側、b. 上顎右側、c. 下顎左右側）と操作
d. デンタルフロスは歯と歯の間へ「のこぎり」のように内、外と動かし挿入し、取り出す（中垣晴男ら、2017）(31)（原典の写真をもとにイラスト化）

九　歯科定期チェックの大切さ

わが国二〇一六年のデータによりますと、8020を達成した人の割合が、二〇一一年の調査40・2％から51・2％に増加しました。この30年の8020運動の努力の成果が表れてきているようです。

8020の人が増加するには、歯を失うことを予防しなくてはなりません。そこで、歯の喪失状況を年齢的にみてみます。30～34歳では0・2歯、40～44歳0・4歯、50～54歳2・0歯、60～64歳4・6歯、70～74歳8・6歯、そして80～84歳12・9歯となっています。重要なことは、40歳を超えると急激に歯を喪失しているということです。

どうして歯は喪失するのでしょうか。その理由は、成人では、⅓は「う歯」ですが、⅔は「歯周病」です。特に、歯周病は歯を支える歯周（組織）が炎症をおこし、放置しておくと歯と顎の骨の間に「歯周ポケット」とよばれる隙間がどんどん歯根の方へ深くなっていきます。歯肉が赤くなり、出血する、膿が出る、歯が動揺するようになり、ついには歯の喪失（抜歯）となってしまいます。それを防ぐには、症状が出ない段階から少なくとも歯科医院に年二～三回定期検診を受診して、歯周ポケットがないか、歯石はついていないか、日常の歯ブラシやデンタルフロスの使用法は適切かなどを歯科医師・歯科衛生士にチェックしてもらい、日

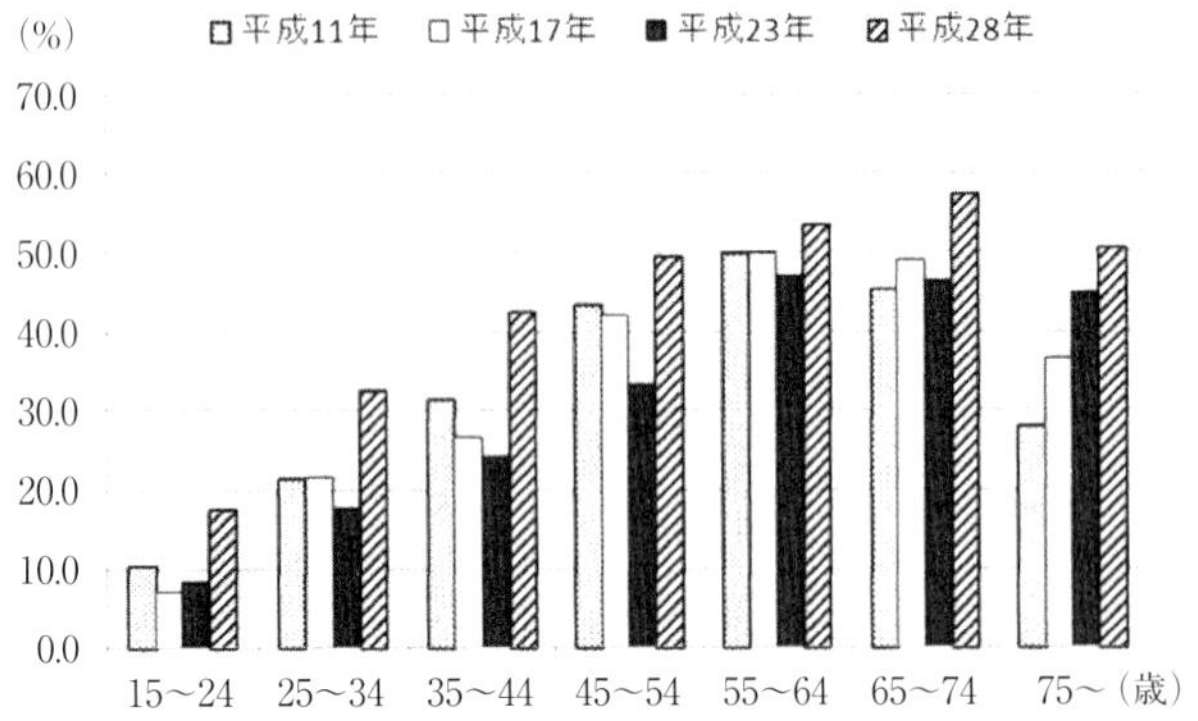

図 5-17　4 mm 以上の歯周ポケットを有する者の割合[20]

常の注意、清掃習慣や食習慣を確認する必要があります。

前述のデータで、歯の喪失への道を示す４㎜歯周ポケットを保有する人の割合は、15～24歳でも17・6％、25～34歳32・4％、35～44歳では42・6％、45～54歳で49・5％、55～64歳で53・7％、65～74歳57・5％、75歳～50・6％となっています（**図5-17**）[20]。歯の喪失は40歳以降で急増する一方、その前段階として歯周ポケットの保有が増加していることがわかります。したがって、8020の達成すなわち歯の喪失を予防するには、15歳から歯の喪失が生じる40～50歳までの間の管理、すなわち、定期的な歯科の受診がきわめて大切です。

ところが、一般の人々は歯ブラシにときどき出血するのはまだまだ、歯がぐらぐらする、物が噛め

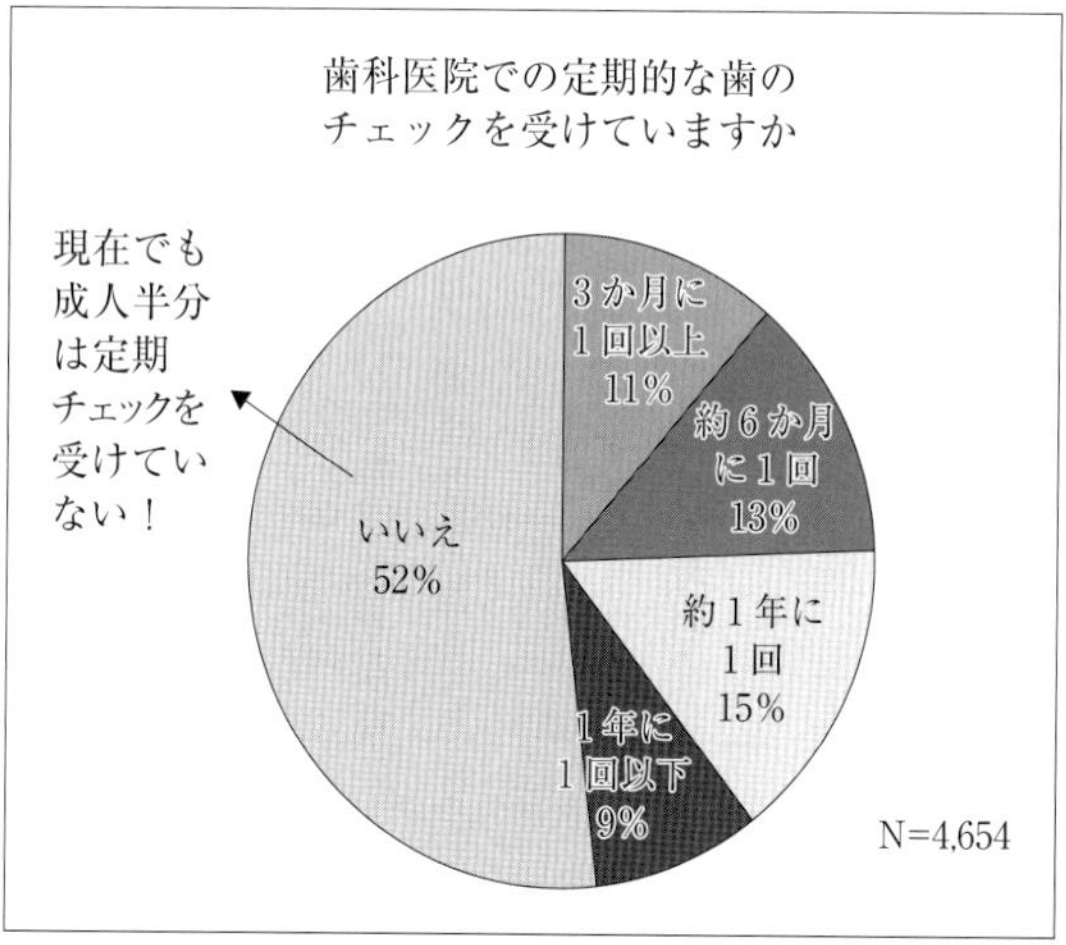

図 5–18　歯科医院での定期的チェック受診率（松井博和ら、2011）

ない段階でやっと歯科医院を訪れることが多く、それでは歯の保有のためには遅すぎるといえましょう。

名古屋市とその近郊に住む成人四、六五四人について、歯の定期チェックをどのように受けているかの調査結果をみてみます。定期的な歯科医院のチェック受診は三割で、五割の人は痛い時に歯科医院へ行くと回答しています（**図5–18**）[32]。米国の調査では、一年間で65％の人が定期的に歯科医院を受診して定期チェック受けています[33、34]。正しい情報が十分伝わっているとはとても思われないのです。

歯や口腔の健康状態を年2～3回、

できれば4回チェック受診、歯周ポケット測定と歯石除去・研磨とともに、歯の状態や家庭での清掃管理、食習慣のチェックを受ける習慣を続ければ歯の喪失は予防できます。私自身は、2カ月毎に高血圧・高尿酸のチェックにかかりつけ内科を受診し、内服薬の処方をして頂いています。また、人間ドックを春と秋、年二回受けています。最近は、グリコヘモグロビンA1cやクレアチニンの値、LDL悪玉コレステロールもみて頂いています。血液所見の値で管理状況が判り、ありがたいと思います。歯科も定期チェックの大切さは同様です。

健康日本21の最終評価によると、歯科は医科分野の中では目標達成率が高く、人々の健康志向は増加してきましたが、その水準は西欧諸国に比べ大差があります。一般の人に歯科定期チェックの大切さを伝えて普及していくことは、歯の喪失予防や口腔の健康のため歯科医師や歯科衛生士など関係者の役割、すなわち「専門家の責任」といえましょう。

一〇　ニホンカモシカから歯科医師の教育を考える

二〇一七（平成二九）年五月一二日付朝日新聞夕刊に「市街地、ニホンカモシカ保護　尾張旭市」という見出しで、私の住む尾張旭市（名古屋市に隣接）にニホンカモシカがいるのが発見され、愛知県動物保護管理センター職員が吹き矢で麻酔し、豊橋市の動物園に移送されたという記事が載りました。

愛知学院大学歯学部歯科資料展示室に、愛知県産ニホンカモシカ頭骨など標本数一、三〇〇個体、世界有数のコレクションがあることはご存知ですか？　少し前から国立科学博物館が一、三〇〇以上所有するようになりましたが、それまでは愛知学院大学はコレクション世界一でした。なぜ、ニホンカモシカの標本がそんなにあるのでしょうか？

愛知学院大学歯学部解剖学（花村　馨教授）講師（日本哺乳類学会役員）子安知弘著『森の動物出会いガイド』[35]では「ニホンカモシカは日本固有種で、本州、四国、九州に生息している。ウシ科の動物」とあります。一九七三年に岐阜県、一九七四年からは長野県、愛知県でも林業に対する食害防止のため捕獲が進められています。一九三四年に国の天然記念物に、一九五五年に特別天然記念物に指定されています。

愛知学院大学歯学部歯科資料展示室[36]は、博物館法では、「博物館類似施設」として登録、愛知県博物館協会、日本博物館協会の会員です。学芸員として子安弘和講師（解剖学、歯科資料展示室委員）が登録されています。歯科資料展示室は、①歯科資料展示活動（世界・日本の咬合器一七二器、木床義歯、動物の頭骨の標本）、②研究活動、③学生教育活動、④社会教育活動を行っています。一九八六（昭和六一）年に歯学部図書館分館「歯科展示室」が開設され、一九八九（平成元）年歯学部移管、歯科資料展示室委員会（私もその委員でした）により歯科資料展示室を運営することになりました。一九九五（平成七）年一〇月に歯学部創立35周年記念「歯科資料展示室」開室式が行われました。一九九九（平成一一）年七月、愛知県「特定鳥獣保護管理計画（カモシカ）対策に係る公聴会」で愛知県のニホンカモシカの管理計画について、子安弘和歯科資料展示室委員により、増加数を抑制するよう一定数を捕獲し、そのモニタリング標本として捕獲個体を保存することが必要という意見書を提出しました。同年一一月にニホンカモシカの頭骨標本を保存することが承認され、保存が開始されました。二〇〇五（平成一七）年にニホンカモシカの英語論文が初めて国際誌に掲載され、以後、歯や顎、歯周病有病や歯の喪失、遺伝子解析などの多数の論文が発表されています。

二〇一〇（平成二二）年一〇月、名古屋で開かれた生物多様性条約第10回締約国会議（COP10）（名古屋議定書は二〇一四年国連本部で50カ国以上で発効し、日本政府は二〇一七年五月も批准、99番目の批准国・地域になりました）の期間に、名古屋市科学館でCOP10記念企画展「生物多様性　あいちのニホンカモシカ展」を約二〇〇個体の頭骨標本を生物多様性の生きた活動として出張展示しました（**図5-19**）。

ドイツの医師、日本研究家のシーボルト（一七九六〜一八六六）（**図5-20**[37]）を皆様はご存

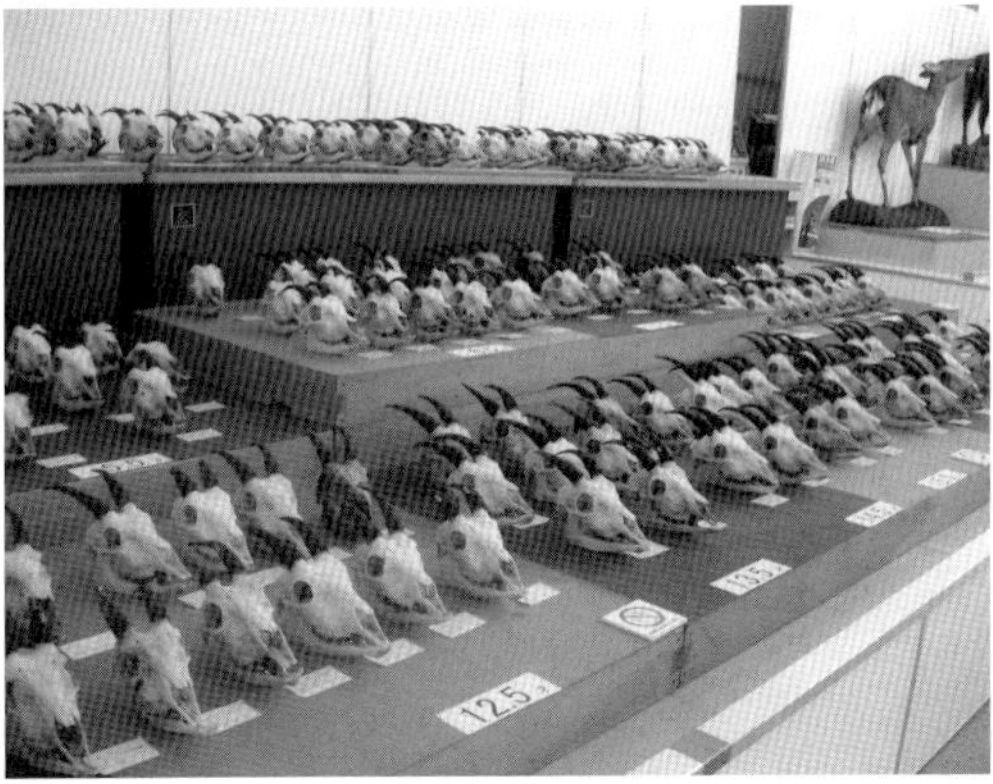

図 5-19　COP10 記念企画展「生物多様性　あいちのニホンカモシカ」
（愛知学院大学歯科資料展示室保有、ニホンカモシカ頭骨標本 200）

知かと思います。ある人名事典[38]には『ドイツのヴュルツブルグの外科医の子として生まれ、医学を学び、一八二二年オランダ東インド会社に入り日本に来て、長崎の出島のオランダ商館の医師となった。長崎郊外の鳴滝に塾を設け、治療と自然科学を教授した。教えを受けた者は高野長英、伊《い》東玄朴《とうげんぼく》ら多数であった。日本の植物を採集し、日本の歴史・地理・風俗などの多くの研究資料を集めた。一八二八年いわゆるシーボルト事件をおこし、帰国した。その後、ミュンヘンで亡くなった。（満70歳没）』とあります。楠本　滝（お滝）との間の娘、楠本イネ（一八二七〜一九〇三）は、日本人女性で初めての産科医として知られています。長崎市の鳴滝塾跡地にシーボルト記念館が一九八九年一〇月に開設されています。

オランダのライデン大学を訪ねたことがあります。明治維新の日本の品々があり驚きました。ニホンオオカミ（ヤマイヌ）の剝製標本二個体は残念ながらライデン大立自然誌博物館にあり、観ることができませんでした。ところが、今から20～30数年前、名古屋市博物館でシーボルト展があり、幸いニホンオオカミの剝製一個体が日本に来て展示され、感激して見た覚えがあります。

歯科医師は、歯科医学だけでなく、動物の歯や口腔、博物館学についても学ぶことが必要です。歯科医師は自然科学者、社会科学者でもあるのです。

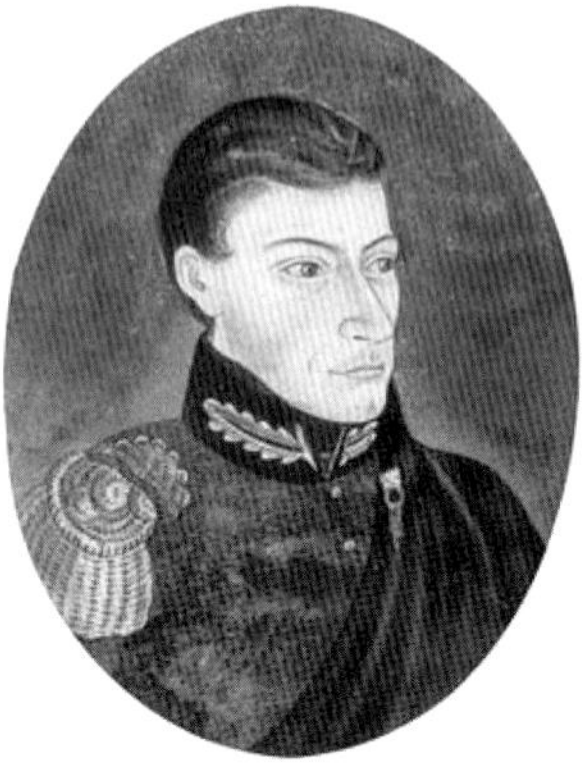

図 5-20 医師、自然科学者、博物学者のシーボルト肖像画（川原慶賀筆）(37)

一一 "Learning to be" と歯学教育

一九七二年に答申されたユネスコ教育

開発国際委員会（委員長：仏フォール首相）のフォール報告はこれからの歯学教育の指針として参考になると思います。従来の教育〝Learning to have〟から、〝Learning to be〟に変更する必要があるというものです。これは、日本で「未来の学習」と訳されていますが、未来でなく現実の教育のあり方です。歯学部も知識ばかりでなく、勉強する方法を学ぶことや考えることを中心にした教育であるべきと思います。歯科医師のみならず、人々が健康を守るには生きる力や生涯学習態度の育成が必要だからです。国家試験があるため、〝Learning to have〟になりがちですが、歯学教育はぜひ、ブレーンストーミング（新たなアイデアを生み出すための方法の一つ）、ＫＪ法（ブレーンストーミングなどによって得られた発想を整序し、問題解決に結びつけていくための方法）、PBL（問題解決学習法）といった、自ら学習やそのあり方を考える（Learning to be）教育を重視していくべきと思います（**図5-21**）。事実、二〇二〇年から実施の新学習指導要領では、知識・技能、判断力・思考力から学びに向かう力や人間性が柱とされ、アクティブ・ラーニング（Active learning）、すなわち、〝Learning to be〟の考え方を取り入れています。

その一つの例として、一九八九（平成元）年名古屋市科学館に生命館が誕生し、翌一九九〇年からスタートした科学好きな子を育てる「歯のびっくりサイエンス」（**図5-22**）を紹介

フォール報告書　「未来の学習」（1972）

・ユネスコ教育開発国際委員会（フォール委員長）提出
・Learning to have（知る）から
・Learning to be（学び→考えることが必要）に
・生涯学習
・生きる力、総合的な学習へ

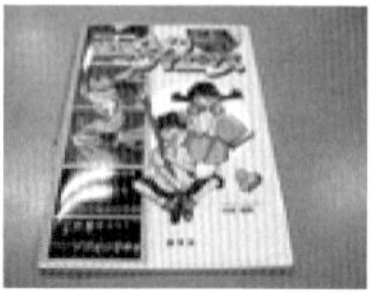

歯のびっくりサイエンス

（（参考）新学習指導要領（2019.3 公示）では「主体的・対話的で深い学び」（アクティブ・ラーンニング）を提案しています.）

図 5-21　フォール報告（邦訳：未来の学習）の要点

したいと思います。博物館学にあるように博物館は「生きていること（活動）」が大切という考えで、児童生徒対象に歯や口腔を教材に、楽しく科学好きな子が育つようにという、"Learning to be"の活動です。ボランティア（びっくりボランティーズと呼ばれる）の歯科医師、歯科衛生士、養護教諭あるいはその学生たちで、毎年一回実施し、二〇一三年で二四回行うことができました。歯や口腔を教材として田中耕一氏、益川敏英先生、野依良治先生、山中伸弥先生のようなノーベル賞受賞者までいかなくても、楽しく歯のサイエンスを学び、科学好きな子が育つことを願ったものです（16頁）。

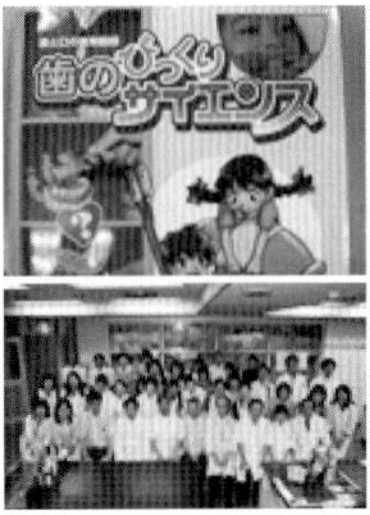

歯のびっくりサイエンス　科学好きな子を育てる（名古屋市科学館）
→興味、疑問を持ち、自分で調べ解決し、生活習慣へ、科学好きな子に

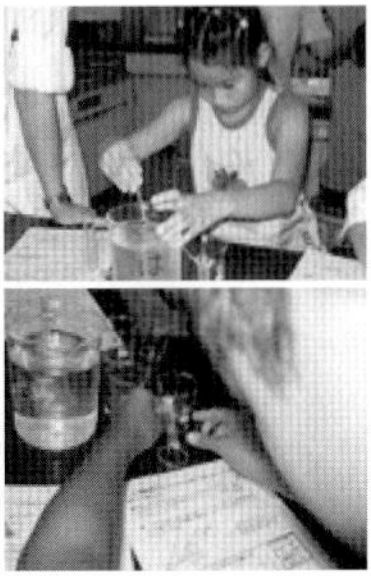

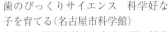

歯のケミストリー
2004.8.12

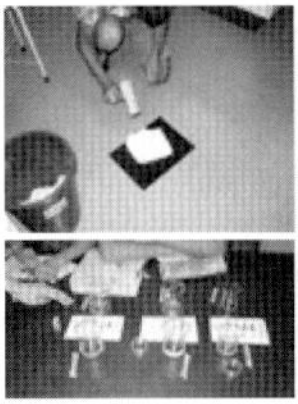

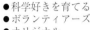

- 科学好きを育てる
- ボランティアーズ
- オリジナル
- みんなのもの
- 1990〜2013（24 回）

図 5-22　歯のびっくりサイエンス（名古屋市科学館、1990〜2013）

一二　恩師の一面

私は、小中高および大学時代にご指導いただいた沢山の恩師のお蔭で今日があります。その中で、私の学んだ口腔衛生学について直接指導を受けた四人の恩師のお人柄を表すエピソードを紹介したいと思います。

岡本清纓先生（一八九四〜一九八二、日本最初の口腔衛生学講座主任教授（東京医科歯科大学）、初代愛知学院大学歯学部長、小児歯科学・口腔衛生学・学校歯科活動のパイオニア）

私が愛知学院大学歯学部に入学したとき歯学部長で、榊原悠紀田郎教授の恩師です。私にとっては、大学では恩師、口腔衛生学では恩師の恩師、私は孫弟子です。

先生は、北海道斜里で開業していて、一九二一（大正一〇）年に日本で初めての小児歯科、ライオン児童歯科医院の院長に就任、日本の学校歯科保健活動や沢山の児童書を著されました。一九五三（昭和二八）年に日本で最初の口腔衛生学講座の主任教授（東京医科歯科大学）になられました。その時の助教授が榊原悠紀田郎先生です。その後、愛知学院大学歯学部設立に努力し、一九六一（昭和三六）年に日本で八番目の歯学部として認可され開校されました。戦後最初の歯学部設立で、その努力ははかりしれないと思います。そのとき、詠まれた俳句が「ほころばぬままの　花など　あるべしや」で先生の当時のお気持ちを表したものです（図5-23）。先生は俳句の会に所属し、雅号「紫纓子」、俳人阿波野青畝ともお知り合いでした。私もその俳句に元気づけられることがしばしばで、大好きな句です。一九七六年、札幌での口腔衛生学会後、思い出の斜里を訪ねたいと榊原先生を通じて依頼があり、私も同行しました。さすが俳人、途中いつもお持ちになっ

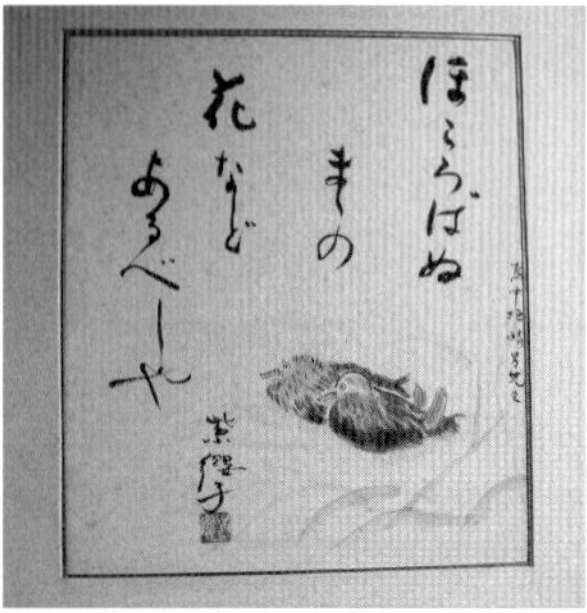

図 5-23　岡本先生自筆の俳句

た鉛筆とノートに俳句を創っておられました。お菓子が大好きなので、「先生、むし歯になりますよ」と申し上げると、「君は口腔衛生を学び始めたところだが、甘いものを楽しみながら、むし歯予防をするのが口腔衛生だよ」とおっしゃいました。代替え甘味料やフッ化物の時代を見通したプロの教えでした。

榊原悠紀田郎先生（一九一五〜二〇〇八、日本の口腔衛生学、公衆歯科衛生学の権威、社会歯科学、歯科医学史、歯科衛生士教育に尽力）

私が口腔衛生学を学ぶため直接師事した先生です。ある県の歯科医師会で公衆衛生や保険の担当委員として活躍されていました。岡本清纓先生に大学へ招かれ、教員となられ、現場と大学の両方に通じた先生でした。榊原先生のお好きな言葉は「随処真」（随処に主となれば立処皆真なり：臨済義玄、中国唐の禅僧で臨済宗の開祖）です。「あらゆるところにあって、その場その場で主人公となれば、おのれのあり場所はみな真実の場になる」というものです。先生にとって私は不肖の弟子ですが、「どこでも真の自分として考え行動しなさい、それが真実となる」と理解し、折りにふれ思い出して、何とか今日に至りました。愛知学院大学口腔衛生学同門会はこの榊原先生の「座右の銘」をお借りして「随真会」といいます。あるとき、「最近食欲がなくなったよ」と心配しておられました。「なぜそう思われるのですか？」とお尋ねすると、「朝、食パン五枚が食べられなくて、三枚になったよ」との返事。85kgの体重維持は大変だったのです！

ウエザレル先生（一九三〇～、リーズ大名誉教授、口腔生物学の主任、歯の硬組織、微量元素の研究分析の権威、フッ化物濃度のエナメル質表層の〝すりへり〟説で有名）

私がイギリスの在外研究（一九八二～一九八三）の時から師事し、その後共同研究をヨーロッパの学会（ORCA、BSDR）で発表するように指導を受けた心深き先生です。学会の時はできる限りリーズへ立ち寄ました。あるとき「ピアニストのノリコ（Noriko）を知っているか？」とおっしゃいました。ノリコさんは沢山いると思いますが、ピアノを弾くノリコさんを私は知りません。「ノリコがリーズ国際コンクールで第三位になったよ。ノリコはリーズに誰も知り合いがいなかったので、私たち二人が世話役をやったよ。その後ロンドンに住むようになり、時々訪ねてくるよ。この前は母親と一緒に来て私の大好きな巻きずしを作ってくれて、美味しかったよ」と話されました。日本へ帰り調べてみると、ロンドンを中心にラフマニノフなどの難曲を得意としている国際的に活躍している日本人ピアニスト、「小川典子さん」ということが判りました（**図5-24**）。その後、二〇〇一年九月初めに突然、小川典子さんからお手紙をいただきました。「今度急に、名古屋フィルとピアノ演奏会をするので、途中で楽屋へ来てほしい。ガードが固いが、頑張って来てほしい。お聞きしたいことがある」とのこと。これは大変、なんと一週間後のことです。早速チケットを購入し、当日演奏終了後楽屋を訪ねました。小川さんには、初対面にもかかわらず、親しく迎えていただきました。私のことはジョン（ウエザレル先生のファーストネーム）の話の中でいつも出てくるとのことでした。「ところで、ご質問はなんでしょうか？　私はピアノは弾けませんよ」と申しました。「ジョンにお世話になり、国際的なコンクールで入賞し、デビューできました。

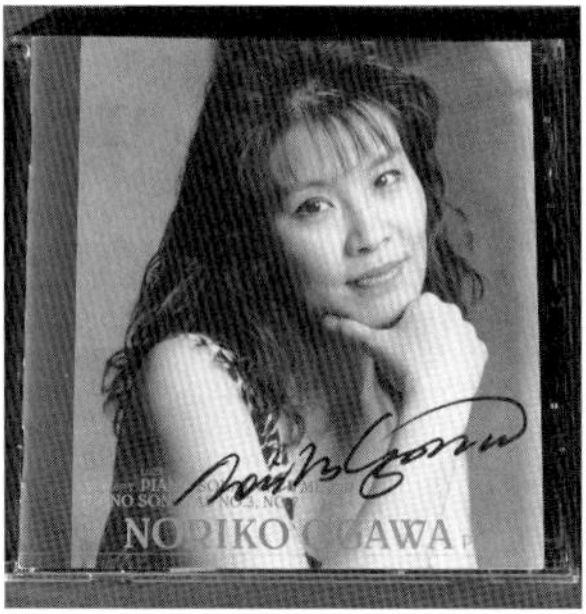

図 5-24　小川典子さんの CD

今はロンドンに住んでいて、川崎の親の家に年数回帰ります。ジョンにはいつも支援してもらっていますが、ジョンは何をやっている人ですか、教えて下さい」。驚いて、「えっ、今まで何もお聞きになっていないのですか？　ジョンはリーズ大学の歯学部の教授で、歯や骨の微量元素、フッ化物やタンパク質などを研究している世界的な権威者ですよ」とお答えしました。今まで自分の仕事のことは話さないで、日本人が好きで熱心にお世話をしておられたようです。よく国民性を比較するのに、危ない

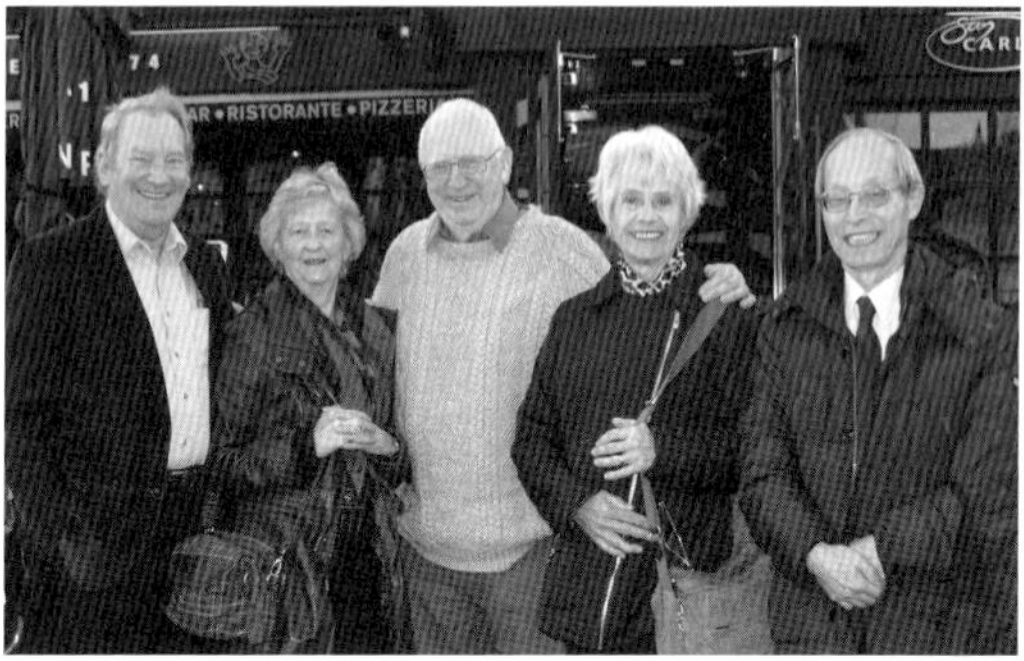

図 5-25　お元気な恩師と久々の再会（リーズ、2014）
ロビンソン先生夫妻（左２名）、ウエザレル先生夫妻（中央２名）と著者（右）

歩き方をしている人を見たら声をかける、一緒に同行する、あるいは、見守って家にたどりついたのを確認したらそのまま引き返す、と比喩するのを読んだことがあります。イギリス人は一番後者のタイプです。先生は相手をみて対応する、いわゆる「イギリス人の親切」を行っておられたと思います。先生のお蔭で、今では小川典子さんと年賀状の交換、日本での演奏会の案内をいただきます。ＣＤも13枚になりました。小川さんの演奏するラフマニノフ、スメタナは素晴らしいです。

図5-25は二〇一四年にリーズで二人の恩師を訪ねたときのものです。ジョン先生は84歳、コリン先生は79歳、お二人ともお元気でした。

ロビンソン先生（一九四三〜、リーズ大名誉教授、口腔生物学の主任、エナメル質の微量元素、タン

パク質、オーラル・バイオフィルム研究の権威）

ウエザレル先生の教え子で、私がリーズ大学へ最初に在外研究で伺ったときは、助教授でした。歯や骨の微量元素とタンパク質を研究しておられ、ウエザレル先生が退職後、主任となられ、私と共同研究を行った先輩とも同僚ともいえる先生です。現在は歯の表面の軟らかい膜・歯垢（オーラル・バイオフィルム）研究の権威です。

卒業はリーズ大学ですが、お生まれはイングランドの北東とスコットランドの境、ノーサンバーランドのご出身で、イングランドとスコットランドの両方の気質の「ノーサンバーランド人」です。したがってスコットランドに造詣が深く、ご自宅のキャビネットにはスコッチウイスキー各種が並んでいます。先生によると、ウイスキーはそれぞれの谷間（グレン）の水によって味が違う、愛好家はどこのグレンの醸造所のウイスキーかこだわるとのことで、まるで日本酒のようです。試飲で「味が違うだろう?」と聞かれても全然わかりません。でもいつも「確かに違う」と返事するようにしていました。メアリー・スチュワート、スコットランド女王については、説明を一時間は聞く覚悟が必要です。

そして、ザ・スコッツ（スコットランド人）として、グレート・ハイランドバグパイプをプロ並みに演奏され（**図5‒26**）、アメージン・グレース、スカイ・ボートソング、ハイランド・カセードラルなどパイプ曲のレパートリーは沢山お持ちです。日本へ来られる時はいつも「バグパイプを忘れないように」とお伝えしていました。お蔭で、学生への講義ではバグパイプやスコットランドに関した質問が本題の講義テーマより沢山出ることが多く、パーティでは静かな雰囲気も盛り上がりました。先生にはエンタテイナーとしても感謝しております。イギリス人の趣味はプロ並みということも知りました。

先生に刺激され、私も退職してからバグパイプの手習いを始めました。未だバグパイプもどきですが、幸い、一緒に演奏するよき友もでき、今のところ三人からなる「シニアパイプソサエティ」をつくり、練習を年数回やっています（図5-27）。私は、ロビンソン先生と一度だけリーズのご自宅で一緒に合奏したことがあります。夢は、本場スコットランドのハイランド

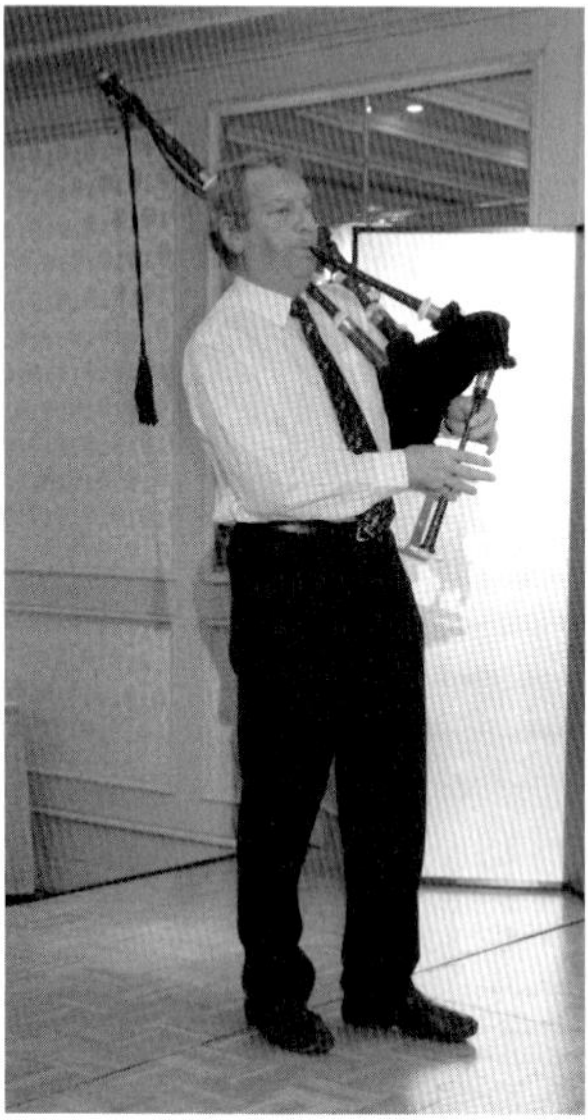

図 5-26　ロビンソン先生のバグパイプ演奏（2012）

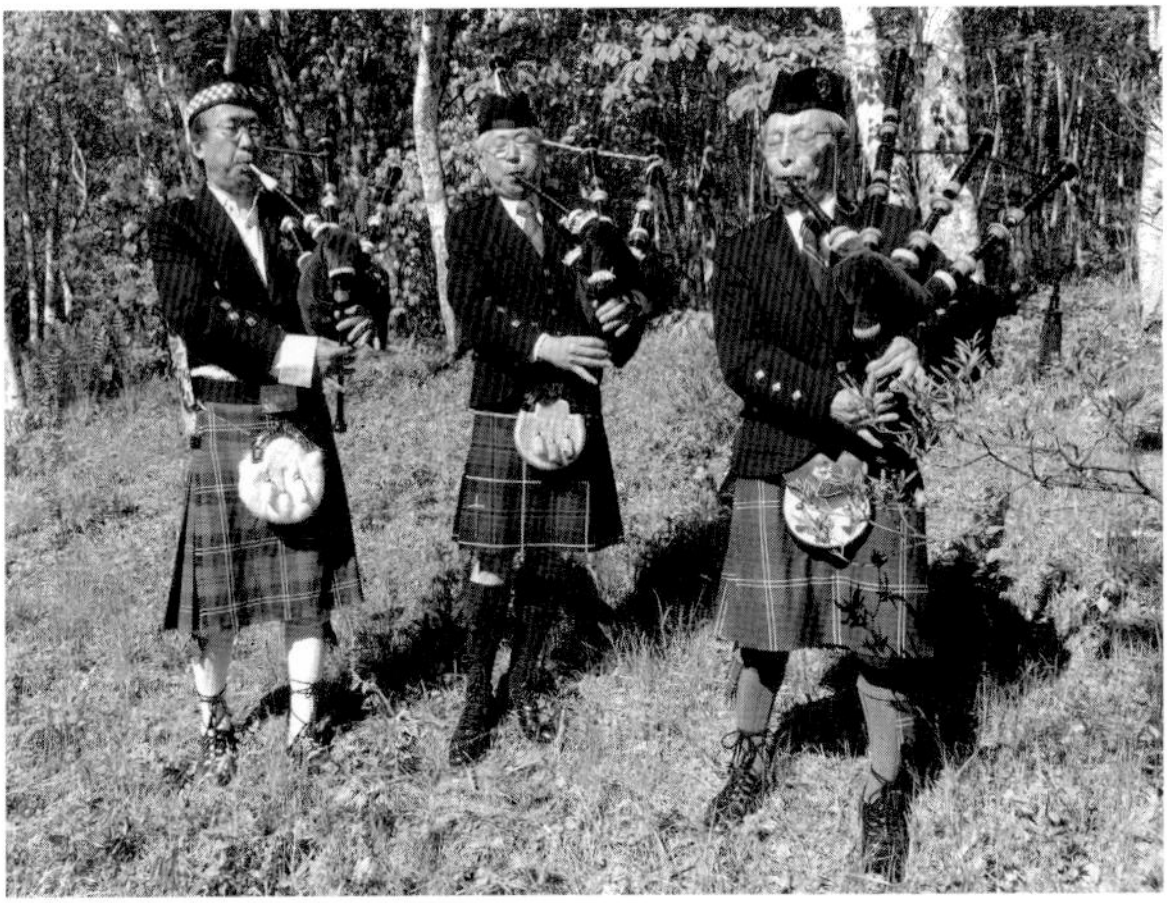

図 5-27　シニアパイピング（八ヶ岳自然文化園、2017）。左から加藤　篤さん、吉増秀實さんと著者（音のないスナップがうれしい）。両足を揃えていないので“歇！”

の湖（ロッホ）畔で、先生とヘクター・ザ・ヒロー（Hector The Hero）という英雄を讃える有名な曲を演奏することです。

文献

（1）Morita I. et al. : Five-year incidence of periodontal disease is related to body mass index, J Dent Res, 90 : 199～202, 2011

（2）Morita I. et al. : Relationship between periodontal status and levels of Glycated Hemoglobin, J Dent Res, 91 : 161～166, 2012

（3）井後純子：ライフコース疫学に基づいた都道府県健康増進計画と歯の健康づくり活動の推進、第67回日本公衆衛生学会総会抄録、日本公衆衛生雑誌、五五（一〇）：一三七、二〇〇八

（4）Sheiham A., Watt RG. : The common risk factor approach : a rational basis for promoting oral health, Community Dent Oral Epidemiol, 28 : 399～406, 2000

（5）Watt RG. : Strategies and approarches in oral disease prevention and health promotion, Bulletion of the World Health Organization, 83 : 771～718, 2005

（6）中垣晴男ほか：改訂5版。臨床家のための口腔衛生学、永末書店、京都、二〇一二

（7）榊原悠紀田郎：歯科衛生士史記、九～二四、医歯薬出版、東京、一九九七

（8）榊原悠紀田郎：日本歯科衛生士教育小史、一二～一五、口腔保健協会、東京、一九八八

（9）クラップGW.（日本歯科医師会歯科衛生教育部）：世界の歯科衛生　第一集、三七～六二、日本歯科医師会、一九三二

（10）松田裕子：大学生の歯科衛生士に対する社会的イメージと健康観、愛知学院大学大学院歯学研究科博士（歯学）学位申請論文、二〇〇七

（11）高阪利美ほか：歯石除去診療の受診経験と歯科衛生士の職業認知、口腔衛生会誌、六一：三八～四七、

二〇一一

(12) 合場千佳子ほか：大学生のSense of Coherence（SOC）と歯科衛生士業務の認知度に関する研究、口腔衛生会誌、六一：二二一～二二九、二〇一一

(13) Johnson PM : International profiles of dental hygiene 1987-2006 : a 21-nation comparative study, Int Dent J, 59 : 63～77, 2009

(14) 厚生労働科学研究費補助金医療安全・医療技術評価総合研究事業：歯科衛生士教育における臨地実習指導の在り方とその到達目標に関する研究（H18―医療―一般―〇四九）平成一八年度総括研究報告書、二〇〇六（主任研究者　中垣晴男）

(15) Inukai J., Sakurai M., Nakagaki H., Matsui K., Matsuda H., Tamura K., Danielsen, Bo, Rowbotham J., Kosaka T. : Comparison of clinical practice education in dental hygienie schools in eight countries, Int Dent J, 62 : 122～126, 2012

(16) 中垣晴男：今後の日本の歯科衛生士の役割とその教育を考える、日衛教育誌、六：一～一四、二〇一五

(17) 篠宮真琴：食品の歯垢pHにおよぼす影響と個体差に関する研究（第一～三編）、口腔衛生会誌、三二：三一五～三二四、三二五～三三九、三四〇～三五一、一九八二

(18) 篠宮真琴：Bibbyの潜在脱灰能について気づいたこと、日本歯科評論、四八三：二一七～二二五、一九八三

(19) 篠宮真琴：Bibbyの潜在脱灰能について気づいたことのその後、日本歯科評論、四八八：二五二～二五三、一九八三

(20) 厚生労働省：「平成28年歯科疾患実態調査」の結果（概要）。（http://www.mhlw.go.jp/toukei/list/62-28.

html）二〇一六・六・二
(21) 山本 昇ほか：Interdental brushとDental Flossの清掃効果について、17：258～264, 1975
(22) 山田耕平ほか：小学校四年生に対するデンタルフロス指導による歯肉炎改善効果の検討（第60回日本学校保健学会総会講演集）、学校保健研究、五五：一四九、二〇一四
(23) 名古屋市教育委員会・名古屋市学校歯科医会：二〇一二（平成二四）年度名古屋市歯科疾患（歯周病）特別健診報告書、二〇～二二、二〇一三
(24) 外山恵子ほか：高校生における口腔の衛生状態とヒトパピローマウイルス（HPV）保有に関する研究、学校保健研究、三二：三～一二、二〇〇八
(25) WHO：Comparing Oral Health Care System, ICSII, 58～60, 1997
(26) Kawamura M. and Iwamoto Y.：Present state of dental health knowledge, attitudes/behaviour and perceived oral health of Japanese employees, Int Dent J, 49：173～181, 1999
(27) 中條さやかほか：日本とアメリカの大学生の口腔保健行動と意識に関する事例研究、日衛学誌、八：五九～六九、二〇一四
(28) Nakamura F. et al.：Factors associated with Japanese dentists encouraging patients to use dental floss, Community Dent Health, 28：111～115, 2011
(29) 中村文彦ほか：歯科医院でのデンタルフロス活用のために、A県の歯科医院におけるデンタルフロスの状況調査から、日本歯科評論、八〇九：一三三～一三六、二〇一〇
(30) 中村文彦ほか：名古屋市における業態別および街区別にみたデンタルフロスの販売状況、口腔衛生会誌、五九：二〇七～二一四、二〇〇九

(31) 中垣晴男編：新看護学生のために歯科学、四七～四八、医歯薬出版、東京、二〇一七
(32) 松井博和、森田一三、外山敦史、中垣晴男：一般の人々の歯科に対するイメージと受診行動に関する調査研究、34頁、第52回日本歯科医療管理学会総会・学術大会、二〇一一・七・九
(33) Burt BA. et al.：Dentistry, dental practice, and the Community, 19, Elsevier Saunders, 2005
(34) US Department of Health and Human Services：Healthy People 2010-Understanding and Improving Health, 2001
(35) 子安和弘：森の動物出会いガイド、一四七～一五三、ネイチャーネットワーク、東京、二〇〇〇
(36) 愛知学院大学歯学部歯科資料展示ホームページ〈http://www.dent.agu.ac.jp/museum/index.html〉
(37) フィリップ・フランツ・フォン・シーボルト（フリー百科事典）〈https://search.yahoo.co.jp/search?fr=slv1-ytpprn&p=%E3%82%B7%E3%83%BC%E3%83%9C%E3%83%AB%E3%83%88&ei=UTF-8〉
(38) 谷山　茂：日本と世界の人名事典、二九九、むさし書房、大阪、一九八七

あとがき

『どんな芸術家も、絶え間なく芸術家であるのではない。ある瞬間で成就される。歴史もこれと何ら変わることがなく、あらゆる時代をうたい、描写しているが、間断なく創造者でなく、沢山の日常的なことが重なって忘れがたい瞬間が生まれる。一個の天才はつねに何百万人という人間が存在して、本当の運命の時間、すなわち、〝星の時間（とき）〟が生れる』といったのは、ドイツの作家シュテファン・ツヴァイク（辻理訳、「歴史の決定的瞬間」、白水社、一九九七）でした。恩師榊原悠紀田郎先生は、歯科界の出来事をツヴァイクのように「歯の星のとき」として著しました。『書いている本人は結構楽しんでいるけれども、これが何の役に立つかといわれてもちょぃと困る』と述べておられます。本書をまとめることで、このお二人の言葉に納得しています。口腔衛生学を学んでいる42年間には、沢山の〝星の時間（とき）〟がありました。

歯科界の、健康目標として8020などを提示し、この40年間で、子ども達のう蝕経験が1/5、う蝕経験者率が1/2に減ったことは誇りに思います。しかしながら日本は、ＯＥＣＤ諸国と比べると、さらにもう一歩が必要です。まさに〝百尺の竿頭に、さらに一歩を進めてみよ〟だと思います。事実、我が日本口腔衛生学会は本年（2018）、今後は生涯、全部の歯を保有するという、〝生涯28（ニイハチ）〟の社会の実現を目指すという声明を出しています。今後も、サルトジェネシスの学、口腔衛生学がさらに歯や口腔の健康づくりで、よりよい生活に寄与することを期待しています。

本書は、沢山の方々の〝星の時間（とき）〟で成りました。皆様に改めてお礼申しあげます。最後に、優柔不断の身に対して、〝家康の心境〟で対応していただきました口腔保健協会の担当者にお礼申しあげます。

（本文を書きあげたのは、明治23（1890）年に統計を取り始めてから最も気温が高い40・3℃記録更新の名古屋でした）

二〇一八年九月吉日

中垣　晴男

なお、本書は次に掲げる拙著文の内容を書き改めた項目も含まれています。

「看護学生のための歯科学」（医歯薬出版、1981）、「齲蝕予防処置法」（医歯薬出版 1983）、「臨床家のための口腔衛生学」（永末書店 1996）、「臨床家のための社会歯科学」（永末書店 1998）、「フッ化物臨床応用のサイエンス」（永末書店 2002）、「歯のびっくりサイエンス」（健学社 2003）、「基礎から学ぶ学校保健」（建帛社 2008）、「歯科衛生士のための齲蝕予防処置法」（医歯薬出版 2012）、日本歯科評論「8020と健康科学」①〜⑫、2009（ヒョーロン・パブリッシャーズ）

OH ブックス 17

口腔衛生学の歩みと共に

―エナメル・バイオプシーからサルトシエネシスへ―

2018 年 10 月 22 日　初版 1 刷発行

著　者　中垣晴男

発　行　一般財団法人 口腔保健協会

〒170-0003　東京都豊島区駒込 1-43-9
電話　(03) 3947-8301
振替　00130-6-9297
http://www.kokuhoken.or.jp/

印　刷　三報社印刷

製　本　愛千製本

乱丁・落丁の際はお取り替えいたします.

ISBN978-4-89605-350-0